AF466099

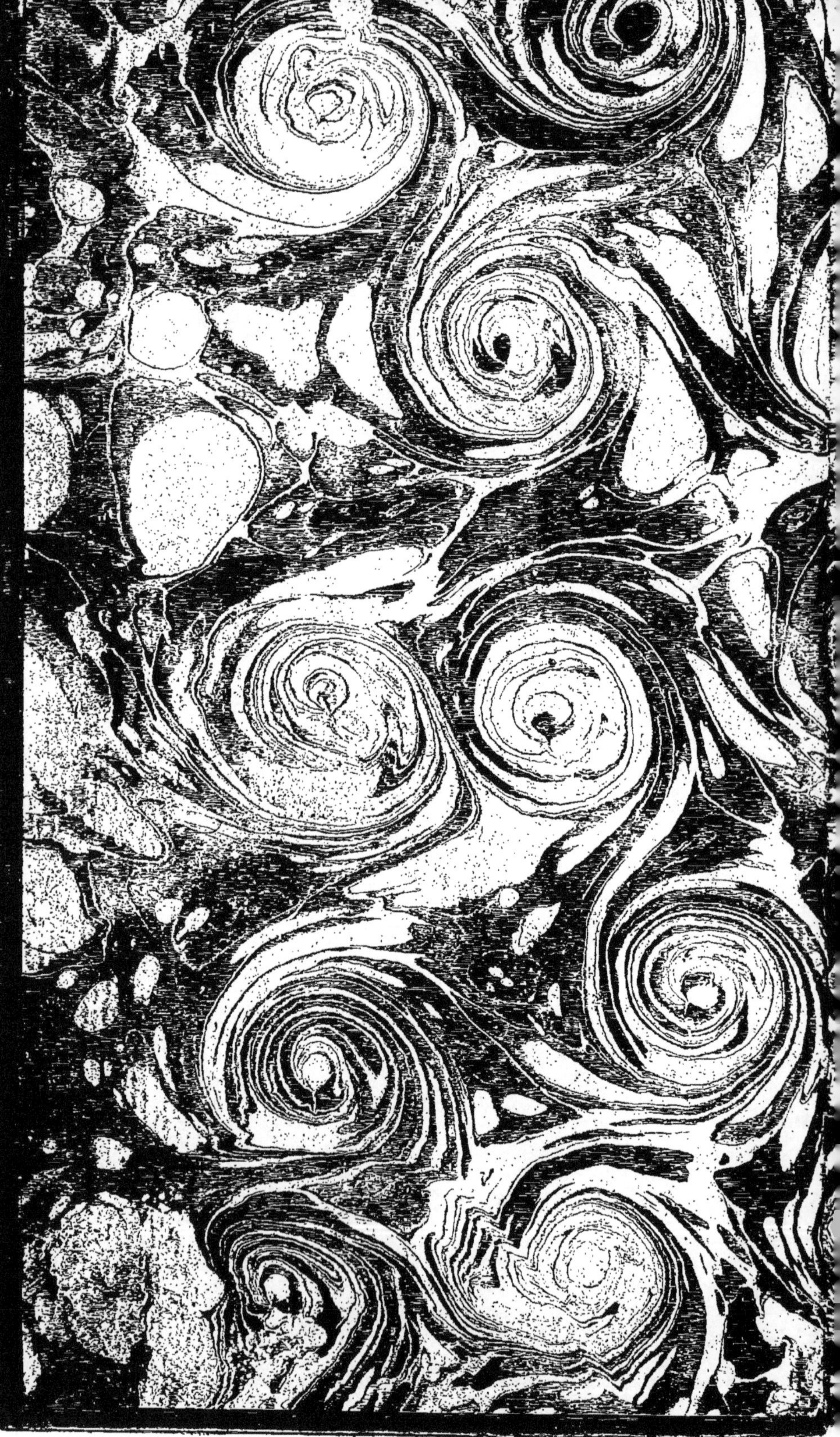

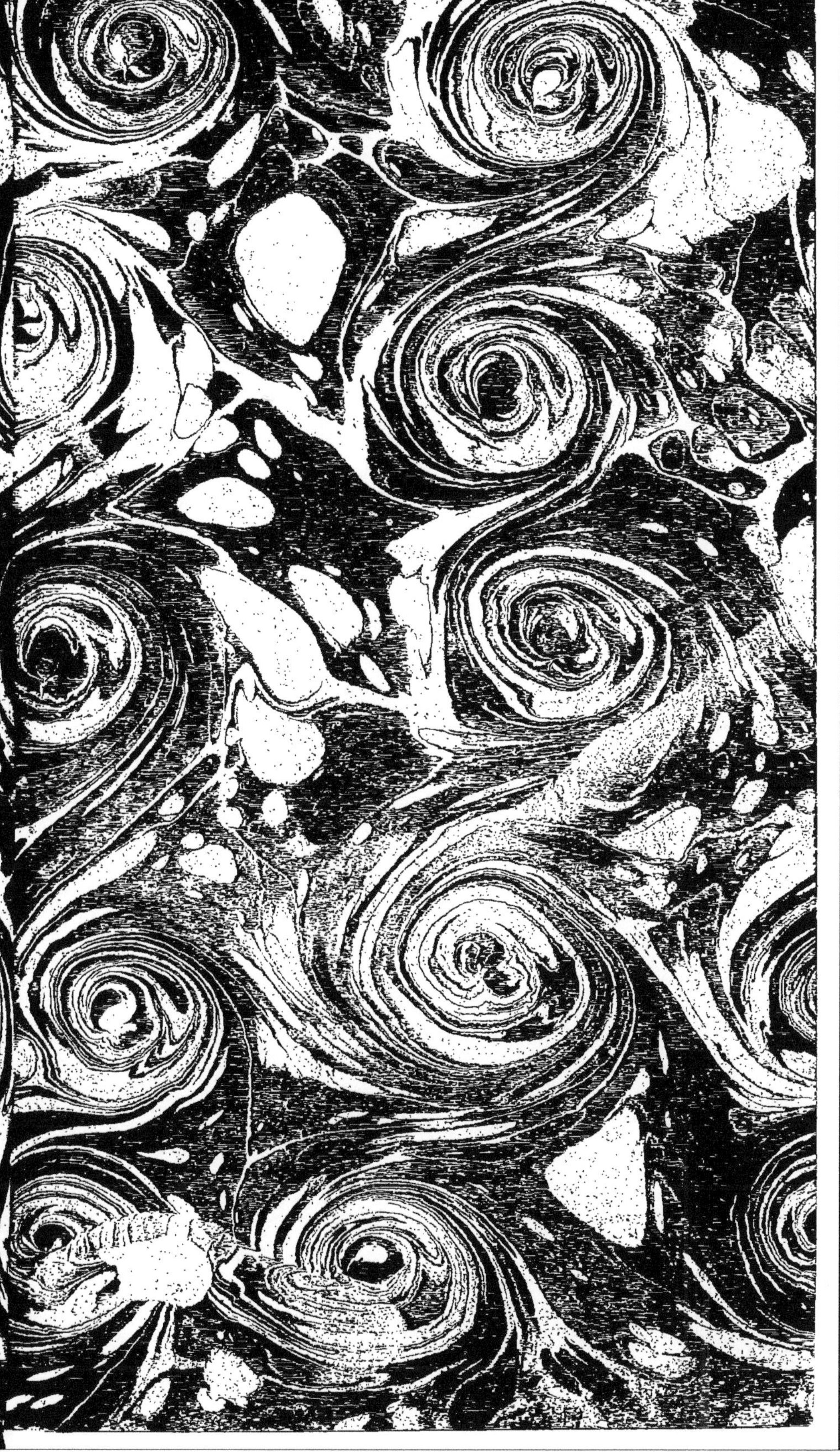

NOSOLOGIE
MÉTHODIQUE,
OU
DISTRIBUTION DES MALADIES
EN CLASSES, EN GENRES ET EN ESPECES,

Suivant l'Esprit de SYDENHAM, *& la Méthode des* BOTANISTES.

PAR FRANÇOIS BOISSIER DE SAUVAGES, Conseiller & Médecin du Roi, & ancien Professeur de Botanique dans l'Université de Montpellier, des Académies de Montpellier, de Londres, d'Upsal, de Berlin, de Florence, &c.

TRADUITE sur la derniere édition latine, par M. GOUVION, *Docteur en Médecine.*

ON a joint à cet Ouvrage celui du Chev. VON LINNÉ, intitulé *Genera Morborum*, avec la Traduction françoise à côté.

TOME PREMIER.

A LYON,
Chez JEAN-MARIE BRUYSET, Imprimeur-Libraire.

M. DCC. LXXII.

AVEC APPROBATION ET PRIVILEGE DU ROI.

Si morbi cujuslibet historiam diligenter perspectam haberem, par malo remedium numquam non scirem adferre.

SYDENHAM.

AVIS
DE L'ÉDITEUR.

NOUS avons appris au moment où nous allions rendre publique la traduction de la Nosologie de M. DE SAUVAGES, qu'il en paroissoit une autre à Paris, sous le nom de M. N*** Chirurgien, avec des notes en forme de commentaires ; nous aurions craint avec raison une concurrence, dont l'effet eût tout au moins été de rendre l'acheteur indécis, & de présenter au public une seconde traduction d'un même ouvrage, si les négligences qu'on rencontre à chaque page dans celle de M. N*** n'eussent éloigné nos appréhensions. Plusieurs Éleves de l'illustre Sauvages n'ont pu voir ſans indignation un ouvrage, auquel il devra ſa gloire, paroître ainſi défiguré dans la langue d'une nation qui s'honore de l'avoir vu naître; ils ont regardé comme une injure faite à la mémoire de ce grand homme, une traduction dont la négligence & l'infidélité ne trouvent aucun exemple. Nous ne craignons pas de l'avancer, M. N*** a traduit la Noſologie ſans l'avoir jamais lue avec la ſeule application néceſſaire pour ſaiſir la chaîne & l'enſemble des principes de l'Auteur. On chercheroit vainement dans ſa traduction cette exactitude dans le ſtyle indiſpenſable pour tout écrivain, mais qui l'eſt encore plus dans des ouvrages didactiques, ſur-tout de l'eſpece de celui-ci; les citations de la nomenclature des Auteurs, placées à la tête de chaque maladie, ont à peine été fidélement tranſcrites ; des noms vagues ſont ſubſtitués aux phraſes des Naturaliſtes ; une confuſion pareille ſe retrouve à tout inſtant dans les définitions & dans les principes mêmes poſés par l'auteur de la Noſologie ; la précipitation que M. N*** a miſe dans ſon travail ſe montre de tous côtés ; dans vingt pages que nous avons priſes au haſard dans la ſeptieme Claſſe, tome II de ſa traduction, on trouve trois omiſſions : page 466 du volume cité, qui répond à la page 70 du tome II de l'ouvrage latin, une partie du traitement de l'Ophtalmie phlycténeuſe manque totalement ; page 478, I. Dyſphagie ſpaſmodique, le Traducteur omet un alinéa entier de M. de Sauvages ; on peut voir un oubli pareil à la page 482. Peut-être eſt-ce autant à la multiplicité des oublis de cette eſpece, qu'à la petiteſſe du caractere qu'a employé l'Editeur de Paris, que la ſubſtance des dix volumes que nous publions ſe trouve réduite à trois gros volumes dans la traduction de M. N***.

L'examen de quelques pages priſes dans le même volume & dans le même endroit, nous a mis à portée de relever dans un auſſi petit eſpace un nombre conſidérable de fautes ſi groſſieres, qu'il paroît inconcevable qu'on ait pu porter juſqu'à ce point le défaut de reſpect pour le public. Le Traducteur, par des omiſſions moins conſidérables que celles que nous venons de citer, mais plus importantes peut-être, tronque des phraſes entieres, altere, énerve, affoiblit le ſens de l'Auteur, quelquefois il lui en ſubſtitue un autre avec plus de hardieſſe que de ſuccès; c'eſt ainſi qu'à la page 540, M. N*** veut qu'on conſole une femme en travail *par l'eſpérance d'une nombreuſe poſtérité*; c'eſt ainſi qu'il rend le texte, *ſpe pulchræ prolis ſexûs quem mulier cupit*. Pag. 462. il rend par *le raccourciſſement de la paupiere*, la briéveté de cette partie provenant de naiſſance, *nativam brevitatem*; page 463, il rend par *les tuniques internes de la cornée*, les lames qui compoſent cette partie de l'œil, qui eſt elle-même une tunique; page 464, ligne 2, il traduit par *perſonnes attaquées du ſcorbut*, le mot *ſcrophuloſi*, qui déſigne ceux qui ont les écrouelles; page 466, il annonce le quinquina comme ſpécifique dans l'Ophtalmie fébrile, tandis que le texte porte ſeulement qu'elle a été guérie par le quinquina, & cela d'après une ſeule obſervation inſuffiſante pour le faire enviſager comme ſpécifique dans ce cas; page 470, ces mots dans le texte *hirudines auribus admovere ſuadet Aretæus*, ſont rendus par ceux-ci, *Aretée conſeille de ſe ſervir d'hirondelles chaudes*; la ſangſue & l'hirondelle ſont apparemment aux yeux de M. N*** deux animaux ſi voiſins dans l'échelle des êtres, qu'il lui importe peu de les confondre; page 476, il nous apprend qu'on détruit l'agacement des dents en mâchant du papier; il confond la flaccidité avec la fluidité, page 479, en parlant des parties voiſines des organes de la déglutition; page 480, la luette avec l'œſophage; page 481, l'action de teter avec celle d'avaler; même page, la glotte avec l'épiglotte; page 490, les cavités droites avec les cavités gauches du cœur; pag. 491, la figure avec le volume du même viſcere; page 494, le pylore avec l'eſtomac; page 514, les gros inteſtins avec les inteſtins grêles; page 531, l'inteſtin iléon avec le colon; même page, la vessie avec les uréteres; à la page 506, *vesiculas pediculis plenas* est rendu par des vésicules pleines de *pédicules*, au lieu de *poux*; page 524, ces mots *intermittentes febres diuturnæ*, des fievres intermittentes opiniâtres, sont rendus par *des fievres intermittentes diurnes*, &c. &c. &c.

Parmi les bévues de cette espece, nous ne citons point toutes celles qu'un lecteur attentif pourroit trouver dans le petit nombre de pages d'où nous les avons tirées, tout l'ouvrage en fourmille; on en trouvera plusieurs autres exemples à la suite de notre tome X, page 391 & suiv. Cette critique plus détaillée d'un petit nombre de passages de M. N***, pourra achever de convaincre ceux à qui l'exposé que nous venons de faire laisseroit des doutes.

Une traduction aussi mal faite

que celle de M. N***, devoit laiſſer tout le mérite de la nouveauté à celle que nous publions ; elle eſt due aux ſoins éclairés de M. Gouvion Docteur en Médecine, dont les lumieres ſont autant le fruit d'une longue étude que d'une pratique conſtante & heureuſe ; Diſciple lui-même de M. de Sauvages, il a aſſiſté à ſes leçons, & l'a ſuivi exactement dans la pratique pendant quatre années conſécutives ; imbu des principes de ce grand homme il a ſaiſi le vrai ſens de ſon ouvrage, & l'a rendu avec cette clarté d'expreſſion qui eſt la ſuite & l'effet de la netteté des idées avec leſquelles on s'eſt long temps familiariſé :

> Selon que notre idée eſt plus ou moins obſcure,
> L'expreſſion la ſuit ou moins nette ou plus pure ;
> Ce que l'on conçoit bien s'énonce clairement.
>
> BOILEAU, *Art poét. chap.* 1.

Ce ſeroit ſans fondement que les notes en petit nombre de M.

N***, pompeuſement annoncées ſous le nom de commentaire, & adroitement confondues avec celles de M. de Sauvages, & les citations de divers Auteurs qu'il rapporte, feroient croire au Lecteur non prévenu que l'édition de M. N*** mériteroit à cet égard quelque préférence ſur la nôtre; nous en appellons avec confiance au jugement des Lecteurs éclairés; ces notes peu importantes roulent pour la plupart ſur l'étymologie des mots empruntés du grec, à peine en compteroit-on une douzaine qui renferment des obſervations de quelque importance, ou qui ne ſoient la répétition de ce que l'Auteur même a dit. Un commentaire de cette eſpece peut-il dédommager le Lecteur de l'altération continuelle du ſens de M. de Sauvages? Comment d'ailleurs peut-on commenter un Auteur qu'on ne s'est pas seulement appliqué à entendre ?

Nous avons cru enrichir notre édition par une addition plus essentielle, en y joignant l'ouvrage du Chev. von Linné, intitulé *Genera morborum*, accompagné d'une Traduction françoise ; ce morceau digne de la célébrité & du génie du Restaurateur de la Botanique, nous a paru placé naturellement à la suite de la Nosologie de M. de Sauvages qui le cite souvent, & les Lecteurs y verront sans-doute avec plaisir un ouvrage déjà fort connu, mais très-rare en France.

A MONS-

A MONSEIGNEUR

CACHET

DE GARNERAND,

Premier Préſident du Parlement, & Intendant de la Principauté de Dombes.

MONSEIGNEUR,

L'OUVRAGE dont j'ai l'honneur de vous offrir la traduction, comprend deux mille quatre cents especes de maladies observées jusqu'ici. Que d'ennemis à la fois déchaînés contre le genre humain ! & peut-on se flatter de les connoître tous ? Combien d'autres maladies échappées jusqu'à présent à la sagacité des plus habiles Observateurs ? Je suis saisi d'effroi à la vue d'un nombre aussi prodigieux de maux auxquels l'humanité est en butte. Ce qui n'augmente pas peu ma frayeur, c'est la difficulté de les connoître & de les distin-

guer les uns des autres à travers ces nuances presque imperceptibles qui souvent les confondent : ce n'est qu'en saisissant ces nuances qu'on peut parvenir à fixer les limites qui séparent chaque espece de maladie. Ce n'est que par ce moyen qu'on peut s'élever à la connoissance des causes & des principes qui leur donnent naissance, & qui seuls présentent les indications curatives capables d'en triompher. Les plus habiles Médecins ont senti la nécessité d'une méthode qui, éloignée de toute hypothese, & fondée uniquement sur l'observation la plus exacte des symptômes, présentât, d'une maniere claire & précise, le caractere distinctif de chaque genre & de chaque espece de maladie. Ils ont regardé cette méthode comme le seul moyen de débrouiller le chaos des maladies & de porter la Médecine à ce degré de perfection où nous voyons l'Histoire Naturelle parvenue de nos jours.

L'exécution d'un pareil

*projet exigeoit un homme qui, à l'étude approfondie de toutes les parties de la Médecine joignît l'esprit observateur d'*Hippocrate, *& toute la sagacité du jugement de* Galien: *tel fut l'illustre* Boissier de Sauvages, *l'honneur & la gloire de l'Université de Montpellier. Après trente ans d'un travail opiniâtre, il fit enfin paroître cet Ouvrage si justement célebre, dans lequel toutes les maladies connues se trouvent distribuées en classes, en genres, & en especes, &*

*désignées chacune par des caracteres évidens qui leur sont propres & qui les distinguent les unes des autres : Ouvrage immortel qu'on peut considérer comme le dénouement du nœud gordien de la Médecine, comme un second fil d'A-*riadne, *dirigeant les pas du Médecin dans le labyrinthe de la pratique.*

Cette espece de Préface pourroit paroître déplacée dans une Epître dédicatoire, si elle étoit adressée à un Grand qui n'eût d'autre mérite que sa naissance ou ses dignités; mais tous ceux qui ont l'honneur de vous connoître, savent, MONSEIGNEUR, *que celui à qui elle s'adresse, joint à l'élévation du génie, l'étendue des connoissances & l'amour le plus vif pour les arts, surtout pour ceux qui tendent plus directement au bien de l'humanité; c'est à ces titres que l'Ouvrage dont j'ai l'honneur de vous présenter la traduction, a droit de vous plaire, & qu'on peut vous en entretenir; je serai au comble de mes vœux, si cette Traduction est digne de l'Auteur, du Public, & de celui à qui elle est offerte.*

Je suis avec le plus profond respect,

MONSEIGNEUR,

Votre très-humble & très-obéissant serviteur,

GOUVION, Docteur en Médecine pensionné de l'Hôtel-Dieu de Trévoux.

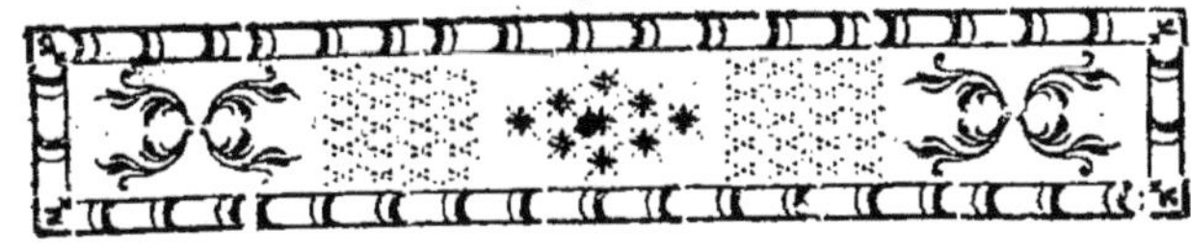

ÉLOGE

DE MONSIEUR

DE SAUVAGES,

Lu dans une Assemblée publique de la Société Royale des Sciences de Montpellier, par M. de Ratte, Secrétaire perpétuel de cette Compagnie.

FRANÇOIS BOISSIER DE SAUVAGES DE LA CROIX, sixieme fils de François Boissier, Seigneur de Sauvages, ancien Capitaine du Régiment de Flandres, & de Gillette Blanchier, naquit à Alais le 12 Mai 1706, jour fameux dans l'Hiſtoire de la Société Royale, par une éclipſe totale de ſoleil, époque de nos premiers travaux. Ce qu'il y eut ici de plus remarquable, c'eſt qu'il vint au monde au moment précis où le ſoleil diſparut entiérement; circonſtance qui n'eût pas paſſé pour indifférente dans ces temps où les aſtres, prépoſés par l'aveugle ignorance au gouvernement des choſes d'ici-bas, préſidoient particuliérement à la naiſſance des hommes célebres, & ſe faiſoient un devoir aux yeux du préjugé d'annoncer leurs deſtinées.

Les diſpoſitions de M. de Sauvages firent naître en ſa faveur des préſages plus sûrs que tous ceux qu'on tiroit autrefois des cometes & des éclipſes. Il fut aiſé de s'appercevoir qu'il méritoit une excellente éducation : celle qu'il reçut à Alais fut cependant aſſez défectueuse ; on n'y avoit pas encore établi de College public, & il n'eut pour guide dans les Humanités & la Philosophie que des Maîtres d'un mérite obscur, plus propres à nuire qu'à contribuer aux progrès de leurs Disciples. Ce désavantage, très-grand en lui-même, le fut moins pour l'Académicien que nous regrettons : ses talens surent le réparer ; ils applanissoient par d'heureux efforts les difficultés les plus considérables, & embellissoient les différentes routes qu'il étoit obligé de se frayer.

Ces premiers succès exciterent vivement la tendresse d'un pere dont les soins pour l'éducation de ses enfans se trouvoient malheureusement bornés par sa fortune, qu'un procès de trente ans, qu'on lui avoit injustement suscité, avoit fort dérangée. Dans cette situation, il osoit espérer, & ce n'étoit pas ſans fondement, que le mérite & les talens, ſuppléant par eux-mêmes à l'imperfection de leur premiere culture, releveroient une famille originairement noble & très-bien alliée, pleine d'honneur & de vertu, jouiſſant depuis plus de trois ſiecles de l'eſtime & de la conſidération publique, comme par un droit héréditaire.

Déterminé par un penchant qu'on étoit bien éloigné de combattre, M. de Sauvages après la Philoſophie, vint étudier en Médecine à Montpellier, ce fut au commencement de 1722. L'Univerſité de cette Ville comptoit alors, entre les Profeſſeurs à qui le dépôt de ſa réputation avoit été confié, Mrs. Aſtruc, Deidier, Haguenot, Chicoyneau. M. de Sauvages ſaiſit avidement & recueillit avec ſoin les inſtructions de ces grands Maîtres, & l'on peut dire qu'après la nature, ils eurent, à certains égards, la gloire de l'avoir formé.

Du caractere dont il étoit, il ne pouvoit se promettre des progrès médiocres ; il eût voulu tout épuiser, du moins tout approfondir. L'Anatomie, la Chimie, la Botanique, pour laquelle il prit une forte passion, toutes les connoissances, qui sont la base naturelle de la profession qu'il devoit exercer, ne lui suffisoient pas. Des recherches, que beaucoup d'autres négligeoient sans scrupule, lui paroissoient importantes & même nécessaires : par-tout il découvroit des rapports plus ou moins sensibles avec l'art de guérir. Il suivit la Physique dans toutes ses branches, & jusques dans ses moindres détails ; & à l'égard des Mathématiques, dont son frere aîné, qui ne se contentoit pas d'en connoître le prix, lui avoit déjà communiqué le goût, il les apprenoit de lui-même, & s'y livroit totalement dans le temps des vacances qu'il alloit passer à Alais : il se rendoit insensiblement la Géométrie assez familiere pour être en état de l'appliquer à la Médecine, comme il a fait depuis avec tant de succès dans une multitude d'Ecrits.

Il fut reçu Docteur de Montpellier en 1726. Sa These de Licence fit du bruit; il agita cette question : *Si l'amour peut être guéri par des remedes tirés des plantes*; matiere très-susceptible d'agrément, & dont le choix seul pouvoit indiquer un amateur de la Botanique. La maladie, dont il osoit attaquer les funestes symptômes, souvent plus dangereuse que les fievres les plus violentes, n'est pas communément comprise dans ce qui fait proprement l'objet de la Médecine : il est vrai que le

Médecin du jeune Antiochus découvrit la folle passion de ce Prince par l'application des regles de son art; mais il ne s'avisa nullement de soupçonner que les plantes en pareil cas pussent avoir l'honneur de la guérison, & le remede qu'il proposa, comme seul infaillible, s'offrit sans doute plus naturellement. Comme tout intéresse dans la vie des hommes d'un mérite rare & distingué, nous ne ferons nulle difficulté de dire ici que la These de M. de Sauvages lui valut pour quelque temps le surnom de *Médecin de l'amour.* Ce n'est pas sous ce titre que l'Allemagne, l'Italie, l'Angleterre & les autres Pays savans l'ont connu depuis.

M. de Sauvages, dans sa patrie plus qu'ailleurs, fut le Médecin de l'amour: il eut dans sa jeunesse, ou parut avoir le cœur tendre; il faisoit des vers, & on ne parloit à Alais que des pieces de Poésie qui lui échappoient fréquemment, pour ou contre le beau sexe, selon qu'il en étoit bien ou mal traité. Les pieces qu'un peu de dépit lui arrachoit, tenoient souvent lieu de remede pour une guérison que les plantes n'auroient pas opérée, & justifioient en quelque sorte le nom dont on l'avoit décoré. On peut juger de son talent pour les vers par plusieurs morceaux de sa composition insérés dans les Mercures de ce temps-là : ce sont des Madrigaux, des Epigrammes, des Sonnets, des Elégies, & d'autres Ouvrages de cette espece, tous assez bons pour permettre à leur Auteur d'aspirer à la réputation de Poëte ; mais il eut le courage de renoncer à cette gloire, dont l'appas est si séduisant. Sa profession, qu'il ne perdoit point de vue, l'occupa bientôt plus que jamais ; il regarda comme des diſtractions importunes tout ce qui pouvoit le détourner de cet objet principal : les petits vers furent ſacrifiés à ſon devoir ; il les bannit impitoyablement de ſes amuſemens, & le Dieu du Parnaſſe ne fut plus pour lui que le Dieu de la Médecine.

Les grands talens doivent ſe perfectionner dans la Capitale. M. de Sauvages, qui s'y rendit vers 1730, y paſſa environ quinze mois au milieu des Sciences & des Savans, & probablement il s'y ſeroit fixé, ſi les attaques fréquentes d'un mal d'yeux, mal trop cruel pour un homme de lettres, ne l'euſſent ramené malgré lui dans ſa patrie. Il attribuoit à l'air & au climat de Paris cette incommodité qui, en ſe diſſipant, lui laiſſa le reſte de ſes jours un peu de foibleſſe dans l'organe de la vue : peut-être devoit-il s'en prendre à ſa grande application au travail, prodigieuſement redoublée dans la Capitale par les occaſions plus multipliées de s'inſtruire; mais il eſt rare que ceux qui ont commis des excès en ce genre, s'en accuſent de bonne foi.

Ce qui eſt certain, c'eſt que pendant ce ſéjour de Paris il conçut & exécuta l'heureuſe idée d'un Ouvrage, où les maladies, exactement diſtinguées par leurs genres & leurs eſpeces, ſe trouvent diſtribuées en différentes claſſes, ſuivant la méthode employée pour les plantes par les Botaniſtes. Il avoit d'abord communiqué ſon plan à l'illuſtre M. Boerhaawe, qui, en louant le projet, n'avoit point diſſimulé les difficultés de l'exécution; mais les obſtacles, loin de rebuter M. de Sauvages, ſervoient à l'animer. Il pourſuivit ſon entrepriſe avec vivacité; il lut une infinité de livres que les nombreuſes Bibliotheques de Paris lui fourniſſoient ; il conſulta les perſonnes les plus expérimentées dans la profeſſion ; il amaſſa des matériaux ; il les mit en œuvres. Tout cela ſe fit en peu de temps ; & à peine fut-il de retour en Province, que le Public reçut de lui le Traité des Claſſes des Maladies, en un volume *in-12*, compoſé en François.

Ici commence la réputation de M. de Sauvages parmi ſes Confreres & dans le monde ſavant. Son livre, qui n'eſt que le germe d'un autre beaucoup plus conſidérable qu'il a publié dans la ſuite ſur la même matiere, le fit connoître dès-lors avantageuſement. Il n'eut pas beſoin d'un autre titre pour monter au grade de Profeſſeur en Médecine dans l'Univerſité de Montpellier, ſans paſſer par les épreuves ordinaires du concours & de la diſpute. Les

Classes des Maladies parurent en 1731, & trois ans après le Roi lui donna la survivance de la Chaire qu'occupoit dans cette Université feu M. Marcot, l'un de nos Académiciens, premier Médecin ordinaire de S. M. & Médecin des Enfans de France.

Placé à vingt-huit ans à côté de ceux qu'il avoit eu pour Maîtres, destiné à former comme eux de dignes Eleves, il jugea bientôt que, pour donner sur toutes les parties de la Médecine d'utiles instructions, il falloit en rectifier d'abord la théorie, étrangement défigurée par plusieurs opinions, dont la raison & l'expérience conspirent également à démontrer la fausseté. Ces opinions, on est forcé de le dire, dominoient dans l'Université de Montpellier : M. de Sauvages les y avoit trouvées lorsqu'il étoit venu pour étudier en Médecine; lui-même, dans les commencemens, les avoit peut-être adoptées sur la foi d'autrui; mais au moins on lui doit cette justice, qu'il s'étoit bientôt détrompé, sans abandonner, sur une infinité d'autres points très-essentiels, la doctrine constante de cette même Ecole, doctrine qu'il avoit reçue avidement & soigneusement recueillie, comme nous l'avons déjà dit. Il est nécessaire d'observer que les opinions spéculatives qui le choquoient tant, n'étoient point particulieres à cette Ecole si renommée; c'étoient les dogmes favoris de beaucoup d'autres Facultés, enseignés par des hommes célebres, à qui la Médecine a d'ailleurs les plus grandes obligations. Ces autorités respectables n'imposoient plus à M. de Sauvages: l'erreur lui parut au contraire plus dangereuse par le crédit que lui prêtoient des noms révérés.

Les Médecins qui ſoutenoient avec le plus de confiance la fauſſe doctrine dont nous parlons, ſe paroient volontiers du titre de Médecins Mécaniciens, ſe diſtinguant par là de ceux de leurs prédéceſſeurs qui n'avoient vu, dans les phénomenes de l'économie animale, qu'une fermentation imaginaire, un combat chimérique des alkalis avec les acides. Pour eux, ils faiſoient profeſſion de n'admettre que des idées claires, des principes diſtinctement connus. Ils appelloient à leur ſecours la Phyſique expérimentale, la Méchanique hydraulique, la Géométrie; mais par malheur ils en abuſoient, & c'étoit la ſource de leurs égaremens. Ils tiroient ſouvent d'une expérience certaine ou d'un principe vrai, de fauſſes conſéquences: ſouvent auſſi la mépriſe & l'erreur venoit du principe même. On mettoit ſur le compte des Méchaniques & de la Géométrie, des théorêmes prétendus, des axiomes qui ne le furent jamais; espece d'outrage que l'on faisoit impunément à des sciences dont le partage est la certitude.

On avançoit avec une entiere assurance qu'un fluide, mû par une force donnée, reçoit toujours sur son passage un accroissement de vîtesse, à mesure que ce passage est plus rétréci : on soutenoit que les machines augmentent les forces, tandis qu'elles ne font que les appliquer & les modifier : on ne vouloit tenir aucun compte des pertes causées par les frottemens : on admettoit des ressorts supérieurs à la force qui les avoit comprimés, des mouvemens sans moteurs, des effets plus grands que leurs causes. Ainsi, quand il étoit question d'expliquer comment le mouvement du sang continue, nonobstant les résistances accumulées qui devroient, ce ſemble, en peu d'inſtans l'anéantir ; on diſoit qu'en vertu de la ſtructure particuliere du cœur, ce mouvement une fois imprimé devoit, à l'aide des alimens que nous prenons, de l'air qui nous environne & que nous reſpirons, durer toute la vie : & ſi l'on ſentoit malgré cela la néceſſité de remonter la machine, on attribuoit cette fonction au fluide nerveux, qui s'en acquittoit miraculeuſement ; car on étoit bien éloigné de penſer que ce fluide, qui, empruntant ſa vîteſſe du ſang, n'a pu prendre d'ailleurs, dans les ſuppoſitions les plus favorables, qu'une petite portion de la force que le ſang a perdue, ne peut lui rendre, ſelon les lois ordinaires de la nature, plus de mouvement qu'il n'en a reçu. Pour rendre raiſon de l'augmentation du mouvement du ſang dans la fievre, on diſoit que les obſtructions des petits

petits vaiſſeaux, de cela ſeul qu'elles rétréciſſoient & gênoient le paſſage de ce liquide, lui donnoient plus de vîteſſe; & ſi l'on avoit quelque honte de faire naître ſi mal-adroitement la force de la réſiſtance même, on faiſoit réagir les vaiſſeaux ſur le ſang, en ſuppoſant dans le tiſſu de leurs fibres un reſſort ſi merveilleux & ſi parfait, que nul effort n'étoit capable de tenir ces vaiſſeaux diſtendus, ou du moins de les empêcher de ſe rétablir. La théorie ordinaire de l'inflammation n'étoit pas moins vicieuſe: la même illuſion régnoit par-tout; les mêmes principes, par un enchaînement néceſſaire, mais malheureux, ramenoient toujours les mêmes conſéquences.

L'amour de la vérité dominoit dans M. de Sauvages. Il ſuivit la pente de ſon caractere, quand il prit la généreuſe réſolution de combattre ces erreurs, depuis long-temps accréditées. Quelque déterminé qu'il fût à les pourſuivre ſans relâche, & s'il étoit poſſible, juſqu'à leur entiere extinction, il cacha d'abord une partie de ſon projet par égard pour les Profeſſeurs, ſes Confreres, qu'il voyoit tous plus ou moins attachés à ces fauſſes explications. Rien de plus ſimple en apparence que ſon début : il propoſoit avec la modeſtie d'un nouveau venu quelques difficultés en forme d'éclairciſſemens. Bientôt il ſe montra plus hardi, & comme on avoit dû le prévoir, on ne fut pas long-temps ſans en venir de part & d'autre à une guerre déclarée. M. de Sauvages attaquant toujours, & ſes adverſaires mettant en œuvres tout ce qu'ils avoient de reſſources pour ſe défendre, la diſpute s'anima de plus en plus, les ſubterfuges & le bruit de l'école troublerent plus d'une fois la marche compassée & géométrique de M. de Sauvages; mais il ne se contentoit pas d'argumenter sur les bancs, il exposoit ses prétentions dans plusieurs Dissertations imprimées, qui se succédoient les unes aux autres avec rapidité, ensorte que ceux qui avoient refusé de l'écouter, se trouvoient forcés de le lire. Insensiblement il gagnoit du terrein; ses adversaires, malgré la bonne contenance qu'ils affectoient, étoient poussés de poste en poste : leur embarras, dans de certains momens, étoit extrême; ils ne vouloient pas ressusciter la fermentation pour jamais abolie, & ils ne savoient guere plus où se réfugier.

Il fallut reconnoître que M. de Sauvages avoit raison sur bien des points, & que plusieurs des explications qu'il combattoit, pouvoient sans le moindre inconvénient lui être sacrifiées ; on lui demanda seulement ce qu'il prétendoit mettre à la place. Il pouvoit répondre, & il le fit d'abord, qu'une erreur n'est ni plus ni moins erreur, soit qu'on la remplace ou non par des vérités ; mais il comprit bientôt que, dans la position où il étoit, cette réponse si solide, si vraie, ne seroit pas longtemps satisfaisante. Le personnage de simple destructeur n'est pas toujours propre à soumettre ou à gagner les esprits : on n'habite pas volontiers sur un tas de ruine ; on cherche un petit édifice, où l'on puisse loger avec quelque sureté. Pressé par cette considération, il se résolut enfin à mettre au jour son sentiment sur toute cette matiere, tel que nous allons l'exposer.

Les phénomenes de l'économie animale, en présentant à chaque instant une force qui croît comme la résistance même, se montrent ſupérieurs aux lois ordinaires de la méchanique ; il eſt d'ailleurs fort naturel que des puiſſances animées augmentent leur effort à meſure qu'on leur réſiſte, & dans l'homme corporel & ſpirituel tout enſemble, il exiſte certainement une puiſſance de cette eſpece. L'ame, de l'aveu de tout le monde, eſt le principe des mouvemens volontaires du corps humain ; elle l'eſt auſſi, ſelon M. de Sauvages, des mouvemens involontaires & naturels. Excitée par le ſentiment confus de ſes beſoins, occupée en tout temps de la conſervation du corps auquel elle eſt unie, pouſſée par le déſir inné d'éloigner le terme fatal qui doit rompre cette union, elle agit dans cette vue par une eſpece d'inſtinct, ſans ſe rendre ſenſiblement témoignage de ſon action ; elle eſt le moteur qui remonte la machine ; elle combat efficacement les résistances ordinaires, qui tendent à supprimer le cours de nos liquides; elle fait circuler le sang : à de nouveaux obstacles, elle oppose de nouveaux efforts, & c'est dans ces sortes d'efforts redoublés que consiste la fievre; efforts heureux ou malheureux selon les circonstances; efforts dont l'unique but est notre guérison même : on reconnoît ici cette nature, dont le Médecin doit étudier la marche & seconder les opérations. Tel est le systême que M. de Sauvages se fit une gloire d'adopter. A peine s'étoit-il expliqué dans une Dissertation qui en promettoit beaucoup d'autres, que ses adversaires, à qui la guerre défensive avoit assez mal réussi, furent agresseurs à leur tour, se flattant de prendre bientôt leur revanche. Les objections ne manquerent pas : ils opposerent à M. de Sauvages que son opinion le conduiſoit à donner non-ſeulement aux bêtes, mais aux plantes même, une ame intelligente ; il répondit, & de vive voix, & dans pluſieurs Theſes ou Diſſertations imprimées, qu'il n'avoit jamais cru que les bêtes fuſſent de pures machines, & qu'à l'égard des phénomenes de la végétation, on ſavoit aſſez que la chaleur du ſoleil, celle des feux ſouterreins, l'action des ſucs de la terre, en étoient, ſans autre principe moteur, les véritables cauſes : on lui nia que l'ame peut agir ſans s'appercevoir de ſon action. Il eut recours alors à tout ce que la Métaphyſique pouvoit lui fournir ſur les perceptions obſcures & les affections confuſes de l'ame ; il cita l'exemple des paſſions, dont les effets les plus ſoudains & les plus indépendans de la volonté ſont ſi ſenſibles ſur nos organes. Si l'obſcurité du ſujet faiſoit naître des objections, elle les rendoit moins concluantes. L'incertitude des coups portés pendant la nuit eſt ſouvent une reſſource heureuſe pour les éviter : on eſt vivement preſſé, & l'on échappe à la faveur des ténebres.

M. de Sauvages n'avoit pas le premier propoſé cette opinion, qui étoit celle de pluſieurs modernes, ſans parler de tous les ſectateurs qu'elle a eu dans l'antiquité ; mais, s'il n'eſt pas l'inventeur du ſyſtême, il ſe l'eſt rendu propre, en lui donnant une nouvelle forme, en cherchant à l'appuyer par des preuves nouvelles, en travaillant plus que perſonne à le mettre en crédit : il s'en eſt occupé dans la plupart de ſes ouvrages, il y revenoit continuellement ; il en a tant parlé, qu'il nous a mis dans la néceſſité d'en parler beaucoup nous-mêmes.

Après pluſieurs années que dura cette diſpute, les eſprits agités ſe calmerent. Qu'a-t-il enfin réſulté de cette controverſe d'école ? Rien d'utile pour la pratique, il le faut avouer : les Médecins *Animiſtes* ou non, emploient dans les mêmes occaſions les mêmes remedes ; & la nature de ſon côté, l'ame, ſi l'on veut, n'en fait ni plus ni moins. Pour la Théorie de la Médecine, M. de Sauvages l'a réformée, comme il l'avoit projeté ; la fauſſe doctrine qu'il a combattue, eſt aujourd'hui totalement décréditée à Montpellier, & il n'y a pas d'apparence qu'elle s'y releve jamais. A l'égard du ſyſtême qui attribue à l'action de l'ame le mouvement même du cœur & la circulation du ſang, on peut croire auſſi qu'il ne ſera jamais univerſellement reçu : il eſt plus aiſé de le défendre, quand on a bonne envie de le ſoutenir, que de perſuader ceux qui ſeront naturellement portés à le rejeter.

La plupart des Médecins se contenteront de reconnoître en général un principe des mouvemens vitaux, supérieurs au mécanisme ordinaire : quel que soit ce principe, il existe, c'est assez ; la curiosité bien réglée se dispensera d'aller plus loin.

Et au fond, c'est ici la marche & l'esprit de la Physique moderne ; tout s'y réduit en derniere analyse à quelques principes d'expérience, inconnus en eux-mêmes, ainsi que dans leur liaison avec la cause premiere, & manifestés seulement par leurs effets. De-là le reproche de renouveller les qualités occultes ; reproche dont on est aujourd'hui fort peu touché. M. de Sauvages admettoit trois principes de ce genre : l'impulsion ; elle est obscure, quoiqu'elle tombe sous les sens : l'attraction ; la raison & l'expérience l'avoient fait Newtonien, avant que la mode même invitât de l'être ;

la faculté motrice de l'ame ; elle ſe découvre dans les mouvemens volontaires, & nous avons vu qu'il faiſoit dépendre de la même cauſe les mouvemens néceſſaires & naturels.

Pendant qu'il étoit le plus occupé de la conteſtation dont nous venons de rendre compte, il ſe ménageoit du temps pour apprendre l'Anglois, devenu ſi utile à ceux qui ambitionnent la gloire d'exceller dans les ſciences ; & en l'apprenant, il traduiſit en François l'Hémaſtatique, ou la Statique des Animaux du célebre M. Hales. Il y joignit un Commentaire, qui fut imprimé à Geneve en 1744, avec la traduction du texte, & deux Diſſertations du Traducteur, l'une ſur la fievre, & l'autre ſur l'inflammation. L'inſuffiſance des explications prétendues mécaniques eſt démontrée dans ces Diſſertations, où l'ame, principe des mouvemens du cœur, paroît jouer le principal rôle. M. de Sauvages développe ici les mêmes idées qu'il vouloit faire régner dans l'école, & il les expose à l'Univers savant.

Sa Traduction de l'Hémastatique ne pouvoit être d'ailleurs que favorablement accueillie. Elle fut, avec tout ce qui l'accompagne, mise à son tour en Italien par une jeune Napolitaine, & en Allemand à Leipsick, avec les notes particulieres que Mademoiselle Ardingheli, c'est le nom de cette savante Italienne, avoit ajoutées à celles du Traducteur François.

En 1740, M. de Sauvages fut nommé par le Roi pour faire, à la place de M. Chicoyneau le fils, qui venoit de mourir, les démonstrations des plantes au Jardin royal de cette Ville, alternativement avec M. Fitz-Gerald, qui étant mort lui-même en 1748, le laissa pour plusieurs années chargé de tout ce travail. Il eut en 1752 un Brevet de Sa Majesté, qui, avec le titre de Professeur royal de Botanique, lui en attribuoit plus particuliérement les fonctions pendant la jeunesse de celui que ces mêmes fonctions regardoient naturellement. C'étoit servir M. de Sauvages que de fournir de l'aliment & de l'exercice au goût qu'il avoit toujours témoigné pour la Botanique. Ses leçons sur cette science eurent beaucoup d'éclat: on couroit en foule pour l'entendre; on le suivoit dans ses herborisations à la campagne, d'où il rapportoit de temps en temps différentes plantes, dont ce pays s'étoit cru jusqu'alors dépourvu. Il en faisoit venir en même temps quantité d'étrangeres. Avec nos richesses, croissoit le nombre de ceux qu'il rendoit capables d'en faire usage: on voyoit naître sur ſes pas des plantes & des Botaniſtes.

Il fit paroître en 1751 ſon Ouvrage intitulé : *Methodus Foliorum*, ou Expoſition d'une nouvelle Méthode pour connoître les eſpeces par les feuilles. Là ſe trouve le Catalogue d'environ 500 plantes des environs de Montpellier, qui manquent dans le *Botanicum Monſpelienſe* de M. Magnol. Ce même Catalogue, ſous le nom *Flora Monſpelienſis*, eſt encore inſéré dans le quatrieme tome des *Amœnitates Academicæ* de M. Linnæus. Cet illuſtre Chef des Botaniſtes de nos jours, déjà depuis long-temps en correſpondance avec M. de Sauvages, marquoit publiquement en toute occaſion l'eſtime qu'il avoit pour lui. Il faut remarquer que des 500 plantes dont nous parlons, il y en a pluſieurs que M. de Sauvages a caractériſées & nommées. Il a fait cinq genres nouveaux, le *Trianthemum*, l'*Ebenus*, le *Camphorosma*, le *Buffonia* & le *Reaumuria* : ces deux derniers sont consacrés à deux hommes célebres : les Botanistes sont dans l'usage de faire de ces sortes de présens, non-seulement à leurs pareils, mais encore à d'autres personnes distinguées. Il étoit juste que M. de Sauvages en eût un de cette espece ; il le dût à M. Linnæus, qui donna le nom de *Sauvagesia* à une plante venue de la Cayenne. M. Boerhaawe avoit de même autrefois gravé sur une plante le nom de feu M. Nissolle, un des plus savans Botanistes de cette Compagnie.

L'ordre chronologique des productions de M. de Sauvages nous conduit à ses Elémens de Physiologie & à sa Pathologie méthodique, deux Traités où la force motrice de l'ame n'est pas oubliée, composés en Latin pour l'instruction principalement des Etudians en Médecnie, & publiés en 1755 & 1559. Nous trouvons de plus, en négligeant ou confondant les dates, un grand nombre de Dissertations latines sur des sujets particuliers très-intéressans. Tantôt il y ouvre de nouvelles sources de pronostics pour les maladies; tantôt il examine les avantages que peut avoir la maniere dont on pratique la Médecine chez les Chinois : ici son objet est d'établir l'influence des astres sur le corps humain; influence physique, bien différente de celle que nous avons traitée au commencement de cet Eloge d'aveugle superstition : là, voulant dévoiler la nature du fluide nerveux, il imagine le premier, & prouve, autant qu'on le peut, par la plus exacte analogie, que ce fluide est le même que le fluide électrique; sentiment adopté depuis presque universellement,

& qui compte entre ſes partiſans le fameux Phyſicien de Philadelphie, M. Franklin, dont le ſuffrage, dans tout ce qui concerne l'électricité, ne peut être que d'un grand poids.

On trouvera dans le quatrieme tome de la Collection de M. de Haller une Diſſertation de M. de Sauvages (*a*), où il a raſſemblé tout ce qu'il avoit dit ailleurs de plus fort pour établir ſon ſyſtême de l'action de l'ame, comme principe des mouvemens du cœur. Cet Ecrit lui attira une critique très-polie de M. Eberhard, Profeſſeur de Mathématiques à Wittemberg, & aujourd'hui de Médecine à Hall en Saxe. M. de Sauvages répondit avec la même politeſſe, auſſi éloignée de l'ancien ton des Ecoles, qu'aſſortie au ton moderne des Académies.

(*a*) Cette Diſſertation eſt intitulée : *De Naturâ redivivâ ſeu de imperio animæ in corp.*

Il avoit pris ce ton de bonne heure, & il avoit aisément acquis toute la perfection. Il s'étoit vu dès 1731 attaché, sous le titre de Correspondant, à la Société royale des Sciences, qui, l'ayant nommé Adjoint quelque temps après, l'avoit enfin élevé en 1740 au grade d'Associé dans la classe des Botanistes. Peu d'Académiciens, nous pouvons le dire, ont été plus assidus que lui, & ce qui est tout autrement important, plus utiles à nos Conférences. Il se présentoit rarement les mains vuides; il rendoit la plupart de nos Séances intéressantes, ou par ses propres ouvrages, ou par ceux que lui envoyoient continuellement divers Savans de l'Europe, ses Correspondans.

Un caractere d'utilité, plus prochaine & plus sensible, distingue, entre tous les différens Mémoires que nous avons de lui, son Ecrit ſur la maladie des bœufs du Vivarais, ſes Obſervations ſur les eaux minérales d'Alais, le détail qu'il nous a donné des guériſons opérées à Montpellier par le moyen de l'Electricité, ſon Mémoire ſur la maniere d'élever les vers à ſoie, ſujet qu'il abandonna bientôt à M. l'Abbé de Sauvages, ſon frere, qui l'a traité, comme l'on ſait, avec le plus grand ſuccès.

Les Recueils de l'Académie des Sciences de Paris offrent deux Mémoires de M. de Sauvages, envoyés en 1739 & 1742 pour notre tribut annuel. L'un de ces Mémoires met en évidence les qualités nuiſibles de certaines plantes; l'autre eſt la Relation de la maladie d'une fille, tout à la fois ſomnambule & cataleptique.

Un fait particulier à notre Académicien, c'eſt qu'après la mort de M. de Plantade, la place de Secrétaire ayant vaqué dans la

Compagnie environ un an & demi, il en fit durant ce temps-là les fonctions, sans que le soin qu'il prenoit de rassembler & de mettre en ordre les productions des autres, l'empêchât de produire beaucoup lui-même.

Quoique ses recherches se soient étendues sur presque toutes nos Sciences, nos volumes prouveront que, même dans l'Académie, l'application des Mathématiques à la Médecine fut toujours un de ses grands objets; ce qui lui donna plus d'une fois occasion de nous entretenir de ses disputes avec les Professeurs, ses Confreres, dont plusieurs étoient aussi les nôtres, comme Académiciens. La Société, prise pour juge de certains points contestés, décida toujours en faveur de M. de Sauvages, en s'abstenant de toucher à des questions métaphysiques, qui ne sont nullement de son ressort.

Les Compagnies ſavanres étrangeres ornerent leurs liſtes du nom de M. de Sauvages. Il étoit des Sociétés royales de Londres, d'Upſal & de Stockolm, de l'Académie de Berlin, de celle de l'Inſtitut de Bologne, des trois Sociétés établies à Florence, de l'Académie Impériale des Curieux de la Nature, qui, en l'agrégeant, lui donna le nom de Straton ſecond.

Ces différentes adoptions académiques, en le rendant plus célebre, augmentoient le nombre de ceux qui recherchoient ſa correſpondance. On ne finiroit point, ſi l'on vouloit ſimplement nommer les Savans, tant du Royaume que des Pays étrangers, qui ſe faiſoient honneur d'être en commerce avec lui.

Aux Académies empreſſées de ſe l'aſſocier, il faut joindre celles qui couronnerent ſes travaux. Il remporta le prix en 1748, au jugement de l'Académie des Sciences & Belles-Lettres de Toulouse, par une Dissertation sur la rage. Deux savans Traités, dont l'un a pour objet l'action des médicamens, & l'autre, les effets de l'air sur le corps humain, lui firent décerner les mêmes récompenses littéraires par l'Académie de Bordeaux. Celle de Rouen lui donna une semblable couronne pour l'Ecrit qu'il lui avoit envoyé sur les animaux venimeux de France. Il concourut pour le prix proposé par l'Académie de Berlin, sur la question célebre de la cause du mouvement musculaire, & l'Ouvrage qu'il avoit présenté fut imprimé à la suite de celui qui avoit eu la préférence.

Nous ne faisons qu'indiquer des Ecrits suffisamment connus. Les deux Dissertations couronnées à Bordeaux, ont été traduites en Italien, & commentées par M.

Manetti, ſavant Profeſſeur de Florence. La Diſſertation ſur la rage a reçu juſqu'à trois fois l'honneur des éditions poſtérieures.

On demandoit à M. de Sauvages depuis long-temps une nouvelle édition du Traité des Claſſes des Maladies qui étoit devenu rare, & il avoit promis de la donner : il fit bien plus que de tenir ſimplement ſa parole, lorſqu'il publia ſon grand Ouvrage, intitulé : *Noſologia methodica ſiſtens Morborum claſſes, genera & ſpecies, &c.* en cinq volumes *in-8°*. imprimé à Amſterdam en 1763.

Il eſt viſible en effet que ce dernier Ouvrage l'emporte infiniment ſur celui qu'on avoit redemandé : c'eſt toujours le même projet d'une diſtribution méthodique des maladies en claſſes, en genres & en eſpeces ; mais ici la matiere s'eſt prodigieuſement accrue dans l'exécution, & la forme eſt preſque nouvelle. L'arrangement total eſt mieux entendu ; les obſervations ſont en bien plus grand nombre & plus variées. L'Auteur indique les ſources où il a puiſé : il a reçu des ſecours d'un de ſes Confreres dans l'Académie , M. Cuſſon , Docteur en Médecine de Montpellier, qui lui a fourni l'idée & les principaux détails d'une des Claſſes , avec certaines eſpeces & certains genres dans les autres Claſſes , & quelques ordres particuliers.

Dix claſſes comprennent 295 genres , ſous leſquels viennent ſe ranger environ 2400 eſpeces de maladies juſqu'ici obſervées. Quel nombre prodigieux d'ennemis ! M. de Sauvages ne ſe flattoit cependant pas de les connoître tous.

Sa Noſologie eſt dédiée à la ſavante Mademoiſelle Ardingheli : il ſe ſouvenoit d'avoir été traduit par elle , & même embelli.

On

On peut dire avec vérité que M. de Sauvages a donné, dans sa Nosologie méthodique, un Dictionnaire des maladies universel & raisonné, une introduction générale à leur connoissance; un Traité, qui tient le milieu entre la Pathologie, qui considere nos maux, & la Thérapeutique, qui s'applique à les guérir; un Ouvrage vraiment classique, nécessaire aux Commençans, & que les plus expérimentés dans l'Art doivent eux-mêmes sans cesse consulter; le Bréviaire des Médecins, comme on a dit autrefois d'une des Tragédies du grand Corneille, qu'elle étoit le Bréviaire des Courtisans.

Doit-on s'étonner après cela que la réussite de cet Ouvrage ait été des plus marquées; qu'on l'ait imprimé déjà plus d'une fois; que plusieurs fameux Professeurs ſe ſoient empreſſés d'en adopter entiérement l'eſprit & la méthode ; que le célebre M. Linnæus ait pris la Noſologie méthodique pour baſe de ſes leçons de Médecine dans l'Univerſité d'Upſal.

Ce ſavant Suédois, l'un de nos Aſſociés étrangers, avec qui M. de Sauvages entretenoit toujours une exacte correſpondance, doit fixer ici plus particuliérement notre attention. Il admiroit les Ouvrages dont nous avons parlé ; il aimoit tendrement & même paſſionnément l'Auteur, qui de ſon côté lui avoit voué les mêmes ſentimens : c'eſt une eſpece de phénomene que cette vive amitié de deux perſonnes, qui ne s'étoient jamais vues. Nous ne doutons point que M. Linnæus n'ait donné des larmes ſur une perte que nous avons tant de ſujets de déplorer. Il parloit ſans ceſſe de M. de Sauvages, comme d'un des plus grands ornemens qu'ait jamais eu la Faculté de Montpellier ; il le préféroit ſans héſiter à des hommes ſublimes, qui ont fait auſſi la gloire de ce ſiecle. En lui écrivant, c'étoit tantôt, *au grand, à l'illuſtre Sauvages*, tantôt, *au Prince des Médecins*. Il ſavoit bien qu'il bleſſeroit par-là l'extrême modeſtie de ſon ami ; mais il ne pouvoit ſe réſoudre à ſupprimer l'hommage qu'il croyoit devoir en toute occaſion à un mérite ſi éminent.

Il étoit ordinaire à notre Académicien de recevoir ces épithetes honorables des étrangers, dont pluſieurs, voyageant dans d'autres parties de la France, ſe détournoient pour le venir voir à Montpellier, où ſa chaire de Profeſſeur le fixoit.

On ſe ſouvient encore d'un

Seigneur Pruſſien, qui en arrivant dans cette ville, demanda qu'on le conduiſît chez celui qu'il appelloit *le Grand Sauvages*, & qui témoigna ſa ſurpriſe & ſon indignation même, en voyant que ceux à qui il s'adreſſoit, ne ſavoient d'abord à quel perſonnage il donnoit ce nom.

Les Ecrits qui lui avoient acquis cette réputation, étoient les réſultats précieux de ſa vaſte lecture, de ſes méditations profondes, de ſes obſervations ſur ſon Art, de ſes calculs mathématiques, d'un grand nombre d'expériences de Phyſique, & d'Hydraulique, ſouvent faites par lui-même. Il compoſoit du reſte avec une extrême facilité. Dès qu'il avoit une fois conçu & bien médité ſon ſujet, il laiſſoit aller ſa plume avec une rapidité prodigieuſe; de là des négligences dans ſon ſtyle, qui pourroit en général être plus châtié. Il ſuivoit d'ailleurs très-ſcrupuleuſement, en écrivant ſur les Sciences, certains principes rigoureux qu'il s'étoit faits ; il rejetoit, au mépris de ſon ancienne Poéſie, la plupart des expreſſions figurées, pluſieurs métaphores même, dont l'uſage eſt familier, & qui donnent au diſcours plus d'agrément & de vivacité : ce défaut d'ornement étoit au fond un inconvénient aſſez médiocre, & les étrangers ſur-tout n'en ont jamais paru choqués.

Quelque attaché qu'il fût à ſon cabinet, à ſes livres, à ſes expériences, il quittoit tout pour les malades qui réclamoient ſon ſecours. Ils furent d'abord en petit nombre : ce n'eſt pas qu'il n'eût du talent pour la pratique ; mais il ignoroit entiérement l'art de se faire valoir, & il falloit du temps pour réduire au silence ceux qui prétendoient borner son mérite à la simple spéculation. Les étrangers lui rendirent bientôt justice : il lui venoit de toutes parts un nombre infini de consultations : & même il commençoit à pratiquer dans la ville plus qu'auparavant, lorsque la mort nous l'a enlevé.

Sa maladie, qui dura près de deux ans, se manifesta par une difficulté de respirer, qui, résistant à tous les remedes, & augmentant toujours, ne l'empêcha pas néanmoins de vaquer, pendant un temps, à ses travaux ordinaires. Il continua de fréquenter & les Ecoles de Médecine, & l'Académie; il prépara quelques augmentations pour une nouvelle édition de la Nosologie méthodique; il mit la derniere main à un grand nombre de Mémoires, destinés par cette Compagnie à l'impression : ces Mémoires, ainsi perfectionnés, me furent remis par lui-même deux mois avant sa mort.

Il étoit alors obligé de garder la chambre, & enfin il fut forcé de s'alliter ; sa poitrine, vivement attaquée, fit prononcer qu'il étoit sans ressource. Il ne s'occupa bientôt plus que de l'autre vie ; & muni des secours de la Religion, il mourut dans les dispositions les plus édifiantes, le 19 Février 1767, âgé de soixante ans & neuf mois. Il avoit enseigné la Médecine dans la Faculté de Montpellier pendant près de trente-trois ans, soit en qualité de survivancier de M. Marcot, soit après la mort de ce dernier, comme Professeur Titulaire.

Les ſentimens qu'il a fait paroître en finiſſant, étoient la ſuite de ceux qu'il avoit eu toute ſa vie. Les vérités de la Foi le trouverent dans tous les temps plein de reſpect & de ſoumiſſion. Il avoit étudié les preuves du Chriſtianiſme, pour être en état de montrer, dans l'occaſion, qu'elles ſont dans leur genre auſſi concluantes que les démonſtrations géométriques : il ne s'en étoit pas tenu, ſur cette importante matiere, à la théorie ; & long temps avant ſa mort, on l'a vu vivre, non-ſeulement en honnête homme, mais encore en très-bon Chrétien.

Il étoit ſimple dans ſes mœurs comme dans ſon caractere. Il communiquoit ſans peine ce qu'il ſavoit, & il recevoit des autres auſſi volontiers ce qu'ils étoient en état de lui apprendre. Ses connoiſſances paſſoient ſans faſte dans ſes converſations ; nulle envie d'étaler. Il portoit quelquefois dans le monde cet air que l'on prend dans le Cabinet, & qui s'oppoſe ſi ſouvent malgré nous à l'enjouement & aux graces.

Il avoit épouſé en 1748 Jeanne Yolande Foucard d'Olimpies, fille de Nicolas Foucard d'Olimpies, Capitaine au Régiment Dauphin, Dragons, Chevalier de S. Louis, & ſœur de Monſieur le Lieutenant de Roi de Montpellier, avec laquelle il a vécu dans la plus parfaite union. Il en a laiſſé deux fils & quatre filles.

Pluſieurs freres qu'il avoit ſe ſont tous diſtingués dans différentes profeſſions : on a déjà parlé du goût de l'aîné pour les Mathématiques. M. l'Abbé de Sauvages, l'un d'entr'eux, connu par plusieurs Ouvrages, est Associé Vétéran dans cette Compagnie: il est fâcheux pour nous que, retenu par d'importans devoirs, il ne puisse nous consoler par sa présence de la perte d'un frere dont nous regretterons long-temps, & les talens sublimes, & l'utile assiduité.

DISCOURS PRÉLIMINAIRE.

1. IL n'y a point de Médecin, quelque instruit qu'il soit des principes qu'on enseigne dans les Ecoles, qui, lorsqu'il en vient à la pratique, ne rencontre presque tous les jours des difficultés, & ne reste incertain sur le parti qu'il doit prendre, soit à cause de la diversité des maladies, de la confusion des signes, ou de la nouveauté des symptômes, soit à cause de la contrariété qui regne dans les sentimens des Auteurs. Dans cette fâcheuse extrémité où j'ai été réduit ainsi que les autres, si je m'adressois à mes Collegues, ils me renvoyoient à l'usage & à l'expérience; si je consultois les Auteurs, j'y trouvois à la vérité beaucoup d'instructions, mais qui n'avoient aucun rapport à mon

ſujet. En effet, il eſt aſſez ordinaire de trouver dans les livres ce que l'on ſait, & de ne point y trouver ce que l'on ignore. J'ai enfin rencontré des Praticiens très-habiles & d'une probité reconnue, qui m'ont avoué qu'ils s'étoient eux-mêmes trouvés dans cet embarras, & qu'ils euſſent renoncé pour toujours à la Médecine, ſi quelque main ſecourable ne les eût ſoutenus, & s'ils n'euſſent eu la conſolation de partager ce malheur avec tous ceux qui ſont nouveaux dans la pratique. Cette foible conſolation, la ſeule qui reſte aux malheureux, me touchoit peu; comme je ſentois tout le poids de mon fardeau, j'ai cherché à m'en débarraſſer, & je n'ai épargné ni peine ni ſoins pour trouver un fil qui pût m'aider à ſortir du labyrinthe de la pratique.

2. J'ai d'abord ſenti que la premiere difficulté conſiſte à découvrir l'eſpece de la maladie qu'on traite, & la ſeconde, à découvrir l'indication curative ou la méthode la plus propre pour la guérir : mais où trouve-t-on des livres qui indiquent les eſpeces de chaque maladie, & les méthodes convenables pour y remédier? Si l'on en croit les

Auteurs, l'uſage de la Théorie eſt de diriger les pas du Médecin dans les cas infinis & variés que fournit la pratique, & de ſuppléer au défaut des obſervations, de maniere qu'un jeune Médecin qui la poſſede, puiſſe, en ſuivant le ſyſtême qu'il a adopté, non-ſeulement diſtinguer les différentes eſpeces de maladies qu'il rencontre, mais encore les guérir, à l'aide des indications que la Théorie lui fournit. Cette opinion a ſi fort prévalu, qu'il n'y a point d'apprenti, qui, au ſortir des Ecoles, & après s'être muni d'un petit nombre de noms, de diſtinctions & d'hypotheſes, ne mépriſe preſque tous les Auteurs, ſans en excepter Hippocrate & Galien, & qui n'attaque avec audace cette foule de maladies qui affligent l'humanité, dans l'eſpoir de les vaincre avec le ſeul ſecours de ſa théorie; mais il n'eſt pas long-temps à reconnoître ſa témérité: effrayé du nombre des ennemis qui l'aſſaillent, rebuté par les difficultés qu'il rencontre, peu s'en faut qu'il ne prenne la fuite. La honte le retient; incapable de recourir à ſes maîtres, le déſeſpoir ranime ſon audace, ſur-tout s'il s'apperçoit que certains Médecins aussi ignorans qua lui, ont acquis du bien & de la réputation par leur charlatanerie, ce qui malheureusement n'arrive que trop souvent. Séduit par leur exemple, notre apprenti prend la même route, il compose son visage & ses gestes, il affecte un air grave & sérieux, & couvrant son ignorance & ses doutes sous un dehors imposant, il débite d'un ton de maître des phrases triviales ; & après en avoir long-temps imposé à autrui, il s'en impose enfin à lui-même, il en vient au point de se méconnoître, & de se regarder comme un personnage important.

3. Un Médecin qui ne fonde point sa fortune sur l'ignorance du vulgaire, & qui veut se rendre habile dans son Art par des voies honnêtes, n'adopte point indistinctement les théories qui ont cours dans la pratique de la Médecine, ni les rejette pas non plus sans examen, à l'exemple des Empyriques. Rejetez avec soin toute théorie, dont les principes précaires sont plutôt fondés sur le caprice que sur une expérience réitérée, & qui est appuyée sur des possibilités, plutôt que sur des faits & des expériences incontestables. N'é-

tabliſſez jamais pour principes de votre Art des choſes dont on n'eſt point aſſuré, & ſur leſquelles vous ne voudriez point fonder votre fortune; la vie des hommes pourroit-elle vous être moins chere que l'argent? Ne nous donnez jamais pour certain tout ce qui peut être conteſté dans la rigueur mathématique, & par un eſprit libre de préjugés, ou du moins, comme dit *Pitcarn*, tout ce qui n'atteint pas au degré de certitude que nous acquérons par le témoignage de nos ſens.

4. Mais qu'il s'en faut beaucoup que la Médecine ſoit fondée ſur de pareils principes! Vous convenez vous-mêmes qu'avant qu'on eût découvert la circulation du ſang, elle étoit fauſſe & remplie d'erreurs. O vous Syſtématiques, vous Partiſans de la ſecte mécanique! qui tenez aujourd'hui le premier rang, vous prétendez qu'avant notre ſiecle la Médecine étoit remplie d'erreurs, & obſcurcie par la fumée des fourneaux des Chimiſtes. Voyons donc ſi cette théorie à laquelle vous donnez le beau nom de Mécanique, approche plus de la vérité, & eſt aſſez ſure pour initier en moins de temps les Commençans à

la pratique, & leur tenir lieu des instructions qu'on acquiert par l'usage & par l'expérience? Concluons donc que les théories que les anciens ont suivies ne sont d'aucune utilité dans la pratique, à cause des erreurs & des faussetés dont elles sont remplies, & que ceux qui les ont adoptées, & qui ont prétendu avoir porté la Médecine à son comble, ainsi que s'en vantent les Méchaniciens modernes, ont été jusqu'ici dans l'erreur.

5. Je conviens cependant avec les modernes, que la pratique a été portée un peu plus loin dans notre temps que dans celui des anciens; mais on auroit tort de croire que notre théorie est meilleure que la leur, & nous ne sommes redevables de cet avantage qu'au temps & aux expériences que les Praticiens ont eu occasion de faire pendant cette longue suite de siecles qui nous ont précédés. En effet, les principes auquel on donne le beau nom de Mécaniques, sont si opposés à ceux de la Mécanique, & si remplis d'erreurs, qu'on auroit tort de les préférer à ceux des anciens Galénistes, & sur-tout à ceux de Balloni, de Duret

& de Riviere. C'eſt une opinion généralement reçue chez tous les modernes, que le cœur, ſemblable à un mobile perpétuel, ſe meut de lui-même ſans le ſecours d'aucun moteur, & que ſon mouvement ne ſauroit être ralenti par la viſcoſité des fluides, ni par le frottement des vaiſſeaux; qu'il n'y a aucun équilibre outre les corps élaſtiques & les obſtacles qui leur réſiſtent, & que plus la diſtention de ces corps eſt grande, & plus ils ont de facilité à ſe remettre dans leur premier état; que les fluides ont dans des conduits étroits une plus grande vîteſſe, non point reſpective, mais abſolue, quoique la force motrice demeure la même; ils veulent enfin que l'économie animale ſoit abſolument gouvernée par certaines lois imaginaires de ſympathie & d'irritation, ou, ce qui revient au même, par une certaine fatalité aveugle, & ils donnent à cette Théorie le nom de Mécanique, quoiqu'elle ſoit entiérement contraire aux principes de cette Science, les plus inconteſtablement reçus.

6. Il n'eſt donc pas étonnant que les modernes, quoiqu'attachés à la même

ſecte, ne ſoient pas plus d'accord entr'eux qu'avec les vrais Géometres, & qu'il ayent des opinions différentes ſur la même maladie, non-ſeulement dans différens pays, mais encore dans la même Ecole. La fievre nous en fournira un exemple, vu qu'elle compoſe une claſſe de maladies à part. L'un l'attribue à l'irritation & au picotement du cœur; un ſecond, à la preſſion & à la diſtention qu'éprouve ce viſcere de la part du ſang; un troiſieme, à l'obſtruction des extrémités des vaiſſeaux ſanguins; un quatrieme, à celle des arteres lymphatiques; un cinquieme, à la compreſſion des groſſes veines; un ſixieme, à la mauvaiſe qualité du ſuc nerveux; un ſeptieme enfin, à la tenſion & à l'ébranlement du ſyſtême nerveux &c. Quelle eſt celle de ces théories qui, fondée ſur des principes inconteſtables d'Anatomie & d'Hydraulique, rende raiſon de tous les phénomenes, & puiſſe ſervir de baſe ſure à la pratique? Toutes ont un cours depuis environ dix ans; il n'y en a pas une qui n'ait été combattue par des Géometres; pas une, dont l'expérience, qui eſt la mere des Sciences, ait montré l'utilité & la néceſſité dans la pratique. Il y a plus; on voit des Médecins dont les ſentimens ſont différens ſur la théorie de la fievre, & qui emploient cependant les mêmes remedes contre cette maladie. Un Médecin aime-t-il le ſang, il s'efforce de guérir la fievre par pluſieurs ſaignées réitérées. Un autre, pour me ſervir de l'expreſſion de *Gédéon Harvey*, eſt-il Stercoraire, il a recours aux cathartiques & aux lavemens, quoique ni l'un ni l'autre ne l'attribuent ni à la pléthore, ni à la cacochylie, mais à l'obſtruction des vaiſſeaux capillaires. J'ai connu il y a quelque temps un célebre Praticien appellé *Verny*, qui vient de mourir, lequel attribuoit toutes les maladies tant les aiguës que les chroniques au trop grand épaiſſiſſement du chyle, & qui cependant employoit pour les guérir la même méthode que ceux qui les attribuent à d'autres cauſes, par exemple, que Mrs. *Wieuſſens* & *Chirac*, qui les attribuoient à la fermentation, & M. *Deidier*, qui leur aſſignoit pour cauſe un vice dans la circulation.

7. On voit donc qu'il n'y a juſqu'ici aucune connexion entre la théorie &

la pratique. On acquiert celle-ci par tradition, & il n'y a aucun Médecin, quelque assuré qu'il soit de ses principes théoriques, qui ose s'y fier lorsqu'il est question de la vie des hommes, en quoi certes ils ont raison, car nous avons très-peu de principes auxquels on puisse se fier dans une matiere aussi grave & aussi importante. D'où vient donc que la Médecine, qui est le plus noble & le plus ancien de tous les Arts, a fait jusqu'aujourd'hui si peu de progrès, que sa théorie ne peut initier les Candidats à la pratique, ne leur fournissant que très-peu de principes certains & incontestables? C'est là une preuve des difficultés de l'Art & de la négligence impardonnable de ceux qui l'exercent. Il y en a peu qui s'attachent à devenir savans, & qui emploient la méthode qu'il faut pour l'être. (*)

(*) A moins, dit Galien, qu'il n'arrive quelque révolution étrange dans les affaires humaines, c'en est fait des bonnes études, tant il y regne de désordre & de confusion. On s'attache bien moins à découvrir la vérité, qu'à acquérir la réputation de Savans. La plupart méprisent l'étude de la Logique & des Mathématiques; les uns n'apportent pour tout mérite dans la dispute qu'un air grave & imposant; les autres n'aiment que les contes & les fables; les autres éludent les raisons qu'on leur oppose, ou

Comme le peuple groſſier & ignorant s'arroge le droit de juger les Médecins, il arrive que ceux qui n'ont que le gain & leur réputation en vue, s'efforcent de lui plaire ; mais comme il n'aime ni l'étude de la vérité, ni la vérité même, le Médecin évite cette voie comme dangereuſe, ou du moins ſuperflue, perſuadé que le plus court moyen de ſe faire un nom eſt d'acquieſcer aux préjugés des femmelettes & des Apothicaires.

8. On ne doit admettre d'autres principes dans la Médecine que ceux dont la certitude eſt égale à celle que nous acquérons par le témoignage des ſens. Or ces principes ne ſont autres que les expériences & les ſyllogiſmes déduits les uns des autres, ſelon la méthode des Géometres.

9. On dit que nous expérimentons une choſe, loſqu'étant attentifs à nos ſenſations, nous appercevons l'impreſſion qu'elle fait ſur nous. Si nous obſervons les faits ſpontanés qui arrivent

les tournent en plaiſanterie. Si quelqu'un aſſiſte à nos leçons & à nos démonſtrations, ou il n'y entend rien du tout ; ou ſuppoſé qu'il les entende, & qu'elles heurtent ſes principes, il ſe fâche & accable les Dialecticiens des plus affreuſes imprécations. *Galen. Meth. Med. Lib. 2.*

dans l'Univers par l'entremiſe de la vue, du toucher, de l'ouie, &c. cette obſervation ſe nomme *Expérience*. Si ces faits ſpontanés dépendent abſolument de notre entremiſe, ſi nous y contribuons, & qu'ils ne puiſſent point arriver ſans nous, cette obſervation s'appelle un *Eſſai* ou une *Epreuve*. On nomme *Phénomenes* tous les faits qui tombent ſous la connoiſſance des ſens, ſoit qu'ils arrivent d'eux-mêmes, ou que l'art y ait part. On voit donc que l'expérience n'eſt autre choſe que la connoiſſance des phénomenes que nos ſens apperçoivent, ou, ce qui revient au même, une obſervation attentive de ce que nous voyons. On l'appelle *Conſtante*, lorſque nous connoiſſons un phénomene avec toutes les circonſtances qui en ſont une ſuite néceſſaire, & *Contingente*, lorſqu'on n'apperçoit d'autres circonſtances que celles qui l'accompagnent fortuitement; & *Fauſſe*, lorſque l'on fait entrer dans l'expérience des circonſtances que nos ſens n'ont point apperçues, ou ne peuvent appercevoir, ou qu'on en omet quelques-unes qui en ſont une ſuite néceſſaire. Les erreurs que l'on peut commettre lorſqu'il s'agit de conſtater une expérience, ſe réduiſent aux ſuivantes. La premiere eſt lorſqu'on rapporte des circonſtances qui ne contribuent en rien à l'exiſtence du phénomene, & qui entant que telles, ſont abſolument inutiles. La ſeconde, lorſqu'on en oublie quelques-unes qui en ſont une ſuite néceſſaire. La troiſieme, lorſqu'on ne détermine point le nombre des circonſtances qui ſervent à en donner la connoiſſance complette.

10. C'eſt une erreur très-ordinaire aux hommes de confondre leur jugement avec l'expérience ; & cette erreur a lieu toutes les fois qu'on décrit un phénomene, de maniere que telle ou telle choſe y eſt repréſentée comme la cauſe ou l'effet, ou même comme le principe d'un autre. Nos ſens ſeuls ne ſauroient appercevoir la connexion qu'il y a entre une cauſe & l'effet qu'elle produit, je veux dire, qu'ils ne peuvent appercevoir une cauſe entant que telle. Ceux qui veulent s'inſtruire des autres conditions requiſes dans une expérience, n'ont qu'à voir la Theſe de Muſchenbroek & la Préface d'Hamberger ſur la Phyſique. Si l'on emploie les ſyllogiſ-

mes pour démontrer une proposition par le moyen de quelques autres que l'on connoît déjà, cela s'appelle une *Preuve* & une *Démonstration*, lorsqu'on ne se sert pour prémisses que de *Définitions*, d'*Expériences incontestables*, d'*Axiomes* & de *Propositions* déjà démontrées.

11. La *Définition* est une énumération des signes intrinseques qui servent à nous faire connoître une chose, & à la distinguer des autres. Si après avoir observé attentivement une maladie, nous faisons l'énumération des signes intrinseques qui lui sont propres & qui la font distinguer de celles qui lui ressemblent; nous avons la définition de cette maladie.

L'*Axiome* est une proposition théorique qui n'a pas besoin de démonstration, & qu'il suffit d'énoncer pour en faire connoître la vérité. Telles sont les propositions dans lesquelles on n'attribue au sujet que ce qui est énoncé dans sa définition; par exemple, *le tout est plus grand que sa partie.* Tout ce qu'on peut affirmer d'un genre, peut également s'affirmer de tout ce qu'il comprend, & c'est sur cet Axiome

qu'est

qu'eſt fondée la doctrine des ſyllogiſmes.

12. Enfin, la Médecine doit emprunter de la Philoſophie, de la Méchanique, de la Géométrie & des autres Sciences générales, non-ſeulement les termes, mais encore les principes; c'eſt d'elles que les Médecins empruntent les propoſitions démontrées, & ils ne ſont pas obligés de les démontrer eux-mêmes.

13. Tant que les Médecins négligeront la méthode démonſtrative, on n'aura aucun principe ſur lequel on puiſſe faire fond dans la pratique, & qui ait la certitude qu'elle exige; la théorie de cet Art ſera toujours incertaine, & chacun fera valoir ſon opinion à proportion de l'eſprit & du crédit qu'il aura.

14. La cauſe des erreurs & des bévues que commettent les Médecins, n'eſt autre, ſelon moi, que le mépris qu'ils ont pour les obſervations évidentes & les phénomenes connus, qui avec le ſecours de la Logique, pourroient leur fournir des corollaires auſſi certains qu'utiles. Ils aſpirent ſans ceſſe aux choſes cachées & qui paſſent leur

intelligence, & moins elles ſont à portée de leur eſprit, plus ils s'opiniâtrent à les atteindre par la force de leur imagination, & à les exprimer par des paroles. Ce n'eſt que par une obſervation conſtante & aſſidue qu'on découvre les phénomenes de telle ou telle maladie; ces phénomenes ſont évidens, il ne faut aucun effort d'eſprit pour les appercevoir, & c'eſt cette facilité même qu'on a de s'en inſtruire, qui fait mépriſer l'hiſtoire exacte des maladies; on ne la donne qu'en paſſant & à la hâte, quoique ce ſoit le ſeul moyen de déduire une bonne théorie fondée ſur la vérité; de même que c'eſt de l'obſervation exacte des phénomenes céleſtes, que les Aſtronomes ont tiré leurs meilleurs ſyſtêmes. S'agit-il de diſcourir de cauſes cachées & qui paſſent notre intelligence, on trouve auſſi-tôt des milliers d'Œdipes, qui s'appuyant ſur des principes puiſés dans leur imagination, & non dans la nature des choſes, inventent quantité d'hypotheſes ingénieuſes, qu'ils ne ſauroient prouver ſi on les leur nie, & que pluſieurs cependant regardent comme des regles infaillibles dans la pratique. Par exemple, *Willis* voulant expliquer d'où vient que l'Apoplexie affecte les ſens & les mouvemens volontaires, tandis que les mouvemens vitaux conſervent leur vigueur & augmentent, a imaginé des nerfs deſtinés aux mouvemens volontaires dont il met l'origine dans le cerveau, & d'autres deſtinés aux mouvemens vitaux, dont l'origine ſelon lui, eſt dans le cervelet. Il prétend que l'Apoplexie n'affecte que le cerveau, & n'agit point ſur le cervelet, où elle ne cauſe ni engorgement ni oppreſſion. Pour mieux établir ſon ſentiment, il a avancé que le cervelet eſt plus ſolide que le cerveau, & ſi néceſſaire à la vie, qu'il ſuffit de l'enlever ou de le comprimer pour faire mourir un animal dans la minute. Tout ce qu'il avance eſt ou gratuit, ou entiérement faux, ainſi que je m'en ſuis convaincu par l'expérience, & que s'en convaincront tous ceux qui voudront l'éprouver. Mais peu de gens veulent ſe donner cette peine; & la raiſon en eſt qu'il eſt plus aiſé d'inventer tranquillement dans un cabinet, que de ſe tranſporter dans un amphithéâtre pour y faire des expériences avec le ſoin

& l'exactitude qu'elles requierent. J'ai toujours été surpris de voir que les maladies dont la cause nous est la plus cachée, & que les plus fameux Médecins ont le plus de peine à guérir, telles que l'Epilepsie, l'Ephialte, la Passion Hystérique, l'Apoplexie, &c. sont celles pour lesquelles les ignorans ont un plus grand nombre de spécifiques, & à la théorie desquelles les jeunes Médecins s'attachent le plus, & dont ils expliquent le plus aisément la cause; aussi remarque-t-on que la plupart ignorent les premiers élémens de la Mécanique & de l'Anatomie.

15. On en voit qui osent expliquer & développer d'un ton de maître la machine du corps humain, laquelle est si compliquée, & qui cependant ignorent la théorie des machines les plus simples, telles que le levier, la balance. Ils portent l'audace jusqu'à mépriser ces sciences; ils regardent les Mathématiques, qui servent de fondement à la Physique & à la Philosophie, comme une science vaine, propre à induire en erreur les Médecins; ils leur en défendent l'étude, & la bannissent des Ecoles comme indigne d'y avoir entrée.

Il n'eſt point de témérité plus puniſſable, diſoit autrefois Sanctorius, que de ſe refuſer à l'expérience lorſqu'on n'en a aucune : on peut en dire autant de ceux qui mépriſent les Mathématiques qu'ils ignorent, à moins qu'ils ne veuillent imiter le renard, qui ayant laiſſé ſa queue dans un piege, conſeilloit à ſes camarades de ſe défaire de la leur comme d'un fardeau inutile & incommode, & qui, comme dit Bernoulli, ſe vit accablé de huées. J'attribue encore les erreurs que l'on commet dans la Médecine, à l'ignorance des Mathématiques, ou plutôt de la méthode que ſuivent les Géometres. Il eſt vrai qu'il y a pluſieurs parties dans cette Science, telles que l'Aſtronomie, la Gnomonique, la Trigonométrie, &c. dont un Médecin & un Phyſicien peuvent ſe paſſer; cependant j'oſe dire que celui qui n'étudiera point dans l'Hydraulique les propriétés générales des fluides, la façon d'apprécier leur vîteſſe & leur force, ou qui ne puiſera point dans la Géométrie & dans la Mécanique la connoiſſance de la capacité des vaiſſeaux, de leurs diametres & de leurs ſurfaces, ainsi que la connoissance de la dureté des solides, du mouvement & du ton des fibres; celui-là, dis-je, ne parviendra jamais à connoître parfaitement l'économie animale. Personne n'acquerra la théorie de l'ouie & de la vue, s'il n'étudie l'Acoustique & l'Optique; en un mot, personne ne comprendra les expériences qu'on a faites, ne sera en état d'en faire de nouvelles, d'en tirer des conséquences, de raisonner avec certitude tant en Physique qu'en Médecine, s'il ignore la Géométrie, qui, comme M. Wolf l'a fort bien démontré, est la meilleure de toutes les Logiques. Quiconque ignore la Géométrie & l'Arithmétique, peut se dispenser de lire les excellens morceaux contenus dans les Mémoires des Académies, & dans les Ecrits des plus fameux Médecins de notre siecle, il n'y entendra rien.

16. On ne doit point conclure de ce que je viens de dire, qu'un Médecin ne puisse devenir habile dans son Art, ni l'exercer avec succès, s'il ignore les Mathématiques, ni qu'il lui suffise de les posséder, pour exceller en peu de temps dans sa profession; il faudroit être insensé

pour avoir une pareille idée. Je ſuis cependant perſuadé qu'on ne peut établir aucune théorie certaine de l'économie animale, ſans la connoiſſance de la Phyſique & des Mathématiques, & qu'un homme qui joindra à la connoiſſance de ces Sciences celle de l'Anatomie & de la matiere Médicale, ſera infiniment plus en état qu'un autre de pratiquer la Médecine avec ſuccès. En un mot, je ſoutiens qu'il n'y a que l'étude de l'Anatomie, de la Phyſique expérimentale & des Mathématiques, qui puiſſe fournir une théorie aſſurée; & comme la plupart des Médecins ignorent ces Sciences, il n'eſt pas étonnant que l'Æthiologie fourmille d'erreurs : or une Æthiologie erronée n'eſt pas plus utile à un Médecin, que la Muſique à un Architecte; elle ne ſauroit le diriger dans la pratique, ni ſuppléer à l'étude des ſymptomes, à l'obſervation & à l'expérience, quoique la plupart des Médecins prétendent le contraire.

17. Tout le monde convient que la Médecine eſt encore aujourd'hui une ſcience conjecturale, d'où il ſuit qu'on ne peut la poſſéder qu'on ne ſe ſoit

rendu habile dans l'art des conjectures. Or, qui est-ce qui a jamais enseigné cet art, si ce n'est les Mathématiciens, savoir, *Hughens*, *Bernoulli*, *Montmort* & *s'Gravesande* ? Quiconque ignore les Mathématiques, ne raisonnera jamais pertinemment sur les conjectures qui nous servent si souvent de guides dans la pratique de la Médecine.

18. Je ne puis finir cet article sans insister sur un autre défaut qui regne dans la théorie de la Médecine. On est aujourd'hui dans l'usage de traiter les choses d'une façon vague & générale, de ne point distinguer les circonstances & les causes qui entrent dans l'exposition d'un phénomene, & de ne point déterminer au juste les quantités. C'est cependant de cette exactitude que dépend la connoissance de la vérité. Dans la Géométrie, un signe omis, une petite quantité négligée, rendent la solution d'un problême tout-à-fait fausse ou contradictoire, & positif ce qui étoit négatif, ou au contraire. Or, combien d'erreurs ne doit-on pas commettre dans les calculs de Médecine, lorsque sans méthode, & sur des principes le plus souvent ima-

ginaires, on entreprend de débrouiller les difficultés qu'on rencontre sur sa route ! Si quelqu'un examinant la lymphe qui est dans une palette, & la voyant séparée du sang qu'on a tiré à un homme attaqué d'une pleurésie, veut prouver qu'elle a été figée par la chaleur inflammatoire, il soutient que le sang est extrêmement échauffé; il exagere le frottement des solides & des fluides dans les fievres aiguës, & n'est point surpris qu'il arrive à la lymphe qui est dans le corps, la même chose que dans l'eau bouillante. Cependant si l'on s'en rapporte aux expériences, il n'est pas difficile de réfuter cette erreur; car il faut pour coaguler la lymphe une chaleur de cinquante-six degrés, au lieu que celle du sang dans un homme vivant, n'excede pas le trente-troisieme degré du thermometre de M. de Réaumur. Quelques-uns prétendent que la pression de l'air sur deux cylindres plans de marbre de vingt-six lignes de diametre, entre lesquels on a versé du suif fondu, & qu'on a ensuite exposés à la gelée, suffit pour les unir au point qu'il faut une force de 600 livres pour les séparer; d'où ils concluent que la pression de l'air est immense, & que c'est à elle seule qu'on doit attribuer l'adhérence des corps. Ceux qui raisonnent ainsi confondent leur jugement avec l'expérience, & ils éviteroient cette erreur, s'ils vouloient observer que la pression de l'air n'excede point la pesanteur d'une colonne de mercure de même base, & dont la hauteur est de vingt-huit pouces, & que ce poids, sur une base de vingt-six lignes de diametre, ne passe pas 58 livres, ou la dixieme partie des 600 livres; & ils en concluroient que la pression de l'air est dix fois plus petite qu'il ne faut pour pouvoir unir ainsi ces deux pieces de marbre.

19. Les Médecins théoriciens qui ne prennent point l'expérience pour guide, & qui ne jugent des faits que par les hypotheses qu'ils ont adoptées, déduisent tous les effets qu'ils observent de la possibilité qu'ils ont supposée, ou de pareils autres principes vagues & indéterminés; mais ils pourroient également, s'ils le vouloient, en tirer une conséquence contraire: *cela doit être, donc cela est*, est leur argument

ordinaire; mais cet argument eſt très-faux en Phyſique, & à peine admet-elle le contraire : *cela eſt, donc cela doit être*; d'où je conclus que les conſéquences qu'on tire des faits, & que l'on confirme par de nouvelles expériences, peuvent ſeules produire quelque certitude phyſique.

20. Il eſt fâcheux que la Médecine ait emprunté ſi tard le ſecours des Mathématiques, par l'entremiſe d'*Alphonſe Borelli*. Il y a lieu de croire que la poſtérité jouira des travaux de *Bellini*, de *Jurin*, de *Bernoulli*, de *Michelot*, d'*Hamberger*, s'il ſe trouve beaucoup d'hommes pareils à *Hales*; mais en attendant, je ne conſeille à aucun homme ſage de prendre pour guide une théorie auſſi foible & auſſi hypothétique que celle qui a cours dans notre ſiecle. Il y a environ cent ans qu'on a découvert la circulation du ſang, mais on n'en connoît pas encore toutes les lois. Il n'y a pas long-temps que *Jacques Keill* a prouvé qu'elle eſt infiniment plus lente dans les petits vaiſſeaux que dans l'aorte, mais on ne connoît point encore parfaitement ſa vîteſſe abſolue. Nous apprenons de l'hydraulique quelle

eſt la preſſion du ſang en repos dans les vaiſſeaux ; mais ce n'eſt que depuis peu que *M. Bernoulli* nous a inſtruits dans ſon *Hydrodynamique* de la preſſion qu'il exerce contre ces mêmes vaiſſeaux dans ſon mouvement progreſſif. *Hamberger* vient de nous faire connoître les effets de ſon adhérence & de ſa viſcoſité, mais il reſte encore à ſavoir juſqu'à quel point ſon mouvement eſt retardé par cette viſcoſité & par ſon frottement contre les petits vaiſſeaux. Il s'enſuit donc qu'on ne connoît point encore parfaitement la circulation du ſang, & que par conſéquent notre théorie eſt encore obſcure & incertaine.

21. Que fera donc un Médecin parmi cette foule de difficultés qu'il rencontre dans la pratique ? De quelle bouſſole ſe ſervira-t-il pour ſe conduire parmi les ténebres que cauſent les orages des maladies ? Qui eſt-ce qui ſuppléera à cette longue expérience qui ne s'acquiert qu'aux dépens de la vie de pluſieurs milliers d'hommes ? Ne conſultons point là-deſſus indiſtinctement tous les Médecins. Les uns ſe vantent d'avoir atteint le but par la force de

leur esprit & par leur application; d'autres attribuent leurs succès dans la pratique à leurs secrets, d'autres aux hypothèses qu'ils ont adoptées, & il y en a peu, si l'on en excepte ceux qui ont vieilli dans le métier, & qui se sont fait une grande réputation, qui osent avouer qu'ils n'en sont redevables qu'à la perte réitérée de leur honneur, à des expériences funestes, & à une observation assidue des maladies. Consultons plutôt ce Maître ingénu de notre Art, cet heureux Praticien, *Thomas Sydenham*, la lumiere de l'Angleterre, l'Apollon de la Médecine, qu'on n'oseroit nommer, comme dit *Boerhaave*, sans lui donner les plus grands éloges, encore n'égaleront-ils jamais ce que méritent les services signalés qu'il a rendus à cette Profession qu'il exerça avec tant de dignité.

22. » Je suis convaincu, dit l'*Hippocrate d'Angleterre*, que le plus court » moyen de perfectionner notre Art, » est de donner 1°. une histoire ou une » description des maladies, aussi bien » faite & aussi naturelle qu'il est possible; 2°. d'établir une pratique ou » une méthode de les guérir, fixe & » confirmée par l'expérience.

23. Quant à l'Histoire des maladies, il convient 1°. « de les ranger sous » des especes certaines & définies, » avec le même soin & la même exac- » titude que le pratiquent les Bota- » nistes ; car on trouve certaines ma- » ladies qui étant rangées sous un » même genre & sous un même nom, » & qui se ressemblant par quelques » symptomes, different néanmoins » par leur essence, & demandent une » méthode curative différente. Per- » sonne n'ignore que le nom de *Char-* » *don* est un nom générique qui con- » vient à plusieurs especes de plantes ; » mais un Botaniste pécheroit contre » l'exactitude, si en donnant la des- » cription générale de cette plante, » il se bornoit à indiquer les signes » généraux qui la distinguent des au- » tres genres de plantes, & s'il négli- » geoit de spécifier les signes & les » caracteres particuliers qui distinguent » les différentes especes de chardon » les unes des autres.

» De même, il ne suffit pas d'ob- » server les symptomes généraux d'une » maladie qui comprend sous elles plu- » sieurs especes. Il est vrai qu'on ne » remarque pas la même variété dans

» toutes les maladies ; mais il y en a » plusieurs que les Auteurs rangent » sous la même classe, sans distinguer » leurs especes, qui different essen» tiellement entr'elles, ainsi qu'on le » verra dans la suite. Il y a plus : dans » les cas mêmes où l'on range les ma» ladies selon leurs especes, c'est tou» jours relativement à une hypothese » qu'on substitue à la vérité des phé» nomenes, de sorte que cette dis» tinction est bien moins fondée sur » le vrai caractere de la maladie, que » sur l'hypothese que l'Auteur a adop» tée. » Par exemple, les Galénistes, préoccupés de leurs quatre humeurs, ont divisé les maladies en sanguines, bilieuses, pituiteuses & mélancoliques ; mais cette distinction est bien moins fondée sur des signes évidens de la surabondance de ces humeurs, que sur l'existence imaginaire d'une matiere morbifique. Paracelse a de même distingué les maladies en salines, terrestres & mercurielles ; d'autres, en acides & en alkalines, par une suite de la théorie qu'ils avoient adoptée, d'où il est arrivé que l'Histoire des maladies est devenue une forêt immense, dont les arbres ont donné jusqu'ici très-peu de fruits.

24. » Il faut en second lieu que celui » qui écrit l'Histoire des maladies, re- » nonce pour quelque temps à l'hypo- » these philosophique dont il est pré- » occupé, & qu'ensuite il observe » avec attention les phénomenes clairs » & naturels des maladies, quelque » peu intéressans qu'ils lui paroissent. » Il doit en cela imiter les Peintres, » qui, lorsqu'ils font un portrait, ont » soin de marquer jusqu'aux signes & » aux plus petites taches naturelles » qui se rencontrent sur le visage de » la personne qu'ils peignent. On ne » sauroit croire à combien d'erreurs » ces hypotheses philosophiques ont » donné lieu. Les Auteurs qui en sont » imbus, trompés par les fausses cou- » leurs qu'elles répandent sur les ob- » jets, apperçoivent dans les maladies » des phénomenes qui n'existent que » dans leur cerveau, & qu'ils eussent » réellement apperçus, si l'hypothese » qu'ils ont adoptée eût été véritable. » Si la maladie présente réellement » quelque symptome qui quadre avec » leur hypothese, ils l'enflent au-delà

» de toute expreſſion, & trasforment » comme l'on dit, le rat en éléphant, » comme ſi c'étoit le principal nœud » de l'affaire. Si le phénomene ne s'ac- » corde point avec leur hypotheſe, » ou ils le paſſent ſous ſilence, ou ils » n'en diſent qu'un mot, à moins qu'à » l'aide de quelque ſubtilité philoſo- » phique, ils ne trouvent moyen de » les concilier.

25. » Il faut en troiſieme lieu que » celui qui décrit une maladie ait ſoin » de diſtinguer les ſymptomes qui l'ac- » compagnent néceſſairement & qui » lui ſont propres, de ceux qui ne ſont » qu'accidentels & fortuits, tels que » ceux qui dépendent du tempérament » & de l'âge du malade, & de la mé- » thode curative qu'on emploie; car » il arrive ſouvent que la maladie varie » ſelon la méthode dont on ſe ſert, & » que les ſymptomes ſont bien moins » leffet du mal que celui de la con- » duite que tient le Médecin. Pour » ce qui eſt des circonſtances déta- » chées, on doit les omettre. En décri- » vant les caracteres de la ſauge, un » Botaniſte ne s'aviſe pas de parler » de la morſure des chenilles. On ne

» ſauroit croire, dit *Sydenham*, de
» quelle utilité ſeroit une pareille Hiſ-
» toire ; elle l'emporteroit de beau-
» coup ſur ces bagatelles & ſur ces
» recherches ſubtiles dont nos livres
» modernes ſont remplis.

26. Ce ſont là les trois regles que la ſageſſe elle-même dicte à quiconque écrit ſur les maladies. Elles ſe réduiſent à diſtinguer d'une maniere purement hiſtorique leurs eſpeces & leurs genres, à bannir de l'Hiſtoire qu'on en donne toute hypotheſe philoſophique, & à tirer leurs caracteres des ſymptomes qu'elles préſentent conſtamment. Il faut bien ſe garder de confondre les faits purement hiſtoriques, avec les opinions philoſophiques, autrement il n'y a plus à compter ſur l'expérience (10); ni établir la théorie philoſophique pour baſe de l'hiſtoire, car un pareil fondement eſt ruineux, ainſi qu'on ne l'éprouve que trop (6-20). Et comme dans la recherche de la vérité, il faut toujours partir des choſes certaines pour parvenir à la connoiſſance de celles qu'on ignore, il s'enſuit que l'Hiſtoire doit ſervir de baſe à la théorie, & jamais

celle-ci à l'Hiſtoire. La troiſieme regle eſt fondée ſur ce principe, que les ſymptomes étant plus aiſés à connoître que les cauſes, vu qu'ils frappent les ſens, ils ſont infiniment plus propres, ſur-tout s'ils ſont conſtans, à nous faire connoître le vrai caractere des maladies, & à nous les faire diſtinguer.

27. Nous n'avons que trois voies pour nous inſtruire & pour étendre nos connoiſſances; ſavoir, l'Hiſtoire, la Philoſophie & les Mathématiques. L'Hiſtoire eſt la connoiſſance des faits: Par exemple, elle nous apprend que la Pleuréſie eſt accompagnée de la fievre, de la difficulté de reſpirer, de la toux & de douleurs de poitrine. La Philoſophie eſt la connoiſſance des cauſes & des principes; ainſi celui-là a une connoiſſance philoſophique de la Pleuréſie, qui connoît les cauſes & les principes des quatre ſymptômes qui l'accompagnent; qui ſait, par exemple, qu'ils proviennent de l'inflammation de la pleure ou des poumons. La connoiſſance mathématique conſiſte à connoître les quantités & à ſavoir les meſurer; par exemple, à déterminer

la force & la vîtesse du pouls, le degré de la chaleur, l'intensité de la douleur, la violence de la toux, & de tels autres symptomes.

28. La connoissance Historique est très-simple & très-aisée à acquérir, & elle doit précéder toutes les autres. La connoissance Philosophique des maladies est extrêmement curieuse, & distingue le dogmatique de l'empyrique. Enfin la connoissance Mathématique est la plus certaine & la plus utile dans la pratique ; mais comme elle est moins cultivée, il est rare qu'on puisse y parvenir.

29. Tous ceux qui sont versés dans les Mathématiques & dans l'étude de la Médecine, savent que la connoissance que nous avons des choses se réduit à celle des rapports qu'elles ont entr'elles, des lois & des propriétés des forces qui produisent en elles les changemens qu'on y remarque. Je ne parle ici que des choses corporelles. « Or, on connoît ces forces & ces lois » du mouvement par les actions qu'el» les exercent mutuellement les unes » sur les autres, & ce sont ces actions » & les effets qui en résultent, qui

» nous conduisent à la connoissance » des lois qu'elles observent. A l'é» gard de la cause physique, que les » Philosophes recherchent avec tant » de soin, & qu'ils regardent comme » le principe de ces forces, on l'ignore » entiérement. Comme donc on ne » peut la connoître, qu'on ne con» noisse auparavant ses forces & les » lois qu'elles gardent entr'elles, il s'en» suit que si ces forces sont inconnues, » la cause physique l'est de même, & » que la connoissance de celle-ci seroit » inutile à ceux qui connoîtroient ces » forces. Les Médecins doivent donc » se borner à connoître les forces » des médicamens & des maladies au » moyen de leurs opérations ; ils doi» vent les observer avec soin, & s'é» tudier à en connoître les lois, & ne » point se fatiguer à la recherche des » causes physiques, qu'on ne peut » connoître qu'on ne soit instruit des » lois que ces forces suivent, & dont » la connoissance est inutile au Méde» cin, lorsqu'il est une fois instruit » de ces lois. *Pitcairn*. Préf. pag. x.

30. On connoît le rapport qu'il y a entre la pesanteur spécifique de l'or

& celle de l'eau, mais on ignore encore en quoi consiste la gravité du premier. On est parvenu à connoître les lois & les propriétés de la pesanteur dont les Horlogers & les faiseurs d'instrumens Astronomiques & tant d'autres, font un si grand usage en observant & en calculant les effets qu'elle produit; ce sont-là les seules lois dont la connoissance soit utile: quant à la cause de la gravité, il ne seroit bon de la connoître, qu'autant qu'elle nous conduiroit à la connoissance des lois de la pesanteur, de la vîtesse, & des efforts, & à les déterminer avec précision. Cependant, quoiqu'on ignore cette cause, on n'a pas laissé de découvrir les lois des forces à l'aide des phénomenes, & ces forces étant connues, les Artistes pourront se passer de la connoissance philosophique de la pesanteur. On peut en dire autant de celle des maladies & des remedes que les Médecins s'efforcent d'acquérir, vu qu'il suffit de l'Historique & de la Mathématique qui en est une suite, pour être instruit de tout ce qu'il y a d'utile, de certain & de nécessaire dans la pratique.

FONDEMENS

De la Nosologie Historique.

31. La Nosologie est la science des maladies, ou l'art de démontrer tout ce qui les concerne, soit d'une maniere affirmative ou négative, & elle fait partie de la Pathologie. Pour que la démonstration soit sure, le raisonnement doit être fondé sur des expériences ou des faits historiques indubitables, sur des définitions, sur des axiomes & des propositions démontrées. Elle exige des définitions des maladies, des descriptions historiques, & des principes certains puisés dans l'Anatomie, la Chymie, l'Hydraulique & la Mécanique.

32. Lorsque le nombre des choses qu'on veut connoître est considérable, il est nécessaire de suivre un ordre, tant pour en faciliter l'intelligence, que pour aider la mémoire, observant autant qu'on le peut celui qu'elles gardent entr'elles. L'ordre qu'on suit en traitant d'une Science, se nomme *Méthode*. Or comme il y a un grand nom-

bre de maladies, il convient pour en faciliter la connoiſſance, d'obſerver la meilleure méthode que l'on peut dans l'hiſtoire qu'on en donne.

33. Les mots ſont les ſignes de nos idées; & comme nous ne parlons & nous n'écrivons que pour communiquer nos idées à autrui & lui faire part de ce que nous penſons, & que nous ne pouvons le faire que nous n'ayons auparavant déterminé la valeur de ces ſignes & que nous ne leur en ayons donné connoiſſance, ce qui exige une définition, il s'enſuit que lorſque nous voulons nous faire entendre, nous devons faire enſorte que la valeur des mots ſoit fixe, conſtante & connue, ou ce qui revient au même, ne nous ſervir que de ceux dont la définition eſt connue.

34. La définition des mots & des termes d'un Art ſe nomme *Nomenclature*. Si celle-ci eſt vague & incertaine, elle excitera dans l'eſprit des Lecteurs des idées différentes de celles de l'Auteur, ce qui cauſera une équivoque. Pour l'éviter, il faut donner à chaque choſe différente un nom propre, & qui ne convienne qu'à elle ſeule;

ne

ne point comprendre ſous le même nom des choſes différentes, ni une même choſe ſous différens noms. Lorſqu'on ſuit une route contraire, on a beau parler & écrire, perſonne ne nous entend.

35. La Noſologie hiſtorique a pour fondement la *Méthode* & la *Nomenclature*.

1° *De la Méthode Noſologique.*

36. La méthode Noſologique eſt de deux ſortes; Synoptique & Syſtématique. La Synoptique eſt la diviſion des maladies en deux parties oppoſées, que l'on diviſe de nouveau en deux autres, comme ſi l'on diviſe les maladies en externes & en internes, & chacune d'elles en particulieres & en univerſelles. Les maladies particulieres externes & internes, en maladies de la tête, de la poitrine, du bas ventre & des membres. Cette méthode emploie les livres, les chapitres, les articles & les paragraphes; mais les Naturaliſtes, & ſur-tout les Botaniſtes, ont remarqué depuis long-temps qu'elle eſt moins claire & moins aiſée que la Syſtématique.

37. La méthode Syſtématique joint enſemble les maladies qui ſe reſſemblent, & les ſépare de celles qui ne leur reſſemblent point; elle réduit toutes les maladies particulieres à leurs eſpeces, ces eſpeces à leurs genres, les genres en ordres, & ceux-ci à un petit nombre de claſſes. Ceux qui cultivent l'Hiſtoire Naturelle ont abandonné depuis long-temps la méthode Synoptique, & ont adopté la Syſtématique.

38. J'appelle *Signes*, les qualités intrinſeques des choſes qui ſervent à les faire connoître, & à les diſtinguer les unes des autres. *Wolf. Logic. 79*. La Noſologie a pour but de nous faire connoître les maladies, & de nous les faire diſtinguer: or, comme on ne peut atteindre à ce but qu'en employant des moyens convenables, qui ne ſont autres que les ſignes en queſtion; il s'enſuit qu'un Médecin qui cultive la Noſologie doit principalement s'attacher à connoître les ſignes des maladies. Les Botaniſtes donnent à ces ſignes le nom de *Caracteres*.

39. La *Définition* eſt l'énumération des ſignes néceſſaires & ſuffiſans pour

faire connoître la chose définie, & pour la distinguer des autres. *Wolf. Log.* 153. Elle donne une notion complette & déterminée du terme auquel elle répond. Afin donc d'avoir une idée complette & déterminée d'une maladie, il faut la définir, ou faire l'énumération des signes & des caracteres qui lui sont propres.

40. Pour qu'un signe nous conduise à la connoissance d'une maladie, il faut qu'il soit plus clair & plus évident que ce qu'on cherche; & pour que cette connoissance soit certaine, elle doit être fondée sur des signes certains & indubitables, d'où il suit que les définitions des maladies doivent être tirées de signes certains & évidens.

41. Le *Genre* & la différence spécifique nous fournissent des signes pour connoître la chose définie, & pour la distinguer des autres. *Wolf. Logic.* 183. Il suit de là que le genre & la différence spécifique constituent la définition. Si donc on réduit les maladies à leurs genres & à leurs especes, ces genres & ces especes se trouvent par là même définis, & on en acquiert une connoissance complette & déterminée.

42. La ressemblance des maladies particulieres & individuelles s'appelle *Espece*, la ressemblance des especes constitue le *Genre*, celle des genres l'*Ordre*, & la convenance des ordres la *Classe*.

Si je considere les caracteres qui sont communs à plusieurs plantes particulieres, par exemple, que tous les jasmins ont la fleur faite en forme d'entonnoir, le lymbe partagé en cinq parties, le calice fait en forme de tuyau fendu en cinq, deux étamines, un seul pistile, & la baie à deux noyaux; j'ai l'idée du jasmin en général : que si je remarque dans plusieurs especes particulieres des caracteres qui les distinguent des autres, par exemple, que les unes ont les feuilles opposées faites en forme d'ailes; que dans d'autres, elles sont opposées de trois en trois; j'ai alors l'idée d'une espece déterminée, & je connois sa différence spécifique.

43. On peut de même se former une idée, non-seulement des genres, des ordres & des classes, mais encore de la maladie en général, en observant ce qui est commun à toutes les mala-

dies, en quoi elles different de la ſanté, & en la définiſſant ſelon l'idée que nous nous en ſommes ainſi formée. Mais comme la définition eſt l'énumération des ſignes, qui doivent être plus clairs que la choſe définie, il eſt aiſé de voir que ceux-là ſe trompent qui définiſſent les maladies, leurs genres & leurs eſpeces, non point par des principes certains & évidens, mais par des ſignes inconnus, obſcurs, litigieux & incertains.

44. On doit donc regarder comme fauſſes les définitions des maladies que l'on tire de la *diſpoſition* des parties qui échappent ſouvent aux ſens, laquelle eſt ſouvent hypothétique, ou du moins obſcure; d'un *ſiege* ſouvent ſuppoſé, ou établi gratuitement dans des parties qu'on ne peut appercevoir, ſoit parce qu'elles ſont internes, ſoit parce qu'elles ſont trop petites pour être apperçues; d'une *cauſe*, qui entant que telle, ne peut tomber ſous les ſens; enfin de *principes*, proégumenes ou procathartiques extrinſeques au corps, & qui par conſéquent ne caractériſent point la maladie (38.)

45. On diviſe en particulier les ma-

ladies de plusieurs façons, mais pour l'ordinaire suivant quatre diverses méthodes, savoir, l'*Alphabétique* la *Temporaire*, l'*Anatomique* & l'*Etiologique*; mais aucune de ces méthodes, ne vaut, selon moi, la *Symptomatique*.

46. La méthode *Alphabétique* est celle qui range les maladies qui ont les mêmes noms, relativement à cette ressemblance des noms ou à celle des lettres initiales. C'est celle que suivent *Manget* & *James*, le premier dans sa *Polyalthea*; le second, dans son *Dictionnaire universel de Médecine*.

Mais comme le nom est un signe extrinseque qu'on n'apperçoit point dans les malades, & qui dépend de la volonté des hommes, & que les Commençans ne connoissent pas les noms de toutes les maladies, il s'ensuit qu'ils ne servent de rien pour les connoître. D'ailleurs, en suivant cette méthode, on joint ensemble des maladies qui n'ont rien de semblable, comme l'Apoplexie & l'Alopécie, la Paralysie & la Paronychie; & l'on sépare celles qui ont le même caractere, comme la Pleurésie & l'Hépatite, la Goutte & le Rhumatisme; d'où il suit qu'elle doit être rejetée par tous ceux qui cultivent la Nosologie.

47. La méthode *Temporaire* est celle qui divise les maladies relativement à leur durée, en chroniques & en aiguës, selon qu'elles durent plus ou moins de temps. C'est celle qu'ont suivie *Aretée*, *Cœlius*, *Aurelianus*, & plusieurs autres.

48. Cette méthode peche en ce qu'elle n'établit aucun caractere évident par où l'on puisse distinguer le premier jour une maladie chronique d'une maladie aiguë. Car comme l'une & l'autre ne different que par la quantité du temps, & que cette quantité ne trouble point leur ressemblance, on ne peut connoître par ce principe ni le genre, ni l'espece; en effet deux choses semblables, sans cesser de l'être, peuvent différer quant à la quantité, de sorte qu'une maladie, soit qu'elle soit plus longue ou plus courte, peut être du même genre & de la même classe, ce qui fait dire avec raison dans les Ecoles que le plus & le moins ne changent point l'espece. Ajoutez à cela qu'il n'y a aucune limite naturelle entre le chronique & l'aigu, que cette limite est arbitraire, & qu'on a le même

droit de la rejeter qu'on a eu de l'établir, y ayant des maladies qu'on peut également ranger ſous la claſſe des aiguës & des chroniques. Or toutes les fois qu'on n'établit aucune limite entre les genres & les eſpeces, on eſt en droit de regarder les premiers comme étant du même ordre, & les ſecondes du même genre, autrement il faudroit multiplier les genres & les eſpeces à l'infini, ce qui ſeroit abſurde. D'ailleurs il y a des maladies aiguës qui vont au-delà de quarante jours, & des chroniques qui ſe terminent en moins de temps; enfin en ſuivant cette méthode, on ne connoît la claſſe de la maladie que lorſqu'il en eſt le moins beſoin, c'eſt-à dire, lorſqu'elle a ceſſé.

49. La méthode *Anatomique* diviſe les maladies ſelon les parties du corps où elles établiſſent leur ſiege, & par conſéquent en externes & internes, en générales & en particulieres, en maladies de l'âge, du ſexe, & enfin, en maladies de la tête, de la poitrine, du bas ventre & des membres. Elle décrit enſuite les maladies de chaque partie, & détaille leurs ſymptomes particuliers. Ceux qui ſuivent cette

méthode mettent au rang des maladies ce que tous les Praticiens ne regardent que comme des vices, des principes & des causes de maladies, & ils donnent le nom de symptomes à ce que les Praticiens appellent des maladies. Voyez *l'idée universelle de la Médecine de J. Jonston, imprimée à Amsterdam en 1644*. On n'y regarde point l'Apoplexie, la Manie, la Rage, la Céphalalgie, &c. comme des maladies; on garde ce nom pour les verrues, les lentilles, une petite plaie, les jambes cagneuses, &c. Tous les Praticiens condamnent cette Nomenclature; il n'y a que le jargon des Scholastiques qui puisse la supporter.

EXPOSÉ
De la Méthode de Jonston & de Sennert.

50. Il y a deux sortes de maladies, dont les unes tiennent le premier rang, & les autres le second. Les premieres se divisent en similaires, organiques & solutions de continuité ou communes.

51. A. 1°. Les *Similaires* sont les maladies d'intempérie, avec matiere

ou ſans matiere, & les maladies cauſées par des qualités occultes.

L'intempérie ſans matiere tient aux qualités chaudes, humides, froides, ſ.ches, & à leur combinaiſon.

L'intempérie avec matiere tient au ſang, à la bile, à la mélancolie, & aux ſéroſités.

Les qualités occultes ont leur origine dans l'infection de l'air, dans l'eau, la contagion, le venin, les charmes.

52. B. 2°. Les *organiques* giſſent dans la conformation, le nombre, la grandeur & la ſituation.

La conformation ſe diviſe en figure, cavité & ſuperficie vicieuſes.

La grandeur peche par défaut ou par excès, comme dans la tumeur humorale, flatueuſe, ſolide, puruleuſe.

Le nombre peche par défaut ou par excès.

La ſituation change dans la luxation & l'hernie.

53. C. Les maladies *communes* ſont les plaies, les ulceres, les fractures.

Les maladies du ſecond rang ſe diviſent en externes & en internes.

54. D. Les maladies *externes* ſont les *tumeurs*, les maladies cutanées, les ul-

ulceres, les luxations, les fractures.

Les tumeurs *sanguines* sont la corpulence, le phlegmon, le bubon, le phygetlum, la parotide, la paronychie, les engelures, l'échymose, le charbon.

Les tumeurs *bilieuses* sont l'érysipele, l'herpe.

Les tumeurs *pituiteuses*, l'œdeme.

Les tumeurs *mélancoliques*, le squirre, le cancer.

Les tumeurs *salso-séreuses-bilieuses*, la gale, les phlyctenes, les échauboulures, les cirons, les boutons, l'épinyctide, l'alphus, la leucé, la gratelle, la goutte rose.

Les tumeurs *enkystées*, les écrouelles, le ganglion, le méliceris, le stéatome, l'athérome.

Les tumeurs *dures*, les verrues, les cors, les calus.

Les tumeurs *causées par la pression des solides*, l'anevrysme, les varices.

Les tumeurs *malignes*, l'élephantiasis, le charbon, la petite vérole, la rougeole.

55. E. Les *maladies cutanées*, sont les rousseurs, les éphélides, les taches de la peau, les taches hépatiques, les démangeaisons, la mauvaise odeur, l'a-

lopécie, la gale, la plique, la gangrene, &c.

Les maladies internes se divisent en générales & en particulieres.

56. F. Les maladies universelles, sont les fievres non putrides, les fievres putrides, malignes & pestilentielles.

Les fievres non putrides ou pures, sont la fievre éphémere, la fievre synoque.

Les putrides continentes, la synoque putride, le causus.

Les putrides, périodiques premieres, la tierce continue, la quarte continue, la quotidienne continue.

Les putrides, périodiques secondaires causées par l'inflammation d'un viscere, la lipyrie lente produite par la corruption d'un viscere ou du lait.

Les intermittentes simples, la fievre tierce, la fievre quarte, la fievre quotidienne.

Les intermittentes composées, la tierce double, la quotidienne double, la quarte double, triple, demi-tierce.

La fievre hectique.

Les fievres malignes, la petite vérole, la rougeole, la fievre petechiale, la maladie d'Hongrie, la sueur Angloise.

Les fievres peſtilentielles, la peſte.

Les maladies particulieres ſont non venimeuſes, ou venimeuſes.

57. G. Les maladies non-venimeuſes ſont, 1°. *les maladies de la tête*, que l'on diviſe en maladies du cerveau, & en ſymptomes du cerveau bleſſé dans ſes fonctions.

1°. *Les maladies du cerveau* ſont, ſon intempérie, la petiteſſe des conduits, ſa commotion, ſon inflammation, l'hydrocephale, les contuſions de la tête, les plaies, les fractures.

Les *ſymptomes* du ſens externe, la *céphalalgie* ; du ſens commun, la *veille*, le *coma* ; de l'imagination, le *vertige* ; de la raiſon, l'*oubli*, le *délire*, la *phrénéſie*, la *manie*, la *rage* ; du ſens interne, le *coma vigil*, la *léthargie* ; du mouvement animal, la *laſſitude*, l'*inquiétude*, le *friſſonnement*, le *tremblement*, la *paralyſie*, le *ſpaſme* ; ſymptomes mixtes, l'*incube*, la *catalepſie*, l'*épilepſie*, le *carus*, l'*apoplexie* ; ſymptomes dans les excrétions, le *catarre*.

2°. Les *maladies des yeux* ſont, le trachoma, l'emphyſeme, le cancer, l'hydatide, l'orgeolet, le grando, le trichiaſis, le phalangoſis, le phthiriaſis, la madarose, l'encanthis, l'ægilops, la fistule, l'ophthalmie, l'unguis, le pannus, l'hypophasie, la nebula, l'albugo, les pustules, les ulceres, la mydriase, la cataracte, l'atrophie, l'hypochime.

Les *symptomes*, la douleur, le strabisme, la myopie, la nyctalopie, l'amaurose, la goutte sereine, la presbyopie, l'amblyopie.

3°. *Maladies des oreilles*, l'inflammation, les ulceres.

Symptomes; la douleur, la surdité, le tintement, le bruit confus.

4°. *Maladies des narines;* l'ulcere, la punaisie, le polype.

Symptomes; l'éternument, l'hémorrhagie, l'anosmie, le coryza.

5°. *Maladies de la bouche;* la grenouillette, les aphthes, les levres fendues, la parulie, les excroissances, les ulceres.

Symptomes, le bâillement, le ptyalisme, le mal de dents, la puanteur, la noirceur des dents, la stupeur.

58. H. Les *maladies du ventre moyen* sont, les tumeurs, les ulceres, les plaies, &c. du pharynx, du gosier, de la trachée artere, des poumons, du thorax, du cœur, des mamelles, &c.

Les *symptomes*; l'angine, la pleurésie, le tabes, la phthisie, l'asthme, la toux, l'hémoptysie, la palpitation, la syncope.

59. I. Les *maladies du bas ventre* sont, les différentes especes de tumeurs, les inflammations, les abscès, les descentes, les hernies, les ulceres, les fistules, les plaies, les rhagades, les obstructions, la mauvaise disposition, &c. de l'œsophage, du ventricule, des intestins, de l'anus, des parties génitales, &c.

Les *symptomes* sont, la difficulté d'avaler, la douleur, l'ardeur d'estomac, l'anorexie, le trop grand appétit, l'appétit dépravé, une soif ardente, le défaut de coction, le hoquet, les rapports, les nausées, le vomissement, le cholera morbus, la passion iliaque, la colique, la constipation, la lienterie, la passion cœliaque, la diarrhée, la dyssenterie, le flux hépatique, des démangeaisons au fondement, le tenesme, les hémorrhoïdes, la cachexie, l'hydropisie ascite, tympanite, anasarque, l'ictere, l'atrophie, l'affection hypochondriaque, le scorbut, le diabetes, l'ischurie, la dysurie, le pissement de sang, le désir du coït, le priapisme, le satyriasis, la gonorrhée, la foibleſſe ou la douleur de l'uterus; le flux menſtruel, immodéré, ſuſpendu, ou difficile, les fleurs blanches, les pâles couleurs, la ſuffocation de la matrice, la fureur utérine, la mélancolie dans les femmes, la ſtérilité, &c.

Appendix de la goutte.

K. *Des maladies venimeuſes.* De la vérole, des venins tirés des foſſiles, des végétaux, des animaux.

L. *Des maladies des enfans.* Des maladies de la tête, de l'eſtomac, du bas ventre.

60. Cette méthode eſt confuſe, trompeuſe & incommode. Elle eſt *confuſe*; car les parties ſimilaires telles que les arteres, les veines, les nerfs, les fibres, les fluides, étant intimement mélés avec les muſcles & les viſceres, & par conſéquent confondues entr'elles, il ne s'enſuit pas de ce qu'un nerf eſt affecté, que telle ou telle partie, ou tel ou tel viſcere ne le ſoit point : bien loin de là, toutes ſe reſſentent du mauvais état de la partie affectée, de maniere qu'on ne peut diſtinguer le ſiege du mal, outre que toutes les parties ſont contiguës, & ne ſont point déterminées de

façon qu'on puiſſe leur aſſigner des limites. En effet, qui eſt-ce qui peut en établir entre les parties internes & celles qui ſont externes? La peau eſt-elle partie interne, pour être cachée ſous l'épiderme? Une partie peut-elle s'enflammer ſans que celle qui lui eſt continue & adhérente par des veines & des arteres ne s'enflamme auſſi? Qui eſt-ce qui peut aſſigner des limites dans un homme vivant entre l'inteſtin ilcon & le jejunum, tandis qu'elles ſont arbitraires, même dans le cadavre? Qui eſt-ce qui peut en aſſigner entre le foie & la rate? Il y a pluſieurs maladies que l'on regarde comme particulieres, que l'on pourroit également mettre au nombre des générales. De ce nombre ſont les maladies inflammatoires accompagnées de fievre, les maladies ſoporeuſes qui abattent totalement les forces, & privent les membres de tout ſentiment & de tout mouvement, la cachexie, les pâles couleurs, la lepre, la conſomption.

61. La méthode anatomique eſt *incommode* en ce qu'elle ſuppoſe dans les Commençans la connoiſſance de l'Anatomie, & parce qu'en nous donnant

celle de la partie dans laquelle la maladie a établi ſon ſiege, nous ne ſommes pas mieux inſtruits de ſa cauſe & de ſon caractere, non plus que de la méthode qu'on doit employer pour la guérir. En effet, le même viſcere peut être affecté par des maladies tout-à-fait différentes, par exemple, par la phrénéſie ou l'apoplexie, la fievre ou la ſyncope, l'anorexie ou la boulimie*, le phlegmon & l'œdeme, l'intempérie ſeche & humide, peuvent également affoiblir la même partie. D'ailleurs, la correſpondance qui regne entre les nerfs fait qu'on apperçoit les ſymptomes dans une partie, tandis que la cauſe réſide dans une autre, comme il arrive dans les maladies ſympathiques, outre que les parties ayant une certaine étendue, la maladie peut ſe communiquer à pluſieurs en même temps, témoin l'obſtruction du rectum, qui occaſionne une douleur & une tenſion dans le bas-ventre, & un vomiſſement de la matiere fécale. Mais le plus grand défaut que je trouve dans cette méthode eſt, qu'il n'y a aucune reſſemblance entre les maladies, eu égard à la partie affectée; & que raſſemblant des maladies tout-à-fait différentes, on eſt ſouvent obligé de répéter la même théorie générale & la même méthode curative. Toutes les parties en général, par exemple, & chacune d'elles en particulier pouvant être affectée d'un ſentiment de douleur, on eſt obligé de répéter la théorie de la douleur dans chaque claſſe, toutes les fois qu'il en eſt queſtion; il arrive de là que la connoiſſance de la claſſe ne ſert preſque à rien pour acquérir celle des genres, vu le peu de reſſemblance qu'il y a entr'eux.

62. Enfin, cette méthode eſt *trompeuſe dans l'état où elle eſt*, en ce qu'elle ne rapporte point toutes les maladies, par exemple, celles des muſcles, des glandes, des viſceres, du cerveau, de la moelle épineuſe, de la véſicule du fiel, du thymus, des capſules atrabilaires, de la moelle des os, &c. Elle eſt trompeuſe encore, *fût-elle comme elle doit être*, parce que le ſiege de la maladie varie, eſt douteux, ou entiérement inconnu, & qu'elle le ſuppoſe connu, puiſqu'autrement elle ne pourroit pas nous faire parvenir à la connoiſſance des maladies. Prenons le vo-

missement pour exemple : quel est le siege de cette maladie ? Est-ce la bouche par où les matieres sortent, ou l'œsophage par où elles passent, ou le ventricule, comme plusieurs le croient, & en ce cas laquelle de ses membranes ? Est-ce la veloutée, la musculeuse ou la nerveuse ? Ou bien sont-ce les intestins, comme dans le vomissement iliaque causé par le bubonocele ? Mais le vomissement bilieux vient du foie, l'urineux, des reins, & ainsi des autres : on voit donc que cette maladie peut avoir son siege dans plusieurs endroits ; & comme l'Ecrivain ignore à quelle partie il doit la rapporter, le Lecteur ignore bien plus sous quel titre il la cherchera. Quel est le siege de la manie, de la mélancolie, de l'oubli, du somnambulisme, du tarantisme, du vertige, de la catalepsie, du cochemart, du pica & de quantité d'autres maladies ? On ne le détermine que par hypothese, & comme on ne connoît point la partie affectée, on ne sauroit jamais parvenir à cette évidence qui constitue le caractere de la maladie. C'est l'ignorance où l'on est du siege des maladies qui fait que *Lower* place le siege du cochemart dans le quatrieme ventricule du cervelet, *Deidier* dans les muſcles de la poitrine, les uns dans l'eſtomac, les autres dans le poumon. *Cælius Aurelianus* demande quel eſt le ſiege de l'hydrophobie, & quelle eſt la partie qui ſouffre dans ceux qui en ſont affectés? Il répond que ce ſont les *nerfs*, ſuivant *Démocrite*; les *meninges*, ſuivant les Sectateurs d'*Aſclépiade*; le *diaphragme*, ſelon d'autres; l'eſtomac, ſuivant *Artorius* & *Artemidore*; le *ventre*, ſuivant *Gaius* diſciple d'*Hérophile*; le *cœur*, les *flancs*, la *tête* & le *diaphragme* enſemble, ſi l'on en croit *Magnus d'Epheſe*. La fievre, la plus fréquente de toutes les maladies, a ſon ſiege dans le *cerveau*, ſuivant *Morton*; dans le *cœur*, ſuivant *Galien*; dans les *extrémités des arteres*, ſuivant pluſieurs modernes; le plus ſouvent dans le *méſentere*, au rapport de *Baglivi*; dans le *pancréas*, ſuivant *Sylvius*; dans l'*eſtomac*, ſelon pluſieurs Praticiens. Suivant M. *Aſtruc*, la groſſe vérole a ſon ſiege dans la *lymphe* & dans la *ſemence*; *Mercurialis* la place dans les *eſprits naturels*; *Perdulcis*, dans le foie, &c. Cette variété de ſentimens prouve que le ſiege des maladies n'eſt pas aſſez évident pour établir un caractere auquel on puiſſe les connoître & les diſtinguer, & que la méthode à laquelle il ſert de fondement n'eſt d'aucune utilité pour cet effet.

63. La *méthode Etiologique* définit & diſtingue les maladies par leurs cauſes & leurs principes, ou, ce qui revient au même, elle ſuppoſe la connoiſſance de ces cauſes & de ces principes, & en emprunte des ſignes pour connoître & diſtinguer les maladies.

Les Galéniſtes ont attribué la fievre à une chaleur qui s'allumoit dans le cœur, qui ſe répandoit dans les membres, & ſe communiquoit aux humeurs, aux eſprits & aux ſolides. Sur ce principe, ils ont diviſé les fievres en *chetiques*, leſquelles ſont occaſionnées par la chaleur des humeurs & des eſprits, & en *hectiques*, qui le ſont par celle des ſolides. Ils ont encore diviſé celles qui proviennent de l'inflammation des humeurs, en ſanguines, bilieuſes, pituiteuſes & mélancoliques.

Les Diſciples de Paracelſe, les attribuant au ſoufre, à la terre, au ſel, au mercure, ou à l'eſprit & à l'influence des aſtres, les ont diviſées en terreſtres, ſalines, mercurielles & aſtrales, & les ont définies par ces principes. *Tachenius* les a preſque toutes diviſées en acides, alkalines & neutres.

64. Il eſt aiſé de ſentir la fauſſeté des caracteres qui ne ſont fondés que ſur une cauſe hypothétique & arbitraire, tels que ſont ceux dont on vient de parler; mais on ne ſent pas de même l'erreur que peut occaſionner un caractere étiologique que l'on s'efforce de concilier avec les lois du raiſonnement & de l'expérience. Je m'explique, & je dis 1°. *que la Médecine ne fera jamais aucun progrès, à moins qu'elle ne ſoit fondée ſur des principes certains & inconteſtables;* & en effet, ſi les fondemens ſont changeans & muables, il faut néceſſairement qu'elle le ſoit auſſi. Or les meilleures Etiologies des maladies que nous avons juſqu'ici, telles que ſont celles de *Sennert*, de *Sydenham*, de *Riviere*, de *Boerhaave*, d'*Hoffman*, de *Pitcairn*, &c. ne s'accordent point entr'elles, ſe combattent les unes les autres, changent tous les dix ans, & ne ſauroient par conſéquent ſervir de fondement à la Médecine. Je dis 2°. *que quand*

même l'Etiologie des maladies seroit certaine, elle ne sauroit fournir des caracteres pour les connoître & pour les distinguer. La raison en est, que la cause en tant que telle ne peut être apperçue par les sens (*Hamberg. Phys. Præf. pag. 35.*) & que des principes ou des causes éloignées d'une maladie, on ne peut conclure que sa possibilité & non son existence. Que diroit-on d'un Botaniste, qui voulant nous donner les caracteres des plantes, les définiroit & les diviseroit, ou voudroit nous les faire connoître par des qualités douteuses, obscures, qui échappent aux sens, ou par leur structure intime & hypothétique, par leurs follicules, leurs trachées, &c. ? On en riroit, & avec raison, car il y a de la folie à vouloir découvrir ce qui est caché par le moyen des choses qu'on ignore. Les signes doivent être plus clairs que la chose que l'on cherche à désigner. C'est pour éviter cette erreur, que les Botanistes déterminent les classes, les genres & les especes des plantes par le nombre, la figure, la situation & la proportion des parties externes que tout le monde apperçoit, & n'ont recours aux racines que

que le plus rarement qu'ils peuvent, & lorſque les autres caracteres deviennent inſuffiſans. On ſe moqueroit d'un Zoologue, qui décrivant les genres & les eſpeces des animaux, emprunteroit leurs caracteres des œufs ou des animalcules répandus dans la ſemence, & des autres myſteres de la génération; parce que les genres & les eſpeces ſont des choſes ſenſibles, & qu'un caractere qui n'a ni évidence ni clarté, ne peut fournir ni définition ni diviſion.

65. Comme donc les principes & les cauſes des maladies ſont ſouvent cachées dans l'intérieur du corps, inconnues ou extrinſeques à l'homme, & ne prouvent tout au plus que la poſſibilité du mal, quelque certaine que ſoit la cauſe, elle ne ſauroit fournir aucun caractere évident, & quelque évidens que ſoient les principes, (155) ils ne ſauroient fournir aucun caractere certain. Si un Général ou un Capitaine ne ſpécifioit dans le ſignalement qu'il donne de ſes Soldats que les marques cachées qu'ils ont ſur le corps, ou tels autres ſignes obſcurs & inconnus qui échappent à la vue, on auroit beau chercher les déſerteurs, on ne

les découvriroit jamais. De même si celui qui écrit l'Histoire des maladies, se contente de les désigner, de les définir, & de les diviser par leurs causes & leurs principes, il perdra son temps & sa peine, personne ne les reconnoîtra.

66. Je suis persuadé que rien n'est plus utile, & plus nécessaire si l'on veut, que la connoissance des causes & des principes des maladies; mais cette connoissance est encore à acquérir, & à l'égard des causes prochaines, les Médecins les plus heureux dans la pratique qui ont vécu avant *Harvey*, les ont entiérement ignorées. En un mot, quiconque entreprend une Histoire des maladies, doit renoncer à toute hypothese & à toute théorie philosophique, étudier leurs causes d'après cette histoire, & imiter les Géometres qui se servent des quantités connues pour découvrir les inconnues.

67. Enfin la méthode *Symptomatique* est celle qui emprunte les caracteres des maladies, des phénomenes invariables, & des symptomes évidens qui les accompagnent.

» Y a-t-il, dit l'*Hippocrate Anglois*,

» une voie plus sûre & plus courte » pour découvrir les causes morbifi» ques, au devant desquelles il faut » aller, ou les indications curatives » dont on a besoin, que la connois» sance certaine & distincte des symp» tomes particuliers ? Il n'y a point » de circonstance, quelque légere » qu'elle soit, qui n'ait son utilité » dans l'un & l'autre cas. Je conviens » que les différens tempéramens des » individus, & les différens traitemens » qu'on emploie, peuvent occasion» ner quelque variété ; mais d'un autre » côté, la nature est si uniforme & » si semblable à elle-même dans la » production des maladies, que malgré » la différence des corps, les symp» tomes sont presque toujours les » mêmes dans la même maladie ; il en » est d'elles comme des plantes, dont » les caracteres généraux sont inva» riables dans les individus de la mê» me espece. Celui qui décrit exacte» ment une violette, & qui définit » son caractere d'après les phéno» menes constans qu'il y remarque, » par exemple, d'après la figure, le » nombre, la situation & la propor-

» tion des parties qui ſervent à la
» fructification, s'appercevra aiſément
» que cette hiſtoire, ou ce caractere
» tant générique que ſpécifique, con-
» vient aux individus de la même
» eſpece qui ſont répandus dans tout
» l'univers.

68. » Je ſuis perſuadé, continue
» l'Auteur, que la raiſon pour laquelle
» nous n'avons point encore une hiſ-
» toire exacte des maladies, eſt que
» la plupart des Auteurs ne les ont
» juſqu'ici regardées que comme les
» effets confus & cachés d'une nature
» mal diſpoſée & déchue de ſon état,
» & qu'ils auroient cru perdre leur
» temps s'ils s'étoient amuſés à les
» décrire. Cependant l'Etre ſuprême
» ne s'eſt pas aſſujetti à des lois moins
» certaines en produiſant les maladies,
» ou en mûriſſant les humeurs mor-
» bifiques, qu'en créant les plantes
» & les animaux. Bien plus, comme
» il y a certaines qualités particulieres
» qui ſont propres à chaque plante
» & à chaque animal, de même il y
» a dans le développement de tous
» les ſens morbifiques, certaines pro-
» priétés dont on s'apperçoit ſans peine

» après que l'espece est une fois pro-
» duite. Celui, par exemple, qui ob-
» servera attentivement l'ordre, le
» temps, l'heure où commence l'accès
» de la fievre quarte, les phénomenes
» de frisson, de chaleur, en un mot,
» tous les symptomes qui lui sont pro-
» pres, aura autant de raison de croire
» que cette maladie est une espece,
» qu'il en a de croire qu'une plante
» constitue une espece, parce qu'elle
» croît, fleurit & périt toujours de la
» même maniere ; avec cette diffé-
» rence néanmoins que les especes
» des plantes, à l'exception des para-
» sites, subsistent par elles-mêmes, au
» lieu que les especes des maladies
» dépendent des humeurs ou des cau-
» ses qui les engendrent.

69. » Pour revenir à mon sujet, je
» suis persuadé que les symptomes
» mêmes les plus légers d'où le Mé-
» decin a tiré son diagnostic, peuvent
» également lui fournir les indications
» curatives dont il a besoin ; & j'ai
» souvent pensé que si j'avois une
» histoire exacte de chaque mala-
» die, il ne me feroit pas difficile
» de la guérir, en suivant la route

» que m'indiqueroient les phénome-
» nes, & qui eſt toujours sûre. Si
» l'on avoit ſoin de comparer ces phé-
» nomenes les uns avec les autres,
» ils nous conduiroient comme par
» la main à des indications évidentes,
» qu'on doit plutôt chercher dans la
» nature, que dans les caprices d'une
» folle imagination.

70. » C'eſt en ſuivant cette route
» que le Fondateur de la Médecine,
» le ſavant Hippocrate, eſt parvenu
» au plus haut période de ſon Art.
» Convaincu que la nature guérit les
» maladies, & voulant établir la Mé-
» decine ſur des fondemens certains
» & inébranlables, il a eu ſoin de
» décrire les phénomenes qui ſont
» propres à chaque maladie, ſans em-
» ployer le ſecours d'aucune hypo-
» theſe, comme on peut le voir dans
» ſes Livres des *maladies*, des *affections*.
» Voilà à quoi s'eſt réduite la théorie
» de ce divin Vieillard. » Ce ſont là
les termes de *Sydenham*.

71. Si l'on prend la peine de comparer les parties externes & internes entr'elles, on verra que les corps humains ſont des machines ſemblables

ou très-approchantes les unes des autres, du moins dans les personnes du même âge, du même sexe & du même tempérament, & c'est de la certitude de cette proposition que dépend celle que l'on admet dans la pratique de la Médecine, & dans les affaires de la vie humaine. Par exemple, c'est une chose certaine que Titius a le cœur, les poumons, le ventricule qu'on ne voit point, placés dans le même endroit que Mævius, & que ces visceres ont la même figure & la même grandeur dans le premier que dans le second; que la même dose de séné, prise dans les mêmes circonstances, doit produire dans tous deux les mêmes effets; que le pain leur sert également de nourriture; que certains poisons sont nuisibles à tous deux, &c.; & cette certitude morale suffit pour les usages de la vie.

72. Il suit de là que les mêmes causes & les mêmes principes doivent leur causer les mêmes maladies dans les mêmes circonstances, & comme il est certain que l'excrétion de la sérosité lixivielle du sang se fait dans tous les deux par les urines, & celle de la

bile par le foie, il y a tout lieu de croire que la matiere morbifique doit altérer également en eux les mêmes fonctions, les mêmes excrétions & les mêmes qualités. Ce sont ces lésions, ces changemens sensibles auxquels on donne le nom de *symptomes*, & il suffit d'en admettre la cause, pour être assuré qu'ils en résulteront comme des effets nécessaires; car rien ne se fait par hasard dans l'univers, & le hasard n'est qu'un nom imaginaire qui ne doit son origine qu'à l'ignorance des causes. Il s'ensuit donc que les causes des maladies une fois admises, il en doit résulter des symptomes, lesquels varient selon la diversité de ces causes.

73. Il y a une connexion certaine & nécessaire entre les causes & les symptomes; & comme ceux-ci sont des changemens évidens & sensibles, & comme autant de signes ou de caracteres qui nous conduisent à la connoissance des causes, il s'ensuit que ce ne sont ni les causes ni le siege des maladies qui doivent nous conduire à la connoissance des symptomes, mais qu'au contraire, nous devons nous servir des symptomes pour connoître

le siege & les causes des maladies, & que ce n'est qu'en tenant cette conduite que le Médecin est sûr de ne pas s'égarer.

On peut déduire de ce qu'on vient de dire les regles suivantes.

74. (*) La définition d'une maladie est l'énumération des symptomes qui servent à connoître son genre & son espece, & à la distinguer de toutes les autres.

75. La définition d'une maladie est donc défectueuse, lorsqu'on y fait entrer des choses qui sont obscures & hypothétiques, telles que le siege interne & propre, qu'on ne peut distinguer dans un homme vivant : mais on doit y faire entrer le siege que l'on connoît par l'entremise des sens, ou par le rapport du malade, quand même la véritable cause & le vrai principe de la maladie résideroient ailleurs. Par exemple, quelle que soit la partie que le cochemart affecte, comme le malade se plaint d'une grande oppres-

(*) Thessalus *s'est trompé grossiérement lorsqu'il a exclu du rang des maladies les lésions des actions, de même que les affections qui en sont les causes, & qu'il a conseillé aux Médecins de s'en tenir aux simples évacuations.* Galen.

ſion qu'il ſent dans la partie extérieure de la poitrine, il faut inſérer ce ſymptome dans la définition, & ne point décider ſi la matiere morbifique a ſon ſiege dans le cervelet, dans les poumons ou dans l'eſtomac; mais renvoyons la queſtion à l'Etiologie. Il s'enſuit donc qu'on ne doit parler dans la définition que du ſiege apparent des ſymptomes, & non point du ſiege caché de la cauſe, autrement on confond l'expérience avec le jugement. (10.)

76. La définition eſt encore défectueuſe, lorſqu'elle fait mention de la cauſe ou des principes; cette faute eſt intolérable dans la définition des genres, parce que quand même on ſeroit aſſuré que ce genre de maladie eſt produit par cette cauſe; comme cependant elle ne tombe point ſous les ſens ni du Médecin ni du Malade, elle ne peut fournir aucun ſigne ni aucun caractere. C'eſt mal à propos, par exemple, que *Gorrée* définit la Pleuréſie une inflammation ou une tumeur qui ſe forme dans la membrane qui tapiſſe les côtes, accompagnée de rougeur, de chaleur & de douleur, parce qu'on ne peut

appercevoir que la chaleur & la douleur, & que la rougeur & la tumeur ne sont point sensibles, & parce qu'on ne voit pas si la membrane est réellement affectée.

77. C'est ce qui fait qu'on n'a aucune définition fixe & constante des maladies. Par exemple, *Aristote* définit la Pleurésie, une coction ou un épaississement de la matiere liquide.

Apollonius, une affection passagere & soudaine, qui a quelquefois son siege dans les parties du poumon, & qui souvent n'est accompagnée d'aucune tumeur.

Asclepiade, un écoulement d'humeur passager & rapide qui a son siege dans les parties intérieures du côté, accompagné de fievre & de tumeur.

Soranus, une douleur violente dans les parties intérieures du côté, accompagnée d'une fievre aiguë & d'une petite toux, qui contribue à l'excrétion d'une liqueur dont la qualité varie.

Gordon, (*Lilii pag.* 203.) un apostême chaud, qui a son siege dans les tuniques qui tapissent par dedans les côtés de la poitrine.

Van Helmont, un déchirement de

la plevre, laquelle se sépare des côtes, non point par le poids de la pituite qui découle du cerveau, comme les anciens l'ont cru, mais par les efforts convulsifs de l'archée, ou une acidité étrangere engendrée par ce même archée. *Helm. plevra furens, pag.* 245.

Junkerus, Tab. 64, une fievre aiguë, continue, inflammatoire du second ordre, par le moyen de laquelle le principe actif dirige les humeurs vers la poitrine, & cherche à en procurer la résolution dans la plevre.

78. La définition est trop peu étendue & fausse lorsqu'elle ne convient point à toutes les especes, & l'espece appartient à un genre donné, lorsqu'elle a plus d'affinité avec lui par les symptomes essentiels ; qu'avec les autres genres.

Par exemple, les définitions de la pleurésie sont trop peu étendues quand on n'y fait entrer que la douleur du côté, vu qu'*Hippocrate* fait mention d'une pleurésie du dos, & *Avicenne* d'une pleurésie du médiastin, & qu'il y a d'autres especes qu'on ne peut mettre qu'au rang des pleurésies, & qui sont accompagnées à la vérité d'une douleur de poitrine, mais dans lesquelles le côté ne souffre point. Pour fixer les limites d'un genre, il faut connoître exactement toutes les especes observées jusqu'ici; sans cette connoissance on ne sauroit bien définir ce genre que par un effet du hasard.

79. La définition est trop vague, lorsqu'elle convient à d'autres genres qu'au défini; il faut donc la rejeter, parce qu'elle confond des choses entiérement distinctes.

Par exemple, la définition qu'*Aristote* & *Gorrée* donnent de la pleurésie, convient à plusieurs maladies différentes de celles-ci; lorsque le phlegmon qui affecte la plevre est léger, il peut arriver qu'il ne cause aucune fievre aiguë, & par conséquent qu'il n'y ait aucune pleurésie. On apperçoit tous les jours dans les cadavres de ceux qui sont morts de toute autre maladie que la pleurésie, certains endroits de la plevre rouges & gonflés, ce qui prouve qu'elle a souffert une légere inflammation.

80. La définition est fausse lorsqu'elle détermine le principe ou la cause cachée aux sens; car cette détermination

eſt ſouvent fauſſe, & quand même elle feroit certaine, elle ne convient point à la définition. Par exemple, *Sennert* s'eſt trompé, lorſqu'il définit la pleuréſie une inflammation des côtes, qui s'étend juſqu'aux poumons par le moyen de la veine cave ou azygos. *Jonſton* a été dans la même erreur, lorſqu'il l'a attribuée à l'inflammation & à l'épanchement du ſang; on peut en dire autant de *Van Helmont*, qui l'attribue à un acide. Les modernes tombent dans la même faute, lorſqu'ils parlent de la ſtaſe du ſang dans les vaiſſeaux capillaires, en tant que cauſe, parmi les caracteres de l'inflammation, vu que cette ſtaſe, telle qu'elle puiſſe être, ne ſauroit produire par elle-même ni chaleur, ni douleur, ni pulſation, ni diſtenſion.

81. Le genre d'une maladie eſt ſa définition, ou l'énumération des ſignes qui lui ſont communs avec toutes les autres de la même claſſe & du même ordre, & de ceux qui l'en diſtinguent. *Alexandre Trallien* définit très-bien la pleuréſie une fievre aiguë accompagnée de la dureté du pouls, d'une douleur lancinante de la poitrine, de la toux

& de la difficulté de respirer, *Lib. VI. cap. I.* La fievre & la douleur lui sont communes avec l'hépatite, la néphritique, la péripneumonie & les autres maladies inflammatoires, mais elle differe de tous ces genres par la toux, le siege de la douleur & la difficulté de respirer.

82. Comme le genre est la ressemblance des especes, tout ce qu'on a dit du genre convient à chacune de ses especes, d'où il suit qu'il est inutile de répéter dans l'espece ce qu'on a dit une fois du genre; or comme les symptomes généraux se ressemblent dans toutes les especes, il suit encore que leurs causes sont les mêmes, & que la thérapeutique générale l'est aussi (76). Disposant donc méthodiquement les genres, on peut en même temps donner une théorie & une pratique générale, & après l'avoir une fois donnée, il est inutile de la répéter dans divers endroits; faute qu'on ne peut presque point éviter dans la méthode Anatomique, non plus que dans l'Etiologique, vu qu'on est obligé, par exemple, de traiter autant de fois de l'inflammation qu'il y a de parties qui peuvent s'enflammer.

83. L'énumération doit contenir autant d'especes du même genre, qu'on observe de ressemblances entre les maladies particulieres de ce genre, qui aux symptomes génériques en ajoutent d'autres qui leur sont propres, constans & capables de les spécifier. Car quoique pour être plus court, ou pour se conformer à l'usage, on dénomme ces especes par le siege, ou par les principes procatartiques ou proégumenes, on fait cependant ensorte que les noms ne signifient que des symptomes différens. Par exemple, la *pleurésie du médiastin* dans *Avicenne*, n'est autre chose que cette espece de pleurésie à laquelle il donne ce nom, & auquel il joint l'énumération des symptomes qui lui sont propres. *Hippocrate* entend par *pleurésie dorsale* cette espece de pleurésie, dans laquelle la douleur se fait principalement sentir dans le dos, & dans laquelle le malade respire de même que s'il avoit le hoquet. On observera une fois pour toutes, qu'on ne prétend point déterminer par ces sortes de dénominations le siege de la cause de la maladie, mais seulement celui auquel on rapporte les principaux symptomes.

84. Les *différences* des maladies ſont ces ſimples relations qui diſtinguent les eſpeces entr'elles, eu égard ſur-tout à la quantité. Par exemple on différencie les maladies lorſqu'on les diviſe en longues & courtes, en aiguës & chroniques, en grandes & petites, en légeres & graves, en fortes & foibles : à l'égard des claſſes, des ordres, des genres & des eſpeces, on les diſtingue par la qualité, de maniere qu'on peut les connoître par elles-mêmes, & ſans les comparer à des termes oppoſés. Lorſqu'il s'agit d'une quantité qu'on appelle, par exemple, *grande*; on ne peut la connoître qu'en la comparant avec une autre plus petite ; mais il n'en eſt pas de même de la qualité : & l'on connoît la rougeur, la rotondité, la chaleur, la douceur, &c. par elles-mêmes, & ſans qu'il ſoit beſoin de les comparer avec les qualités oppoſées.

85. Les choſes ſemblables peuvent différer entr'elles par la quantité, ſans ceſſer pour cela d'être ſemblables : une grande figure, par exemple, peut reſſembler à une plus petite ; d'où il ſuit que la quantité ne change point la claſſe, l'ordre, le genre, ni l'eſpece, & conſ-

titue seulement la différence : il s'ensuit donc que les especes des maladies & leurs différences ne sont pas la même chose, malgré la coutume où l'on est de les confondre dans les Ecoles, ainsi qu'*Argentier* s'en est plaint il y a long-temps.

86. Les *degrés* sont les quantités des qualités, (*Wolf. Ontologie, pag.* 747.) de sorte qu'on ne peut les connoître que par comparaison ; mais les qualités peuvent différer en degrés, l'identité & la ressemblance restant les mêmes ; d'où il suit que le degré ne change ni le genre, ni l'espece. Il suit encore de là que les maladies dont les symptomes se ressemblent, dans lesquelles, par exemple, la chaleur, la putréfaction, l'extension est plus grande ou plus petite, &c. ne different ni par le genre ni par l'espece, mais seulement par le plus ou le moins de violence des symptomes.

87. (*) Je sai que plusieurs personnes

(*) « Je soutiens d'abord que celui qui ne sait pas » par méthode le nombre des maladies, bronchera » dès le premier pas qu'il fera dans la pratique ; car » comme il y a autant de méthodes curatives qu'il » y a d'especes de maladies, il n'y a que ceux qui » ont un véritable esprit de méthode, qui sachent

condamneront cette énumération des especes, sur-tout dans un Art lucratif, où l'on se décide plutôt par l'autorité que par la raison, & où la plupart méprisent ce qu'ils n'ont point appris de leurs maîtres, ou qu'ils n'ont point imaginé eux-mêmes. Cela est arrivé dans la Botanique, quoique l'intérêt de la fortune n'y entre pour rien. Les Herboristes & les Apothicaires ont vu avec chagrin cette quantité de nouveaux genres & de nouvelles especes de plantes que *Tournefort* & *Linnæus* ont données avec tant d'exactitude, ce qui vient, selon moi, de ce qu'après s'être fait un nom dans la Botanique, ils se sont apperçus qu'ils ignoroient ce que d'autres savent. A quoi bon, disent-ils, employer tant de soin & de peine, pour découvrir cette quantité de petites plantes, de mousses & de mousserons, parmi lesquelles il y en a à peine deux cents dont on puisse faire usage dans la Médecine ? Les ignorans sont de même surpris que les Astronomes décrivent & inserent dans leurs Asté-

» dans l'énumération qu'ils donnent des maladies, ne
» point s'arrêter aux proprietés individuelles, ce qui
» en établiroit une infinité, ni s'arrêter aux premiers
» genres qu'il rencontre. *Galen.*

rifmes une fi grande quantité d'étoiles dont ils n'apperçoivent point l'utilité. Quant à moi, je méprife trop la foule vulgaire des Cenfeurs, pour daigner répondre à ces objections. Il y a feulement cette différence entre les Aftronomes, & les Zoologues, & nous, qu'ils peuvent ignorer impunément tel ou tel aftre, tel ou tel infecte, au lieu qu'un Médecin qui ignore les efpeces des maladies qu'il traite, lave fa faute dans le fang d'un millier d'hommes qui n'en font point refponfables.

88. Combien de malheureux ne fuccombent-ils pas tous les jours fous le poids des remedes de toute efpece que leur adminiftrent les imitateurs officieux des Médecins? N'eft-ce pas là un effet de l'ignorance de chaque efpece de maladie? Celui qui ne connoît point la *Céphalalgie fyphilique*, emploie pour la guérir la faignée, les émétiques, les martiaux, les cathartiques, les fontanelles & autres femblables remedes meurtriers. Un ignorant tente de guérir la *Céphalalgie hyftérique*, appellée vulgairement le *Clou*, par des faignées réitérées, des cathartiques, &c. & met le malade dans le plus grand danger;

au lieu que celui qui connoît la nature du mal, l'en délivre avec un grain de laudanum. Un Empyrique s'efforce de combattre l'*ascite* occasionnée par la suppression de la gale avec les armes inutiles de la Pharmacie, au lieu qu'un Médecin habile la guérit en faisant revêtir au malade les habits d'un galeux. Celui qui ne distingue point l'*anorexie* occasionnée par les passions de l'ame, par le chagrin, par exemple, des autres maladies du même genre, emploiera les émétiques, les stomachiques, les amers, pour la guérir, & n'y réussira point.

89. « Il seroit à souhaiter, dit *Bagli-*
» *vi*, (lib. 2. prax. med. cap. 9.) pour
» le bien de notre Art, qu'on sous-
» divisât les maladies en autant d'espe-
» ces qu'il y a de maladies premieres
» qui les occasionnent, ou de causes
» efficaces & constantes qui les pro-
» duisent, qu'on assignât à chaque es-
» pece les signes qui la caractérisent,
» & qu'on indiquât la méthode cura-
» tive qui convient à chacune, en sui-
» vant à cet égard la même méthode
» que les Botanistes, lesquels sous un
» nom général de plante, par exem-

» ple, sous le nom de chardon, com» prennent plusieurs especes de char» don, & décrivent avec la plus gran» de exactitude la grandeur, la figure, » la couleur, la saveur, ainsi que les » autres qualités de cette plante, afin » de bien distinguer les différentes es» peces de chardon. Cette exactitude » leur mérite les plus grands éloges. » Les Médecins, au contraire, com» prennent sous un même titre géné» ral, des maladies qu'ils auroient dû » diviser en autant d'especes qu'il y a » de maladies principales ou de causes » qui les produisent, & emploient la » même méthode curative pour cha» cune, parce que les symptomes se » ressemblent, quoiqu'elles different » entiérement les unes des autres, » qu'elles demandent une méthode » curative différente, & qu'on doive » les ranger sous autant de titres pro» pres & séparés, comme je viens » d'observer que font les Botanistes » des especes de chardon ». C'est ainsi que parle *Baglivi*.

90. Ce Restaurateur de la Médecine faisoit un si grand cas d'une pareille Histoire des maladies, qu'il a employé

deux Livres de ſa Pratique de la Médecine pour montrer la néceſſité qu'il y auroit de fonder une Académie dont les membres ne fuſſent occupés qu'à cette ſeule recherche. L'on n'a qu'à lire les chapitres 4 & 5 du livre 2. dans leſquels il réfute les préjugés des Médecins qui ſont d'un ſentiment contraire, & il prouve par des raiſons puiſées dans les écrits de l'illuſtre *Sydenham*, & dans l'expérience, que les eſpeces des maladies ne ſont ni infinies, ni incertaines.

Le ſavant *Morton* a ſi fort ſenti cette vérité, qu'il a donné la deſcription des différentes eſpeces de phthiſie pulmonaire, avant qu'aucun autre eût penſé à le faire. Ecoutons ce qu'il dit dans ſa Préface. « Il ſeroit extrêmement à » ſouhaiter, & il y a lieu d'attendre » que cela arrivera dans notre ſiecle, » qu'on s'attachât à donner une hiſ- » toire des maladies plus claire & plus » exacte que celle qu'on a juſqu'à pré- » ſent. Car il arrive ſouvent, à la honte » de la Médecine, & au grand détri- » ment des malades, que les Médecins » confondent pluſieurs maladies ſous » un même titre général, & preſ-

» crivent la même méthode pour les
» guérir; quoiqu'elles doivent leur ori-
» gine à différentes causes, qu'elles
» soient accompagnées de différens
» symptomes, qu'elles fournissent des
» indications différentes, & qu'elles
» demandent une méthode curative
» différente. Je puis presque assurer
» avec serment, que personne, quel-
» que instruit qu'il soit dans cette Scien-
» ce générale, ne réussira dans la pra-
» tique, à moins que par une péné-
» tration extraordinaire & par le se-
» cours d'une longue expérience, il
» ne se soit formé une idée plus claire
» & plus distincte des maladies, des
» différentes causes qui les produisent,
» & des différens symptomes qui les
» accompagnent. Et de-là vient qu'il
» n'y a point d'Art qui demande plus
» d'usage & d'expérience que la Mé-
» decine, &c.

91. « Qui ne se moqueroit, dit le savant *Musgrave*, (*Præf. de Arthritide*)
» d'un homme, qui se destinant à la
» profession de Lapidaire, ne distin-
» gueroit point les diamans qui por-
» tent le même nom, & les tiendroit
» tous pour également fins? Ce seroit
là

» là l'erreur d'un Médecin, qui ne sau-
» roit point distinguer les différentes
» especes de gouttes : il seroit à crain-
» dre, en négligeant cette distinction,
» que tandis qu'on s'efforce de remé-
» dier à une seule & même maladie,
» on ne luttât en aveugle contre plu-
» sieurs autres toutes différentes en-
» tr'elles, & qui demandent par con-
» séquent une cure tout-à-fait diffé-
» rente.

92. Je ne dois point oublier le suffrage du célebre D. de *Gorter*, Professeur dans l'Université de Leyde. Il est persuadé, que les especes des maladies ne sont pas moins constantes que celles des plantes, & que la nature ne varie jamais dans ses opérations. « Si on ad-
» met cette supposition, qu'un homme
» sensé ne sauroit rejeter, il y a lieu
» d'espérer que la pratique acquerra
» un jour la même certitude que la
» Botanique. Ceux qui cultivent cette
» derniere Science ont divisé les plan-
» tes en genres, & les genres en es-
» peces; & je suis convaincu qu'on
» peut faire la même chose par rapport
» aux maladies. Je me fonde sur l'ex-
» périence, & sur la ressemblance que

» l'on remarque entre ces deux Scien» ces, *Gorter orat. inaug* ». Je pourrois m'appuyer ici de l'exemple de M. *Chicoyneau*, Chancelier de cette Académie & premier Médecin du Roi, dans son Traité de la Peste, & de celui de M. *Helvetius*, premier Médecin de la Reine, dans son Traité de la petite vérole, si je n'avois prouvé au long mon sentiment dans ma Pathologie Méthodique ; c'est pourquoi je n'insisterai pas davantage sur ce sujet. On peut consulter, si l'on veut, la Pathologie du célebre *Gaubius*.

2°. *Nomenclature Nosologique.*

93. Lorsqu'on a soin de désigner par des termes particuliers les choses que l'on a abstraites des autres, les abstractions en sont plus claires & plus distinctes, & l'on retient plus aisément & plus long-temps dans sa mémoire ce qu'on a ainsi abstrait. C'est ce que *Wolff* démontre dans la pag. 284 de sa Psychologie Empyrique.

94. Les genres & les especes de maladies, sont des notions abstraites ; il n'y a dans la nature ni genres, ni espe-

ces, mais ſeulement des individus. Il faut donc les déſigner par des mots, ou des noms particuliers, afin de pouvoir les connoître & les diſtinguer plus clairement & plus diſtinctement.

95. On ne connoît les choſes que par leurs noms, dit *Iſidore;* ſans eux, les hommes ſeroient hors d'état de ſe communiquer leurs penſées ; la connoiſſance intuitive des objets n'eſt pas faite pour nous, ainſi que le prouve l'expérience. De là vient que lorſqu'on veut connoître une choſe, on a ſoin de retenir ſon nom, & de l'imprimer fortement dans ſa mémoire. Les Chaſſeurs donnent des noms à leurs chiens, les Bergers à leurs brebis, les Capitaines à leurs ſoldats; ſans cette précaution, ils n'en auroient qu'une connoiſſance obſcure & confuſe. Telle eſt la connoiſſance des bêtes, elles connoiſſent pluſieurs plantes, elles diſtinguent leurs maîtres, mais elles ignorent leurs noms.

96. On ne parle & on n'écrit que pour ſe faire entendre ; en agir autrement, c'eſt parler comme les perroquets. Les mots & les noms ſont les ſignes de nos idées, ils ne valent que

ce qu'ils ſignifient, ou qu'autant qu'on les définit, & qu'on leur donne une ſignification fixe & certaine. Si donc on déſigne pluſieurs idées par un ſeul & même nom, celui qui nous écoute, ne ſait plus ce que ce mot ſignifie; d'où il ſuit que quiconque emploie des mots équivoques, ne parle qu'afin que perſonne ne l'entende. Il faut pour bien parler qu'un nom ne préſente qu'une ſeule & même idée.

97. Il eſt inutile d'employer pluſieurs moyens, lorſqu'un petit nombre ſuffit. Un ſeul nom ſuffit pour exprimer une idée, par conſéquent il eſt inutile de donner pluſieurs noms à la même choſe: il s'enſuit donc qu'on ne doit donner à chaque genre qu'un ſeul nom, & encore faut-il qu'il ſoit le plus ſimple qu'il eſt poſſible, & qu'il faut déſigner chacune de ſes eſpeces, non-ſeulement par le nom générique, mais encore par une épithete ou par un nom ſpécifique, afin de la mieux faire connoître. Par exemple, le nom d'Ephemere eſt le nom générique d'une fievre continente, qui ſuffit pour déſigner toutes ſes eſpeces; mais comme il y a une eſpece qui eſt accompagnée

de sueur, une autre qui est occasionnée par le lait dans les femmes nouvellement accouchées, ces especes demandent un nom spécifique, & de là vient qu'on appelle avec raison la premiere, *Ephemere avec sueur*; & la seconde, *Ephemere laiteuse*. Ce seroit à tort qu'on appelleroit la premiere *Hydropyreton*, parce que ce nom donneroit un nouveau genre, & qu'on multiplieroit les noms génériques sans nécessité. Moins les noms génériques sont nombreux, & mieux on les retient. Si donc l'on établissoit autant de genres que d'especes, on les multiplieroit sans nécessité : l'Art en souffriroit, tout rentreroit dans le premier chaos, & il n'y auroit plus de méthode.

98. (*) Que si par un caprice de la Langue, un même mot a plusieurs significations différentes, il faut, à l'exemple des Géometres, en donner la définition, & ne jamais la changer. Si un

(*) Je pense que la clarté demande que chaque chose » ait son nom propre dont on se serve constamment; » puisque les noms communs qui ne signifient pas » plus une chose qu'une autre, jettent la confusion » & le trouble dans l'esprit du lecteur, qui ne sauroit entendre ce qu'on veut dire, jusqu'à ce qu'on » ait ôté l'equivoque du terme. *Galen. de Dyspnœâ*, » *lib. 1.*

homme qui fait un calcul, employoit le même caractere arithmétique, tantôt pour signifier dix, & tantôt pour signifier quatre, il faudroit le taxer de folie ou de mauvaise foi, parce qu'il voudroit se tromper ou tromper les autres. Or les noms sont les caracteres de nos idées, & les discours sont des comptes que l'on rend au Lecteur; d'où il suit que celui qui emploie le même mot pour exprimer plusieurs idées, ne veut ni s'entendre lui-même, ni se faire entendre à autrui, & par conséquent qu'il se trompe, ou qu'il veut tromper les autres. Les Anciens ont appellé indistinctement du nom de *Nerf*, les nerfs, les tendons & les ligamens; les Physiciens se sont servis de celui de *fermentation*, pour désigner en général tout mouvement intestin; mais c'est avec raison que les Modernes ne comprennent pas sous ce nom ceux d'*effervescence* & de *putréfaction*, & en distinguant les noms, ils ont donné des idées plus distinctes des choses.

99. C'est la coutume des Poëtes & des Orateurs d'exprimer leurs idées par des mots synonymes & homonymes, parce qu'ils ont pour but de flatter l'o-

reille, plutôt que l'esprit; mais il est hors de place d'employer des mots équivoques dans une Science grave & sérieuse, & c'est cette mauvaise coutume qui a donné lieu à ces subtilités & à ces disputes des Scholastiques, qui déplaisent si fort aux Géometres & aux gens sensés, & dans lesquelles on se joue continuellement sur les mots; car en employant ainsi inconsidérément ou à dessein des termes équivoques, on met le Répondant ou le Président en état de se sauver par le moyen des distinctions, & d'éluder la force d'un argument, de façon qu'une dispute philosophique dégénere à la fin ou en une querelle de femmelettes, ou en une dispute d'enfans.

100. L'expérience nous apprend (77) qu'il n'y a presque aucun genre de maladie, auquel la même définition puisse toujours convenir; c'est pourquoi, il est du devoir d'un Nosologiste d'attacher une signification fixe à chaque nom générique des maladies.

101. Les anciens Médecins n'ont pu définir exactement les noms génériques, parce qu'ils ont ignoré plusieurs especes qu'on a découvertes de-

puis, & qu'ils n'ont pu les insérer dans leurs genres. Mais il faut aujourd'hui définir les genres de façon qu'ils comprennent les especes qu'on a observées jusqu'ici.

102. Les noms génériques simples ne doivent convenir qu'aux seuls genres des maladies (99) ; c'est pourquoi l'on doit rejeter ceux qui sont communs à d'autres sujets, ou qu'on a pris dans la Physiologie, dans la Botanique, dans la Zoologie & dans les autres Sciences, pour les transporter dans la Nosologie. Les mots d'*appétit*, de *fureur*, de *passion*, d'*ennui*, sont des termes de Psychologie, qu'on doit bannir de la Nosologie ; il faut donc en bannir les appellations suivantes :

	Doit s'appeller	
Défaut d'appétit,	*anorexie*,	anorexia.
Fureur utérine,	*nymphomanie*,	nymphomania.
Passion iliaque,	*iliaque*,	ileus.
Ennui de la vie,	*mélancolie*,	melancholia.

103. Les mots de *faim*, de *sueur*, de *pissement*, de *déjection*, de *flux*, de *coction*, d'*appétence*, &c. sont des termes physiologiques, qui ne doivent point être compris dans les genres des maladies.

	Doit s'appeller	
Faim de bœuf,	*boulimie,*	bulimia.
Pissement de sang,	*hématurie,*	hæmaturia.
Déjection fréquente,	*diarrhée,*	diarrhæa.
Cours de ventre,	*diarrhée,*	diarrhæa.
Fleurs blanches,	*leucorrhée*	leuchorrhæa.
Insomnie,	*agrypnie,*	agrypnia.
Mouvement convulsif,	*convulsion,*	convulsio.
——— épileptique,	*éclampsie,*	eclampsia.
Danse de Saint With,	*scelotyrbie,*	scelotyrbe.
Dégoût des alimens,	*cacositie,*	cacositia.
Saisissement,	*catalepsie,*	catalepsis.

104. *Maladie*, *affection*, *indisposition*, *virus*, *épidémie*, *douleur*, *fievre*, *cours de ventre*, *foiblesse*, *intempérie*, *&c.* sont des termes de classes & d'ordres, qu'on ne doit point appliquer aux genres, de peur qu'en voulant désigner le genre, le Lecteur n'entende la classe, & de peur aussi qu'on n'emploie plusieurs noms pour désigner un genre qu'on peut exprimer par un seul:

Comme	Doit s'appeller	
Maladie de Naples,	*le syphilis,*	syphilis.
Affection scorbutique,	*scorbut,*	scorbutus.
Epidémie pestilentielle,	*peste,*	pestis.
Douleur d'oreille,	*otalgie,*	otalgia.
——— de matrice,	*hysteralgie,*	hysteralgia.
——— de tête,	*céphalée,*	cephalæa.
——— de poitrine,	*pleurodynie,*	pleurodine.
Fievre ardente,	*tritæophye,*	tritæophya.
——— putride,	*synoque,*	synochus.
——— quarte,	*quarte,*	quartana,
——— quotidienne continue,	*amphimerine,*	amphimerina.
——— pestilentielle,	*peste,*	pestis.

Comme	Doit s'appeller	
Cours de ventre sanguinolent,	*dyssenterie*,	dyssenteria.
——— chyleux,	*céliaque*,	cœliaca.
——— séreux,	*diarrhée*,	diarrhæa.
Foiblesse du foie,	*chlorose*,	chlorosis,
——— d'estomach,	*anorexie*,	anorexia.
Le mal sacré, ——— d'Hercule, Le haut mal, Le mal caduc, ——— divin, Le mal de Saint Jean,	*Epilepsie*,	epilepsia.
Incube, Succube, Epibole, Cauchemar, Pnigalion, Chauchevieille,	*Ephialtie*,	Ephialtes.

105. Il faut choisir entre les noms synonymes génériques, & n'employer que les meilleurs.

Morbus Gallicus de Baglivi, *Lues Neapolitana*, le mal de Naples, des François, *Lues Bavarica*, *Morbus Lusitanicus*, *Patursa*, *Pudendagra*, *Morbus mevius*, *Scorbutus Neapolitanus*, *Mentagra*, *Lues venerea*, *Variola magna* de Joubert, &c. sont des mots synonymes de la *Syphilis* de Fracastor, que les Indiens, les Anglois, les Espagnols, désignent par d'autres noms, (*) qu'il

(*) Las buas. Las bubas. Lepian. The yaws. Pua. Pelsarola. Ochiarola. Boræail. Unghiarola. French-pox-nambakassan.

eſt inutile de rapporter ici ; parmi ces noms, ceux qui ſont composés, qui ſont communs aux claſſes, & qu'on emprunte des régions, par exemple, *lues venerea*, doivent être rejetés pour chacune de ces trois raiſons. Ceux de *veirola* & de *paturſa*, doivent être rejetés comme barbares ; ceux de *pudendagra* & de *montagra*, ſont des noms trompeurs, empruntés de pluſieurs Langues ; le meilleur eſt celui de *ſyphilis*, tous les autres doivent être rejetés.

106. Lorſqu'il eſt queſtion de déſigner les genres, on doit préférer les noms ſimples à ceux qui ſont composés de pluſieurs mots.

Ainſi à	on doit préférer	
Inflammation du foie,	*hépatiſie*,	hepatitis.
——— des reins,	*néphrétiſie*,	nephretitis.
——— des inteſtins,	*enteriſie*,	enteritis.
——— des meninges,	*phrénéſie*,	phrenitis.
——— de l'eſtomac,	*gaſtriſie*,	gaſtritis.
Ulcere du poumon,	*phthiſie*,	phthiſis.
——— des proſtates,	*gonorrhée*,	gonorrhæa.
——— de la matrice,	*leucorrée purulente*,	leuchorræa purulenta.
Paſſion hyſtérique,	*hyſteric*,	hyſteria.
Attaque de colique,	*colique*,	colica.
Hydropiſie du bas ventre,	*aſcyte*,	aſcytes.
——— anaſargue,	*anaſargue*,	anaſarca.
Danſe de Saint With,	*ſcelotyrbie*,	ſcelotyrbe.
Crachement de ſang,	*hémoptyſie*,	hæmoptyſis.
Cours de ventre,	*diarrhée*,	diarrhæa.
Maladie mélancolique,	*mélancolie*,	melancholia.
La maladie biliaire,	*le cholera*,	cholera.
Frayeur nocturne,	*panophobie*,	panophobia.

Ainsi à	on doit préférer	
Ardeur d'urine,	*dysurie*,	dysuria,
Pissement de sang,	*hématurie*,	hæmaturia.
Pâles couleurs,	*chlorose*,	chlorosis,
Ictere jaune,	*jaunisse*,	aurigo.
Ictere noir,	*ictere*,	menasicterus.
Difficulté de respirer,	*dyspnée*,	dyspnæa.
Soif ardente,	*polydipsie*,	polydipsia.
Feu d'estomac,	*pyrosie*,	pyrosis.
Foiblesse d'intestins,	*lienterie*,	lienteria.
Flux de sang,	*dyssenterie*,	dyssenteria.
Assoupissement continué,	*cataphore*,	cataphora.
Délire soporeux,	*typhomanie*,	typhomania.
Amour extravagant,	*hérotomanie*,	herotomania.

107. Il faut laisser aux Barbares & aux Garamantes, les mots barbares, c'est-à-dire, qui ne sont ni Grecs ni Latins, tels que les suivans :

Gutteta,	*la guttete*,	*épilepsie*,	epilepsia.
Heimve,	*maladie du pays*,	*nostalgie*,	nostalgia.
Subeth,	*assoupissement continué*,	*cataphore*,	cataphora.
Beriberi,	*beriberi*,	*le beriberi*,	beriberia.
Mirachia,	*vapeurs*,	*hypochondrie*,	hypochondriasis.
Aproximeron,	*l'aiguillette nouée*,	*impuissance*,	anaphrodisia.
Dievaren,	*la clavelée*,	*rhumatisme follet vermineux*,	malis Westphaliensis.
Soda,	*le fer chaud*,	*pyrosie*,	pyrosis.
Veirola,	*la vérole*,	*le syphilis*,	syphilis.

108. On doit aussi rejeter les noms faux & contraires aux especes qui répugnent à la vérité, tels que les diminutifs, les pluriels.

Le flux hépatique qui n'est pas toujours tel,	*Hépatirrhée*, *hepatirrhæa*.
La faim canine à laquelle le loup & l'homme sont pareillement sujets,	*Boulimie*, *Bulimia*.
Les fleurs blanches qui sont quelquefois vertes ou jaunes,	*Leucorrhée*, *Leucorrhæa*.
La frayeur nocturne qui souvent est diurne,	*Panophobie*, *Panophobia*.

Le noctambulisme, qui arrive aussi pendant le jour,	*Somnambulisme, somnambulismus.*
L'incube, qui proprement est un succube,	*Éphialte, ephialtes.*
Le mal d'Italie, qui est aussi celui de France, d'Amérique, &c.	*Vérole, syphilis.*
Morbilli, comme si c'étoient plusieurs petites maladies, quoique c'en soit une seule, & fort considérable,	*Rougeole, rubeola.*
Variolæ, ce qui n'est qu'une seule maladie bien différente de ce qui n'est appellé simplement que *vari*, petits boutons,	*Variole, variola.*
Le mal royal, qui n'épargne point les sujets,	*Jaunisse, aurigo.*

Quoique les noms Grecs, tels que ceux de *leucorrhée*, *hepatirrhée*, paroissent avoir le même défaut que les Latins, ils sont cependant plus supportables, & moins sujets à jeter dans l'erreur.

109. A l'égard des noms génériques empruntés, il faut les rendre aux Arts & aux Sciences dont on les a tirés.

Par exemple, il faut rendre aux Zoologistes, ceux de *tortue*, de *taupe*, de *loup*, de *cancer*, de *luette*, d'*ongle*, *&c.*

Aux Botanistes, ceux de *lichen* & de *paronychie*.

Aux Economes ceux de *clou*, de *nœud*, de *courroie*, de *feu persique*, de *drapeau*, de *goutte sereine*.

110. Les noms des causes & des principes dont on se sert pour désigner

génériquement les maladies, sont erronés.

Pour	
Coup d'air, . . .	Pleurésie, angine, rhumatisme.
Obstruction, . . .	Chlorose, dyspnée, jaunisse, céphalée.
Indigestion, . . .	Vomissement, diarrhée, le cholera, l'éphémere.
Saburre, ...	Le cholera, synoque, diarrhée.
Effort, ...	Pleurésie, le lumbago, rhumatisme.
Vapeurs, ...	Hystérie, épilepsie, vertige.
Coup de soleil, . .	Cephalalgie, phrénésie, ophthalmie, &c.
Le calcul, ...	Dysurie, ischurie, néphralgie.
Vers, ...	Eclampsie, boulimie, colique, le carus.
Miasme, ...	Le syphilis, scorbut, variole.
Suppression des regles,	Céphalalgie, asthme, vertige, anorexie.
Maux d'yeux (57),	Amaurose, amblyopie, ophthalmie, &c.
Digestion dérangée,	Anorexie, cardialgie, diarrhée.
Abscès du foie, .	Hépatalgie.
Vent, ...	Colique, météorisme.
Rétention d'urine,	Strangurie.
Défaut d'érection,	Impuissance.
Défaut d'appétit,	Anoxexie.

Les Auteurs emploient quantité de noms de cette espece pour désigner les genres des maladies; ils mettent dans le nombre des maladies, les vers, les calculs, &c. que n'y mettent-ils aussi les épées, les pierres, les dents des animaux, l'air, le feu, les excrémens? Puisqu'il est certain que ces choses nuisent autant aux fonctions du corps que les vers, les calculs, l'épanchement du pus, qu'un amas d'eau ou de saburre, &c. Tous les poisons, les médicamens, les alimens en général occasionnent des maladies; doit-on pour cela les regarder eux-mêmes comme des maladies?

III. Le défaut & la privation ne sont rien de positif, & n'impriment dans l'esprit aucune idée de maladie. Je m'étonne donc que *Félix Platerus* ait osé établir une classe de défauts, tels que le *défaut* d'accouchement, de sueur, d'allaitement, de conception, de mouvement vital, de digestion, de déjection, &c. Il est vrai que la suppression de certaines évacuations cause souvent des maladies, mais il ne s'ensuit pas qu'on puisse donner le nom de maladie à cette suppression. Il y a quantité de femmes qui ne sont point réglées; & qui ne laissent pas que de se bien porter; il y a des gens qui sont quinze jours sans aller à la selle, & qui se portent bien; il y a des hommes qui ne voient aucune femme, & qui jouissent d'une santé parfaite; d'où il suit que le défaut de ces choses n'est point par lui-même une maladie. On sait qu'un homme qui a coutume de se faire saigner, d'user de vomitifs, de purgatifs & des cauteres, tombe ſouvent malade lorſqu'il s'en abſtient; mais s'enſuit-il de là que la ſuppreſſion du vomiſſement, de la diarrhée, de l'émorrhagie, ſoit une maladie? Si cela étoit, il s'enſuivroit qu'il y a autant de maladies qu'il y a de défauts de maladies, ou que quelques-unes ne ſont cauſées que par l'abſence d'un mal, ce qui eſt abſurde. Aucun Médecin Grec n'a mis ces ſuppreſſions & ces défauts au nombre des maladies, & la preuve en eſt, qu'on ne trouve chez eux aucun nom générique tiré de cette ſuppreſſion. Si cette inſtitution des genres avoit lieu, les genres eux-mêmes croîtroient à l'infini. Quand même l'idée de la maladie ſeroit négative, ainſi qu'il arrive dans les maladies ſoporeuſes, il vaut mieux la définir par ſes ſymptomes poſitifs; car il eſt plus naturel d'obſerver ce qu'on voit, que de déviner ce qu'on ne voit pas, qui ne tombe pas ſous les ſens, & qui par conſéquent n'eſt point un ſymptome.

112. Les Auteurs méthodiques peuvent & doivent impoſer de nouveaux noms génériques aux nouvelles maladies, qui n'appartiennent point aux genres déjà connus, ou déterminer la

ſignification de ceux dont les anciens Auteurs ſe ſont ſervis d'une maniere trop vague, & les appliquer aux genres nouveaux. *Voyez la Logique de Wolff.* 144.

Si ceux qui découvrent de nouvelles plantes n'avoient ſoin de les déſigner par un nouveau nom, comment pourroit-il les faire connoître à autrui ? Un Voyageur qui ignore le nom des villes qu'il rencontre ſur ſa route, ne peut jamais en avoir une idée diſtincte. Il en eſt de même des maladies ; on ne peut les connoître que par leurs noms. Si donc elles ſont nouvelles, le bon ſens nous dicte qu'il faut leur donner de nouveaux noms. *Cælius Aurelianus* en a donné à pluſieurs, par exemple, à la *catalepſie*, à *l'hydrophobie*, au *noctambuliſme*, à la maladie *phagedenique*, à la *céliaque*, à l'*éléphantiaſis*, à *l'aſcite*, à la *tympanite*. Pline nous apprend que ce n'eſt que de ſon temps qu'on a connu le nom de *colique*. Nous devons celui de *potopatridalgie* ou de *noſtalgie* à *Zwingerus*, celui d'*hyſteralgie* à *Baglivi*, celui de *gaſtritis* & d'*enteritis* à *Boerhaave*, & celui enfin de *ſyphilis* à *Fracaſtor*, &c. Comme donc le genre est nouveau, quand même la définition seroit ancienne, lorsqu'on peut y rapporter de nouvelles especes, & l'approprier à une nouvelle méthode, non seulement les Astronomes ont inventé quantité de nouveaux noms de constellations; mais les Anatomistes, tels que *Winslow* & *Ruysch*, en ont donné de nouveaux aux muscles, aux membranes, les Botanistes aux plantes, les Zoologistes aux poissons, aux insectes, aux oiseaux que l'on connoissoit depuis long-temps. Les Géometres en ont pareillement donné à plusieurs classes & à plusieurs genres de courbes; en un mot à mesure que les Sciences ont fait des progrès, on a été obligé de multiplier les noms des genres & des especes, & d'en employer de plus clairs & de plus distincts. Il est arrivé la même chose dans la Médecine, ainsi qu'il est aisé de s'en convaincre en comparant les genres de maladies que *Cælius Aurelianus* a connues, & ceux que les modernes ont connus depuis.

113. Les noms génériques des maladies peuvent servir à désigner l'espece, lorsqu'on a soin d'y joindre une

épithete. En effet, on n'ajoute une épithete à un nom générique, qu'afin qu'il signifie quelque chose de distinct du genre, & qu'il serve à déterminer l'espece. On doit observer à l'égard des épithetes les mêmes regles que par rapport aux noms génériques, & l'on peut y ajouter les suivantes.

114. La distinction de *légitimes* & *bâtardes*, de *vraies* & *fausses*, ne convient pas plus aux maladies qu'aux plantes; elle est entiérement erronée. Car quiconque définit exactement le genre, & lui assigne un nom, exclut par cela seul les especes qui répugnent à la définition; d'où il suit qu'il ne faut point alors donner à ces especes le même nom générique. Par exemple, on définit la pleurésie une fievre aiguë, accompagnée d'une douleur de poitrine lancinante, de la toux & de la difficulté de respirer. La diviser ensuite en vraie & fausse, c'est dire qu'il y a deux sortes de pleurésie, l'une qui l'est, & l'autre qui ne l'est point, ce qui est absurde. Les Anciens appelloient maladie vraie & légitime, celle qui, selon eux, étoit occasionnée par une humeur déterminée, comme l'esquinancie par

le sang; & fausse, celle qu'ils croyoient occasionnée partie par le sang, & partie par la pituite, comme l'angine catharreuse. C'est sur un fondement aussi faux que les Paysans divisent la sauge en vraie, qui est proprement la sauge, & en fausse, qui ne l'est point, & qui n'est autre que le *phlomis* ou le *stachys*.

115. On ne doit point tirer la dénomination des especes des maladies de la région, du sujet ni de la saison, parce que ces conditions ne sont pas visibles dans le malade, & que la même maladie est commune à diverses régions, à différens sujets, & à différentes saisons.

La *Colique de Poitou*, par exemple, regne beaucoup dans la Moravie & la Hongrie, & est fort rare dans le Poitou.

Le *mal de Naples* est commun dans l'Amérique, en Italie, en Angleterre, &c.

La *Chlorose*, appellée *Morbus Virgineus*, comme si l'on disoit *Maladie des filles*, attaque également les courtisanes, les femmes mariées, & quelquefois même les hommes.

La *Fievre quarte d'Automne*, regne également dans le printems, dans l'été & dans l'hiver. On se moque des anciens Botanistes qui ont divisé les genres des plantes en plantes des montagnes, des prés, des champs & de mer, &c. parce que la même espece croît tantôt dans les prés, tantôt dans les champs, tantôt sur les montagnes; cependant les Nosologistes tombent encore dans la même erreur.

116. Les noms spécifiques ne valent qu'autant qu'ils ont un caractere qui sert à faire connoître une espece & à la distinguer des autres; d'où il suit que les épithetes qui indiquent une cause ou quelque chose d'obscur, de douteux, & qui ne tombe point sous les sens, ne fournissent aucun signe ni aucun caractere, & par conséquent, qu'on doit rejeter comme faux & inutiles les noms qui ne sont fondés que sur une hypothese, une cause cachée, ou un siege inconnu.

Galien appelle *tierce légitime*, celle qui est occasionnée par une bile pure.

Tierce bâtarde, celle qui est produite par la bile & le phlegme.

On admet un *scorbut causé par l'acide*, & un *scorbut causé par l'alkali*.

Une *céphalalgie sympathique*, une *céphalalgie idiopathique*.

Une *pleurésie essentielle*, & une *pleurésie symptomatique*.

Que si l'Auteur ne désigne par ces noms ni la cause, ni le siege, mais seulement les symptomes qui doivent entrer dans la description, & qui distinguent l'espece, on peut les lui passer, sur-tout s'ils sont courts & reçus dans le langage ordinaire.

117. On doit rejeter les épithetes ornées de tropes & de figures, celles qui sont comparatives, superlatives, ou qui désignent en quelque sorte le degré & la quantité, enfin les mots composés d'un trop grand nombre de syllabes. Il n'y a rien de beau que le vrai; évitez donc toutes les fleurs de Rhétorique, & n'employez que des noms propres à exprimer ce que vous voulez dire. *Wolff. Log.* 149.

Tarantismus mirandus. Guiller. *Tarantisme admirable*.

Epilepsia mira abdominalis. Heurnius. *Epilepsie singuliere abdominale*.

Les noms relatifs n'apprennent rien, parce qu'on ne peut observer cette relation dans une seule maladie; il faudroit en comparer plusieurs toutes présentes à la fois.

Apoplexie légere, *apoplexie forte.*

Ophthalmie récente, *ophthalmie invétérée.*

Fievre légere ou bâtarde. Bonet.

Petite fievre quotidienne syncopale. Jonston.

Il faut préférer les noms courts à ceux qui sont composés d'un trop grand nombre de syllabes; par exemple, la *Nostalgie* de *Nenter*, à la *Potopatridalgie* de *Zwinger*; l'*Hystéralgie* de *Baglivi*, à la *maladie hypochondrique-hystérique* de *Juncker.*

118. Les noms spécifiques doivent porter avec eux les signes constans & évidens qu'on est pour ainsi dire sûr de découvrir dans le malade.

Ceux qui voudront s'instruire plus à fond de ces regles, n'ont qu'à consulter la *Botanique critique du fameux Linnæus*, le plus grand Botaniste de notre siecle. C'est sur son exemple que j'ai donné aux maladies des épithetes ou des noms *triviaux*, pour désigner leurs especes, & c'est à ceux qui voudront aller plus loin à leur donner des noms caractéristiques ou scientifiques.

FONDEMENS
De la Nosologie Philosophique.

119. La Philosophie est la science des choses possibles, ou qui peuvent exister. *Wolff. disc.* 29. La connoissance philosophique ne consiste point, comme l'historique, dans la simple connoissance des faits ; elle va plus loin, elle rend raison de leur existence, afin de nous faire connoître leur possibilité, ou la raison pour laquelle ils existent d'une façon plutôt que d'une autre. Il s'ensuit donc que la Nosologie philosophique est l'art de démontrer ce qu'on avance au sujet des principes, des causes & des relations des maladies. Les Grecs l'appellent *Etiologie.*

120. Les choses dont on a une connoissance philosophique, sont d'un usage plus assuré dans les différentes circonstances de la vie, que celles dont on n'a qu'une connoissance historique. *Wolff. disc.* 41. Elles sont encore d'un usage plus étendu, puisque la raison de ce qui convient à l'espece particuliere, est contenue dans la notion du genre, *Wolff.* 42. La connoissance philosophique

que diminue le nombre des propoſitions, de ſorte qu'en nous apprenant à concevoir une obſervation particuliere ſous des rapports abſtraits, elle nous met en état, avec moins de principes, de rencontrer moins d'objets nouveaux, (*id.* 43.) Enfin la connoiſſance philoſophique facilite la connoiſſance hiſtorique, & mene à la mathématique; elle a je ne ſai quoi de ſatisfaiſant pour l'eſprit, & heureux ceux qui peuvent parvenir à connoître les cauſes des phénomenes qu'ils obſervent. Il s'enſuit donc que la Noſologie philoſophique eſt extrêmement utile aux Médecins, qu'elle l'emporte ſur l'hiſtorique, & qu'elle diſtingue les dogmatiques des empyriques, qui n'ont d'autre connoiſſance que l'hiſtorique. Cependant ſi elle eſt fauſſe, & appuyée ſur de faux principes, elle eſt fort inférieure à l'hiſtorique ſimple; & en effet, il vaut mieux n'avoir aucune Etiologie, que d'en avoir une fauſſe, & capable d'induire les Médecins en erreur.

121. Mon deſſein n'eſt point de donner ici les principes de la Phyſiologie, de la Pathologie, de l'Hygienne & de la Thérapeutique. Perſonne n'ignore

qu'un Médecin a besoin d'avoir une connoissance historique & philosophique, non seulement des remedes & des instrumens, mais encore de la structure du corps humain. Je prétends seulement donner quelques principes de la Nosologie philosophique, ou que l'on ignore, ou que l'on néglige dans notre siecle, & dont on ne peut absolument se passer, le plus briévement qu'il est possible, car je ne finirois point si je voulois suivre l'ordre & l'enchaînement qu'il y a entr'eux. Je suppose que ceux qui liront mon ouvrage se sont instruits des autres dans les Ecrits de *Winslow*, de *Boerhaave*, de *Pitcairn*, de *Schreiberus*, &c. A l'égard des principes d'Ontologie, de Psychologie & de Mathématique, ils trouveront dans le seul *Wolff* tout ce dont ils peuvent avoir besoin. Je me servirai des définitions & des démonstrations qu'il a données, & je ne me chargerai point d'une tâche dont il s'est si parfaitement acquitté.

122. L'homme est un agrégé ou un être composé d'une ame *vivante* & d'un corps *mobile*, ou d'une machine hydraulique unis ensemble.

123. Le Créateur a conſtruit le corps humain de façon que toutes ſes parties & ſes actions concourent à la conſervation du tout, à le garantir des maladies, & à l'en guérir lorſqu'il en eſt atteint.

Par exemple, l'œil eſt conſtruit de façon que chacune de ſes parties conſpire à faire enſorte que les images des objets extérieurs ſe peignent nettement dans la rétine, afin que l'ame ſoit avertie de la préſence des objets qui lui ſont utiles ou qui peuvent lui nuire. Les moyens dont la nature s'eſt ſervie pour cette fin, ſont la convexité & la tranſparence de la cornée, la réfrangibilité des rayons, & leur convergence après s'être rompus dans le cryſtallin. Mais afin que la cornée conſervât ſa tranſparence, il a fallu qu'elle fût humectée par les larmes, qu'elle fût garantie des corps extérieurs qui peuvent l'offenſer par le moyen des paupieres, que celles-ci euſſent un clignotement, que le globe pût être dirigé vers les objets par des muſcles antagoniſtes, & que pour modérer la lumiere, la prunelle pût tantôt ſe contracter, & tantôt ſe dilater, &c.

124. La ſageſſe de l'agent conſiſte à ſe propoſer une fin utile, & à employer les moyens convenables pour l'obtenir. Puis donc qu'il paroît, en conſidérant attentivement la ſtructure du corps humain, que chacune de ſes parties conſpire à ſa propre conſervation & à celle du tout, & agit pour des fins prochaines, qui ſont les moyens pour obtenir la fin principale, on ne peut douter que le corps humain n'ait été créé par un être infiniment ſage.

125. La *vie* des animaux eſt la coexiſtance des actions du cœur & du poumon, pour ceux qui reſpirent avec celle de l'ame : toute action ſuppoſe une force ſuffiſante pour la produire, d'où il ſuit que la *vie* eſt la réunion des forces vitales & animales.

126. La *perfection de la vie* conſiſte dans l'aſſemblage de toutes les actions qui tendent à la conſervation du tout. Or afin qu'elles conſpirent toutes à la même fin, toutes les actions poſſibles ne doivent point être exercées ni dans le même temps, ni dans le même âge, mais il faut que le ſommeil & la veille, la manducation & la déjection, l'accroiſſement & la génération ſe faſſent en différens temps.

127. La *perfection* eſt ce qui ſuffit pour obtenir la fin, ou l'accord de diverſes choſes pour obtenir la même fin. Or Dieu a créé l'homme parfait, & a conſtruit ſes organes de façon que tous conſpirent d'une maniere admirable à la conſervation du tout. Toutes les fois donc que les actions de tous les organes concourent à la conſervation du tout comme à une fin, on obtient celle que Dieu s'eſt propoſée, & la vie de l'homme qui lui eſt conforme, eſt dite *parfaite*.

128. C'eſt ainſi que toutes les actions de l'œil tendent à la perfection, lorſque ſa figure, ſa tranſparence, ſa mobilité, ſa proportion ſont telles que les objets peuvent peindre leur image dans la rétine auſſi grande, auſſi nette & auſſi diſtincte qu'il eſt poſſible, les paupieres le garantir des choſes qui peuvent l'offenſer, les fluides & les ſolides ſe nourrir & ſe conſerver exempts de la corruption.

129. Lorſque la prunelle eſt trop dilatée, le champ de la viſion augmente, mais la viſion eſt moins claire pendant le jour: lors, au contraire, qu'elle eſt trop reſſerrée, le champ &

la lumiere diminuent ; mais lorſque le jour eſt grand, la viſion en eſt plus diſtincte. Il y a donc une certaine ouverture de la prunelle plus avantageuſe qu'aucune autre, & c'eſt celle qui rend les objets les plus grands, les plus nets & les plus diſtincts qu'il eſt poſſible. Elle ſe dilate dans l'obſcurité, elle ſe reſſerre dans le grand jour, elle ſe proportionne aux diverſes diſtances des objets ; il eſt vrai que cette diſpoſition limite la vue, mais d'un autre côté elle la rend parfaite dans certaines limites. On voit donc que le corps humain peut être parfait quoique limité, de même qu'un microſcope l'eſt quoiqu'on ne puiſſe point s'en ſervir pour obſerver des objets éloignés, pourvu qu'il ſerve à obtenir la fin que l'ouvrier a eu en vue.

130. Les forces de l'homme ſont limitées, & ſes actions vitales & animales finies ; d'où il ſuit que ceux-là ſe trompent qui jugent de la ſanté par la force des actions, car les inſectes les plus foibles ſont auſſi ſains & auſſi parfaits que les bœufs & les éléphans, quoique infiniment plus forts & plus robuſtes.

131. La *ſanté*, conſidérée d'une maniere hiſtorique, eſt le concours des phénomenes qui montrent la perfection de la vie & de la ſtructure. Galien qui la faiſoit conſiſter dans l'exercice libre, conſtant & facile des fonctions, a établi quatre conditions pour la perfection de l'animal; ſavoir, la *ſanté*, l'*intégrité*, la *force*, & la *forme* ou la *beauté*.

132. La ſanté conſiſte dans la combinaiſon parfaite de toutes les parties. Celle des parties ſenſibles ſe nomme *ſtructure*; celle des parties inſenſibles, *tiſſu* dans les ſolides, & *craſe* ou mélange dans les fluides. La ſtructure eſt parfaite lorſque le corps a l'intégrité, la forme, la proportion, la force & la connexion néceſſaires à la durée des fonctions & à la conſervation du tout.

133. Mais cette machine n'eſt ſaine qu'autant qu'elle vit & qu'elle a un moteur au-dedans d'elle-même; car aucune machine n'agit ſans moteur, & ſa vie n'eſt parfaite, qu'autant que les actions propres au temps, à l'âge & au ſexe conſpirent à la conſervation du tout.

Les choſes qui concourent, ou coexiſtent, ou ſe ſuccedent mutuellement les unes les autres; il y a donc une raiſon de ce concours, ou, ce qui eſt le même, l'une dépend de l'autre, & lui eſt néceſſairement liée. La connoiſſance philoſophique de la ſanté, eſt celle qui donne une raiſon ſuffiſante de cette connexion : mais cette raiſon eſt difficile à découvrir, comme cela paroît par la contrariété qui regne dans les ſentimens des Médecins.

134. La ſanté, ſuivant *Aſclepiade*, conſiſte dans une juſte proportion entre les pores & les fluides; ſuivant *Galien*, dans le juſte tempérament des qualités premieres; dans la liberté & l'égalité de la circulation du ſang, ſuivant *Pitcairn ;* dans la fermentation égale des fluides, ſuivant *Willis ;* dans la circulation des humeurs & dans le ton convenable des fibres, ſelon *Durette ;* enfin dans l'équilibre des ſolides & des fluides, ſuivant *Pecquet*. Pour moi je tiens que la machine eſt en bon état & bien réglée, lorſque les fluides par leur craſe, & les ſolides par leur ſtructure, concourent avec le moteur à la fin pour laquelle la machine eſt faite, & que le moteur conſerve le plus de force qu'il peut, & en emploie le moins qu'il eſt poſſible.

135. Par exemple, le cœur est en bon état lorsqu'il peut se dilater & se contracter, qu'il reçoit & renvoie alternativement le sang avec autant de force qu'il le faut pour le faire circuler dans tous les vaisseaux, de maniere que le moteur ni le mouvement ne languissent point, comme il arrive dans la syncope, la lipothymie, &c. & que le premier ne prodigue point ses forces comme dans la fievre. Par ce moyen, les actions auxquelles Dieu a destiné cette machine, s'exécutent d'une maniere facile & constante, & ce ménagement des forces fait qu'elles se conservent plus long-temps.

136. Le changement qui rend l'état de l'ame & du corps plus parfait, s'appelle *sain*, & s'il est visible & que les sens puissent l'appercevoir, *phénomene de santé.* Ces phénomenes sont de deux sortes : ou ils consistent dans un mouvement qu'on apperçoit par le moyen de la vue, du toucher, de l'ouie, & on les appelle *fonctions* (*), comme la

(*) Entre les facultés de l'homme, il y en a qui sont propres à tous les corps animés, & qu'on appelle *animales*, comme la faculté de connoître, de désirer, de se mouvoir, de respirer, & de battre dans le cœur & les arteres. De ces facultés les unes sont appellées

parole, la respiration, la contraction des muscles, le marcher, la déjection, la miction, l'expuition, &c. ou dans une disposition sensible à la vérité des parties, mais sans aucun mouvement manifeste de ces parties, & les Médecins les appellent *qualités*, comme la figure, la couleur, la grandeur, la situation, &c.

137. Le changement qui rend l'état de l'homme moins parfait, & qui le fait paroître tel, est appellé *morbifique*, & s'il est visible, *symptome* ou phénomene morbifique. Ces symptomes sont de deux especes; savoir, dans les *fonctions*, comme l'enrouement, le boitement, la palpitation, la pulsation & l'éjection fréquente, une sueur excessive, &c. ou dans les *qualités*, comme la jaunisse dans l'ictere, la rudesse dans la gale, l'odeur dans l'ozene, l'enflure dans l'ascite, la rougeur dans les excrémens.

138. La sortie ou l'émission d'un

vitales, comme la respiration & le pouls; & les autres animales, parce qu'on croit qu'elles dépendent de l'ame. Les facultés communes aux végétaux, & qu'on peut appeller *végétales*, sont la faculté de croître, de se nourrir, de digérer, de séparer & d'engendrer.

fluide ou d'un ſolide qui étoit dans le corps, s'appelle en général *excrétion* ou évacuation; mais ſuivant la définition qu'on a donnée, l'évacuation eſt un mouvement ſenſible des parties du corps, dont elle doit être miſe au nombre des fonctions. On voit donc qu'il y a deux ſortes de fonctions, l'une qui conſiſte dans le mouvement apparent des parties ſolides, comme le marcher, la parole, &c. & l'autre dans le mouvement des fluides hors du corps, comme dans le piſſement, le crachement, &c. C'eſt là-deſſus qu'eſt fondée la diviſion que les anciens ont faite des ſymptomes, en fonction, excrétion & qualité viciée.

139. Toutes les maladies rendent l'état de l'homme plus imparfait auſſi long-temps qu'elles durent, comme on le verra par l'énumération que j'en ferai. Or toutes les maladies ſe réduiſent à la fievre, à l'inflammation, à la convulſion, à la paralyſie, à l'eſſouflement, à la douleur, à la folie, à l'évacuation & à la cachexie. Je vais montrer que dans toutes ces maladies la ſtructure, la craſe & les forces du moteur, ne concourent point à prolon-

ger la vie comme dans l'état parfait.

140. Dans la fievre les fluides étant plus épais qu'à l'ordinaire, engorgent les vaisseaux dans lesquels ils circulent, ou les irritent par leur acrimonie, & les forces vitales augmentant pour les résoudre ou les corriger, il s'en fait une dissipation excessive, & qui va fort au-delà de ce qui peut s'en réparer dans le même espace de temps. On voit donc que cette juste dépense de forces (134), dont le ménagement contribue au maintien de la vie, tant qu'elle n'est menacée d'aucun danger, n'est point observée dans ce cas.

141. Les maladies inflammatoires n'épuisent pas moins les forces vitales que la fievre, & abregent par conséquent la vie de l'homme. Il y a plus, la douleur & la foiblesse dont elles sont accompagnées, détournent l'homme des fonctions auxquelles il avoit coutume de vaquer, & nuisent à l'intégrité de la machine par la suppuration dont elles sont suivies.

142. Les maladies convulsives sont à l'égard des nerfs, ce qu'est la fievre par rapport aux vaisseaux sanguins; elles épuisent extrêmement les forces

animales, d'où résulte la foiblesse & le dérangement des fonctions qui contribuent à la santé.

143. Dans la paralysie, les nerfs destinés à avertir l'ame de la présence des objets qui peuvent lui être utiles ou nuisibles, sont hors d'état de lui transmettre ces impressions, & par conséquent ne concourent point à la conservation du tout.

144. Les maladies douloureuses n'abattent pas moins les forces que les inflammatoires; & l'ame occupée de la douleur qu'elle ressent, n'est plus capable d'exercer ses fonctions, & l'intégrité des nerfs en souffre.

145. Dans ceux qui ont perdu l'usage de la raison, l'ame, dont la fin principale est de connoître la vérité, & de désirer le bien, se trouve hors d'état de faire l'un & l'autre; sa partie même la plus noble, je veux dire l'entendement, ne veille plus à la conservation de la santé, en étant distrait par des idées absurdes & par des désirs dépravés.

146. Dans les maladies évacuatoires, ou dans les excrétions continues, les principales fonctions se dérangent, les

forces s'épuisent & se distribuent d'une autre maniere que dans la santé, ce qui abrege la vie.

147. Enfin, dans les maladies cachétiques, la forme, la couleur & les autres apparences, ne sont plus les mêmes que dans la santé; elles changent, de même que le tissu & la structure interne des solides, & la crase des fluides; mais comme les machines ne peuvent sortir de leur état de perfection sans tomber dans un état pire, il est évident que dans ces maladies la structure ni la crase ne sont plus telles qu'elles doivent être pour le maintien de la vie. (124.)

148. Il suit de ce qu'on vient de dire, que toutes les maladies rendent l'état de l'homme plus imparfait pendant tout le temps qu'elles durent, & par conséquent qu'on doit les mettre au rang des *maux* physiques. En effet, le *mal* n'est autre chose qu'une imperfection.

149. Mais comme le mal qui nous garantit d'un mal plus considérable est un bien, eu égard à celui dont il nous a délivré; il s'ensuit que les efforts que fait la nature pour nous délivrer des

causes morbifiques, capables de nous plonger dans des maladies plus dangereuses, doivent être regardés comme salutaires; or, l'observation journaliere nous apprend que cela arrive dans l'homme; mais ces efforts sont des changemens morbifiques (137); donc il y a des maladies qu'on doit regarder comme un *bien respectif*, entant qu'elles guérissent ou qu'elles préviennent d'autres maladies plus dangereuses, quoiqu'elles soient un *mal absolu*, considérées en elles-mêmes. On doit mettre de ce nombre le vomissement spontané ou artificiel, qui garantit un crapuleux de l'apoplexie dont il est menacé; la diarrhée, qui prévient la fievre intermittente qui guérit l'épilepsie.

150. Le mouvement est la cause de tous les changemens qui arrivent dans le corps; & puisque tout symptome est un changement (137), il s'ensuit qu'il est produit par un mouvement interne ou externe. Le changement d'état, dont la raison suffisante est contenue dans le sujet dont l'état change, s'appelle *action* (*Ontol.* 713.) Or on trouve dans l'homme la raison suffisante de presque tous les symptomes,

ainſi qu'on s'en appercevra ſi on y fait attention ; donc preſque tous les ſymptomes ſont dus à l'action des parties qui conſtituent l'homme. Il faut en excepter les léſions évidentes produites par des cauſes externes, telles que les plaies, les contuſions, les fractures, qu'on ne doit point mettre au nombre des maladies, mais au rang des affections ou des vices.

151. Toute action eſt l'effet immédiat d'une force ; ou, ce qui revient au même, il n'y a point d'action ſans force ; & celle ci ſuppoſée, l'action s'enſuit néceſſairement, à moins qu'on ne lui oppoſe une réſiſtance égale. (*Ontolog. 728.*) Comme donc la plupart des changemens morbifiques ſont occaſionnés par l'action des parties qui compoſent le corps humain, il s'enſuit qu'il y a en lui des forces capables de changer ſon état, & de produire des ſymptomes ; & les maladies, ſi l'on en excepte les affections, dépendent toutes des forces de l'homme.

152. Tout être qui peut exercer ſes forces ou agir, eſt appellé *puiſſance* ou *faculté active* (*Ontol. 716.*) : or puiſque dans l'homme les parties tant ſolides

que fluides, la ſubſtance incorporelle ou l'ame exercent leurs forces, agiſſent mutuellement l'une ſur l'autre, & que c'eſt dans cette action réciproque que conſiſte la vie, il s'enſuit qu'on doit attribuer pour l'ordinaire les changemens morbifiques aux puiſſances ou facultés actives du corps & de l'ame.

153. C'eſt de quoi l'on ſe convaincra encore mieux ſi l'on fait attention aux différentes claſſes des maladies, telles que les fievres, les inflammations, &c. car quoiqu'elles ſoient occaſionnées par l'application ou l'introduction des corps externes, elles ne ſe manifeſtent jamais, à moins que les forces de l'homme ne ſe déploient, & qu'il ne ſurvienne des changemens dans le corps, leſquels ſont toujours produits par les forces des ſolides, des fluides, ou du principe vital & ſenſitif.

154. On trouve dans un cadavre les facultés communes aux végétaux & aux machines hydrauliques, telles que la gravité, l'attraction, l'élaſticité, & ce qui en dépend peut-être, le mouvement putréfactif & fermentatif, la diſſolution, la relaxation, la condenſation, la végétation des poils & des

ongles, la chute & la pression des fluides sur les parties inférieures, le changement de couleur, d'odeur & de fermeté, en un mot les symptomes qui résultent du changement des qualités, & quelques-uns de ceux qui consistent dans les excrétions, mais en très-petit nombre, parce qu'il y a peu d'excrétions qui se fassent indépendamment du sentiment & du mouvement musculaire; mais on n'y apperçoit aucun des changemens qui dépendent de la perception, de l'appétit, du mouvement musculaire, du mouvement du pouls, de la circulation & de la respiration, parce que ces fonctions exigent la présence & l'action de l'ame; d'où il suit que tous les changemens spontanés qui arrivent dans l'homme dépendent des facultés du corps ou de l'ame; les premieres sont communes aux végétaux, & les secondes propres aux animaux.

155. Le *principe* est ce qui contient en soi la raison suffisante de l'existence possible d'une chose, ou ce qui la fait concevoir comme possible. Les Pathologistes, qui se mettent peu en peine d'éviter les équivoques, lui donnent

le nom de *cause éloignée*, quoiqu'il y ait beaucoup de différence entre la cause & le principe ; & c'est ce qui occasionne une confusion étrange dans la Médecine. « La cause, dit M. *Astruc*, » est ce qui produit la maladie, & nous » voudrions bien, ajoute-t-il, restreindre à cela la signification de ce mot, » si l'usage le permettoit ». Mais il me permettra de lui dire qu'un abus ne sauroit jamais passer en usage, & qu'un homme raisonnable doit plutôt se laisser guider par la raison que par les usages qui lui sont contraires. Il convient lui-même qu'il est extrêmement difficile de définir la cause, & que par un usage reçu, on donne le même nom, tant aux causes *efficientes* qui produisent effectivement les maladies, qu'aux *causes*, ou, pour mieux dire, aux *conditions sans lesquelles les maladies ne sauroient avoir lieu*, conditions dont la présence ne cause point la maladie, mais dont l'absence empêcheroit qu'elle ne fût produite.

156. Les principes sont les conditions, les occasions, les circonstances, la matiere, l'instrument, la fin, & la cause évidente.

Supposons qu'un grumeau de sang obstrue une petite artere, ou une petite veine, il ne s'ensuit pas par-là même que ce vaisseau se dilate & s'enfle. Ce grumeau n'est donc point la cause de la tumeur, mais ce qui s'ensuit, c'est la possibilité de la dilatation; on peut donc le regarder comme le principe de la tumeur, & comme un principe *matériel*, parce qu'il en fait partie. Et comme à son tour le vaisseau enflé est une partie organique, qui entre dans la composition de la tumeur, il doit être regardé aussi comme le *principe organique*; le siege & l'*instrument* de la tumeur.

Si l'adhérence de ce grumeau, qui par lui-même ne cause point la tumeur, est nécessaire à sa production, comme plusieurs le pensent, elle devient alors une *condition* ou un *principe sans lequel* il n'y auroit point de tumeur. Si le principe n'est point nécessaire pour sa formation, comme la petitesse du vaisseau, il est regardé comme l'*occasion* de la tumeur, parce qu'il facilite l'effet, au cas que la cause existe. S'il n'est ni nécessaire, ni utile, mais uniquement présent, comme la rougeur & l'acrimonie du ſang, on l'appelle alors ſimplement *circonſtance*. Le but que ſe propoſe un agent s'appelle *fin*. Par exemple, ſi la tumeur eſt excitée afin de purger le ſang du venin qu'il contient, cette dépuration, que d'autres appellent *cauſe finale*, eſt la fin de la tumeur, ou le but que l'agent ſe propoſe. Si la tumeur eſt occaſionnée par le relâchement des vaiſſeaux, ou par l'épaiſſiſſement du ſang enſuite d'une mauvaiſe digeſtion, comme ces choſes n'agiſſent que d'une maniere paſſive dans la production de la tumeur, & ne ſont que des diſpoſitions antérieures dans le corps, on les appelle principes proégumenes, ou *prédiſpoſitions*, & telles ſont la pléthore, l'épaiſſiſſement, l'intempérie, l'acrimonie, &c. Si l'occaſion de la tumeur eſt active, comme l'impétuoſité, l'effort, la preſſion du ſang, quoiqu'inſuffiſante par elle-même pour produire cet effet, ou la colere, la vociſération, la courſe, qui produiſent cette impétuoſité ou cet effort; on l'appelle *principe procatarctique*, ou excitant, en Grec *prophaſis*, toutes les fois qu'il eſt évident & externe.

157. La *cauſe* eſt ce qui fait conce-

voir l'existence actuelle d'une chose, en quoi elle differe du principe, qui fait concevoir, non point son actualité, mais seulement sa possibilité. Une chose est possible, lorsqu'elle n'implique aucune contradiction; mais de ce qu'elle peut exister, il ne s'ensuit pas qu'elle existe. De ce que le principe existe, il ne s'ensuit pas que ce que les Scholastiques appellent *principiatum*, doive nécessairement exister; mais la cause supposée, l'*effet* s'ensuit nécessairement, sans qu'il soit nécessaire de faire d'autre supposition, & il cesse d'exister, dès qu'elle n'existe plus. La cause n'est telle qu'autant qu'elle produit un effet, ou une chose différente d'elle; d'où il suit qu'il ne peut y avoir d'effet sans cause, ni de cause sans effet. Ce qui existe actuellement est possible, mais la cause fait concevoir l'actualité, donc à plus forte raison la possibilité; d'où il suit que la cause est une espece de principe: un exemple va éclaircir toutes ces définitions.

158. La puissance par laquelle les vaisseaux du corps humain résistent à l'effort qu'on fait pour les allonger, ou tendent à se raccourcir, s'appelle *con-*

tractilité ; & celle par laquelle ils résistent à leur rupture, ou ils restent unis, *ténacité*.

159. La pression des fluides, qui agit perpendiculairement sur les parois des vaisseaux, s'appelle *pression latérale*.

160. La force avec laquelle la colonne d'un fluide agit sur la base de celle qui le devance suivant l'axe du vaisseau, s'appelle *force progressive*, ou pression suivant l'axe.

161. La cause de la tumeur en général est l'excès de la pression latérale sur la contractilité du vase ou des vaisseaux. *Démonstration*. Les vaisseaux ne peuvent s'enfler que lorsqu'ils sont distendus par les fluides qu'ils contiennent; mais ils ne peuvent être distendus que par la pression latérale ; car les fluides agissent perpendiculairement sur la surface comprimée ; & les vaisseaux dans l'état de santé ne résistent à la pression des fluides, qu'autant que leurs fibres longitudinales & orbiculaires font effort pour se raccourcir, ou que la pression latérale du fluide est contrebalancée par la contractilité des vaisseaux. Lors donc que la force de la pression latérale l'emporte sur celle de la

contractilité, il faut néceſſairement que les fibres des vaiſſeaux s'allongent; & comme la preſſion agit perpendiculairement ſur eux, & que la direction paſſe par l'axe du vaiſſeau, il faut encore que les fibres s'éloignent de l'axe; mais les fibres & les parois du vaiſſeau ne peuvent s'écarter de l'axe que le vaiſſeau ne s'enfle; il s'enſuit que la preſſion latérale excédant la contractilité du vaiſſeau, il faut néceſſairement que le vaiſſeau s'enfle: ce qu'il falloit démontrer.

162. Il ſuit de là que la contractilité du vaiſſeau demeurant la même, il s'enflera, ſi la preſſion latérale du fluide augmente.

163. Il ſuit encore que la preſſion latérale demeurant la même, le vaiſſeau s'enflera, ſi ſa contractilité diminue.

164. Il ſuit encore que le volume de la tumeur eſt en raiſon composée de la directe de la preſſion latérale, & de l'inverſe de la contractilité.

165. Il eſt évident encore, que la contractilité du vaiſſeau étant anéantie, comme il arrive par ſa rupture, ou ce qui en eſt une ſuite, que la preſſion latérale

latérale des fluides venant à cesser, il ne peut se former aucune tumeur. Il s'ensuit donc que les limites dans la grosseur de la tumeur sont les mêmes que celles de la contractilité du vaisseau, & celles de la pression des fluides.

166. La pression vive, ou la collision que souffrent les vaisseaux, à chaque battement du cœur, est la même que celle qui agit sur la base de la colonne du fluide qui va devant : or celle-ci est comme le quarré de la vîtesse respective des colonnes, savoir, de celle qui précede & de celle qui suit; donc l'intensité de la tumeur, la contractilité du vaisseau demeurant la même, est proportionnée à ce quarré de la vîtesse respective.

167. La pression qu'un fluide exerce sur les parois d'un vaisseau, est toujours proportionnée à la force du piston du cœur qui le pousse ; mais celle-ci est la mesure de la plus grande vîtesse que le sang peut acquérir dans le vaisseau ; car cette force, suivant les principes de l'Hydrodynamique, est comme le quarré de sa vîtesse ; d'où il suit que le sang qui précede venant à retarder, cette force est la mesure de

la pression latérale, qui cause la tumeur par son excès.

168. Il suit de-là, en supposant la même contractilité dans le vaisseau, que la tumeur sera la plus grande qu'il est possible, lorsque le sang pressera les parois du vaisseau avec toute la force qu'il reçoit du cœur ; ce qui arrive lorsque le vaisseau est entiérement obstrué, & que dans ce cas la tumeur augmentera ou diminuera selon que le cœur aura plus ou moins de force, ainsi qu'il arrive dans la petite vérole, dans laquelle les pustules disparoissent lorsque la pression vitale diminue.

169. Il suit encore de-là que la tumeur, la force du cœur demeurant la même, doit être plus grande dans les veines que dans les arteres, parce que (*Hæmastat. Gall. p. 251.*) les veines étant obstruées, la pression latérale est plus forte, & la contractilité moindre ; d'où il résulte que l'excès qui cause la tumeur est plus grande aussi.

170. Les effets entiers sont proportionnels à leurs causes. *Wolf. Mechan.* 24.

171. Voici une autre regle pour connoître la cause & la distinguer du principe, ainsi qu'on peut s'en con-

vaincre par les exemples ci-dessus. En effet, puisque l'excès de la pression latérale sur la contractilité du vaisseau cause la tumeur, il s'ensuit que celle-ci doit augmenter ou diminuer à proportion que cet excès (162--169.) augmente ou diminue.

172. Si l'on coupe un vaisseau en travers, comme le sang qui précede & qui s'écoule n'oppose aucune résistance à celui qui suit, ils coulent avec la même vîtesse l'un & l'autre; il n'y a plus aucune vîtesse respective, ni par conséquent aucune pression latérale, ni suivant l'axe du vaisseau, (166) comme on peut le voir dans l'*Hæmastatique Françoise* (*pag.* 247. *n.* 100.) & la tumeur disparoît sur le champ.

173. Lorsqu'on lie une veine, la tumeur est beaucoup plus grosse que si on lioit une artere de même diametre, parce que dans l'état de santé la contractilité de la premiere étant moins grande que celle de la seconde, & d'ailleurs la pression latérale étant la même dans l'un & l'autre cas (168.), l'excès de la pression latérale sur la contractilité est plus grand dans la veine.

174. Les mêmes cauſes produiſent toujours les mêmes effets dans les mêmes circonſtances. *Hamberger, Phyſ. num. 18.*

On prétend dans les Ecoles, faute de définitions exactes, qu'un même effet peut avoir pluſieurs cauſes. Cette erreur vient de ce qu'on donne le nom de cauſe, non point à la cauſe entiere, mais à une de ſes parties dans un effet entier compoſé, ou à l'occaſion ou au ſujet de la cauſe, ou à quelque principe; en un mot, de ce qu'on confond en quelque maniere la cauſe avec ce qui ne l'eſt point; mais c'eſt mal à propos, vu *que le même effet eſt toujours produit par la même cauſe prochaine efficiente.* Id. ibid.

175. Ceux qui aſſignent pour cauſe de la tumeur la ſtagnation du ſang dans les vaiſſeaux, n'aſſignent pour cauſe (168) qu'un principe; & s'ils ſont une fois imbus de cette erreur, ils croiront aiſément que le même effet peut être produit tant par cette ſtagnation, que par la preſſion latérale la diminution de la contractilité, & par pluſieurs autres cauſes, ainſi qu'ils les appellent; & cela étant, il n'eſt pas étonnant que

la confusion des noms occasionne celle des idées (95.)

176. Pour soutenir cette opinion, ces Philosophes alleguent l'exemple du soleil qui durcit la boue & qui fond la cire, d'où ils concluent qu'une même cause peut produire différens effets. Mais il est bon de remarquer que le soleil est le principe, mais non point la cause qui durcit la boue; car si l'humidité ne s'exhaloit, & si les molécules terrestres ne se rapprochoient & ne se touchoient dans un plus grand nombre d'endroits, ou par des surfaces plus larges, le soleil ne durciroit jamais la boue, quoique avec le même degré de chaleur. Il n'en est pas de même de la cire, ses molécules n'exhalent aucune humidité; mais étant entourées du fluide lumineux comme d'un atmosphere extrêmement subtil, le nombre & l'étendue des points de leur contact, diminuent, & par-là elles acquierent de la fluidité. Lorsqu'on confond les mots, il faut nécessairement qu'on confonde les choses.

177. Il n'y a point de science, si l'on en excepte la Théologie, dans laquelle les erreurs soient plus dange-

reuses quela Médecine, & cependant il n'y en a point où l'on en commette davantage. La principale source de ces erreurs est qu'on prend pour cause ce qui ne l'est point; *post hoc, ergo propter hoc; un phénomene vient à la suite d'un autre; il en est donc l'effet?* Raisonnement aussi commun que pitoyable.

178. Pour qu'une chose puisse être regardée comme la cause d'une autre, il ne suffit pas que la présence ou l'absence de la premiere amene avec elle la présence ou l'absence de l'autre; il faut encore qu'elle contienne la raison suffisante de son existence actuelle, & que l'effet soit proportionné à l'intensité de la cause; & comme tout effet est un changement, & que celui-ci ne peut être effectué sans une force capable de le produire (150.); il est nécessaire que ce qu'on regarde comme cause, ait une force suffisante pour produire l'effet qu'on lui attribue, autrement l'un ne pourroit servir à faire conclure l'existence de l'autre, ainsi qu'on le verra par des exemples.

179. Un homme qui voit cingler un vaisseau à pleines voiles, & qui le voit s'arrêter lorsqu'on les abbat, auroit tort

de regarder la tension des voiles comme la cause de son mouvement, vu que par elle-même elle est incapable de le produire. Lorsque les hirondelles paroissent, les arbres végetent, & ils cessent de le faire, lorsqu'elles disparoissent; mais il ne s'ensuit pas de là qu'elles soient la cause de cette végétation, puisqu'elles ne sauroient faire monter la seve dans leurs vaisseaux. Les causes que l'on assigne à la plupart des maladies ne sont pas moins ridicules. Le sang qui s'arrête dans les vaisseaux retarde le mouvement de celui qui lui succede, bien loin d'accélérer son cours, ainsi qu'il arrive dans la fievre; cependant on assigne cette stagnation pour cause de la fievre, ainsi que des tumeurs. C'est ainsi encore qu'on attribue les convulsions à la pression du cerveau, parce que l'on confond les principes avec la cause. De même, les Astrologues attribuent les événemens à l'aspect ou à la situation respective des astres, comme s'il y avoit quelque nouvelle force dans cette situation.

180. Rien, entant que cause, ne peut être connu par les sens, (*Ham-*

berger, *Phys. præfat.* 35.) ni par conséquent entant qu'il est l'effet d'un autre; & en effet, la déduction des conséquences n'est point du ressort de la simple perception, ni une opération des sens, mais du ressort de l'entendement, & ce n'est qu'à l'aide du raisonnement qu'on peut tirer des conséquences. Or puisque la cause est ce dont on conclut l'existence actuelle d'une chose, il s'ensuit que les sens ne peuvent l'appercevoir. L'expérience est la connoissance des choses que nous découvrons en ne réfléchissant que sur nos perceptions (*Wolff. Log.* 664.); d'où il suit, quoi qu'en disent les Scholastiques, que ni l'observation, ni l'expérience ne peuvent nous faire connoître ni les causes, ni les effets, entant que tels.

181. Le pronostic est la connoissance de la cause; & la certitude de l'un dépend de la certitude de l'autre.

Nous ne présageons une chose avec certitude qu'autant que nous connoissons celle dont l'événement dépend, ou la liaison nécessaire qu'il a avec elle. Or toute cause amene nécessairement son effet; donc plus nous serons certains que la cause existera, & plus certainement nous prédirons l'exiſtence de ſon effet. Le principe au contraire ne prouve que la poſſibilité de l'événement, & le principe peut exiſter ſans que l'événement s'enſuive ; de ſorte qu'on peut le conjecturer ſur l'exiſtence du principe, mais non point le prédire avec certitude. L'utilité de la connoiſſance de la cauſe l'emporte autant ſur celle du principe, que la certitude l'emporte ſur la ſimple conjecture. Comme un navire ne cingle que par l'excès de la force du vent & du courant de l'eau ſur la réſiſtance qu'oppoſent l'inertie du vaiſſeau & la vîteſſe de l'eau, ſi je connois exactement cet excès, je pourrai calculer au juſte la vîteſſe du vaiſſeau, la prédire, & la déterminer, parce que la cauſe étant donnée, il eſt impoſſible qu'elle ne produiſe ſon effet; de même connoiſſant la cauſe d'une maladie & des ſymptomes qui la caractériſent, je puis les prédire avec certitude.

182. Le diagnoſtic des maladies eſt fondé ſur la connoiſſance des ſymptomes; mais la définition eſt l'énumération des ſymptomes néceſſaires pour

connoître le genre & le distinguer (74), donc le diagnostic des maladies dépend de la bonté de la définition.

183. Si les symptomes sont tellement liés avec une autre chose, que leur existence actuelle en dépende, & que nous connoissions cette connexion, nous savons alors qu'ils en sont l'effet, ou que cette chose en est la cause, & cette connoissance exacte que nous avons des symptomes & de leur connexion avec les causes, constitue toute la science des diagnostics & des pronostics.

184. Le signe est ce qui fait connoître qu'une chose est, a été, ou sera (*Ontolog. 952.*); mais les symptomes sont tellement liés avec leurs causes, qu'ils ne peuvent exister que celles-ci n'existent ou ne suivent; donc les symptomes sont les signes des causes présentes ou antécédentes; & les maladies étant un concours de plusieurs symptomes liés entr'eux, il s'ensuit donc que puisque les symptomes nous font connoître ce concours & cette connexion, ils sont des signes certains des maladies.

185. Les principes admis, la maladie

eſt poſſible ; d'où il ſuit que les principes ſont des ſignes probables des maladies plus ou moins certains, ſelon qu'il y a plus ou moins de cas tous également poſſibles, dans leſquels ces principes ayant eu lieu, telle maladie a exiſté ordinairement.

186. Si l'on jette deux dés ſur une table, comme il y a trente-ſix façons différentes & également poſſibles, ſuivant leſquelles ces dés peuvent montrer leurs points, les dés jetés, la probabilité que l'on a que le point donné paroîtra, eſt à la certitude comme 1 à 36. Si le point donné eſt 7, comme ce point peut venir de ſix façons également poſſibles, la probabilité eſt le 6e. de la certitude.

187. La *vraiſemblance* eſt une probabilité, qui eſt à la certitude dans un plus grand rapport que 1 à 2. Par exemple, il y a plus de dix-huit cas dans leſquels on peut faire avec deux dés les nombres 7, ou 6, ou 8, ou 4, car on en compte 20. Il eſt donc vraiſemblable qu'avec deux dés, on fera l'un de ces points.

188. L'*incertitude* eſt une probabilité moindre qu'une demi-certitude ; com-

me donc parmi trente-six cas possibles, il n'y a que six façons dont le nombre 7 puisse arriver, il n'est point vraisemblable, mais incertain que l'on amene le point 7 du premier coup de dé.

189. Le *doute* est une probabilité qui vaut une demi-certitude; si donc de trente-six cas possibles, il y en a dix-huit qui favorisent l'événement, celui-ci est incertain. Si dans une maladie, par exemple, un tel événement dépend du concours fortuit d'autant de symptomes que l'événement contraire, il est douteux lequel des deux arrivera.

190. La *possibilité* est le premier & le plus petit degré de la probabilité, & ne differe en rien de l'ignorance. Voyez la Logique de *s'Gravesande*.

191. Plus on est certain de la cause d'une maladie, plus le pronostic est sûr, ou, ce qui revient au même, plus la vraisemblance de l'événement approche de la certitude; plus on apperçoit de principes de la maladie, plus la probabilité approche de la vraisemblance, ou plus le pronostic est vraisemblable.

192. Le *danger* est un état dans lequel il y a de la possibilité que la maladie ait une issue funeste. Par exemple,

il y a danger de mort dans une maladie, lorſque toutes choſes étant d'ailleurs égales, il y a autant de gens qui en meurent, que de gens qui en échappent; cela s'appelle un *danger ſimple.* S'il y a un plus grand nombre de cas poſſibles de convaleſcence que de mort, le *danger eſt médiocre;* s'il y en a moins, le *danger eſt grand;* & dans ce cas on dit que la maladie eſt *mortelle;* parce qu'il eſt vraiſemblable que le malade mourra, & qu'il eſt *incertain* qu'il meure dans l'autre cas.

193. La probabilité eſt d'autant plus grande, ou d'autant moindre qu'elle eſt plus ou moins fondée. La probabilité qui eſt fondée ſur la connoiſſance du principe eſt d'autant moindre, qu'il y a moins de vraiſemblance que ce principe contribue à la maladie.

194. Si l'on peut démontrer que l'effet eſt proportionné à la cauſe, la connoiſſance philoſophique emprunte toute ſa certitude de la Mathématique (*Wolf. diſc. præf.* 27.). Par exemple, ſi l'on démontre que l'augmentation de l'anévriſme eſt proportionnée dans un cas donné, à la force impulſive du cœur, ou à la hauteur à laquelle le

ſang peut monter dans un tube vertical qu'on inſéreroit dans l'aorte, ſuppoſé que la contractilité de l'artere ne varie point, & que, lorſque la force impulſive du cœur demeure la même, l'accroiſſement de l'anévriſme eſt proportionné à la ductilité de l'artere; cette connoiſſance mathématique rend la philoſophique auſſi certaine & auſſi utile qu'elle peut l'être.

195. Il s'enſuivra de là que les expériences s'accorderont avec les principes de l'Etiologie. En voici une, par exemple, qui lui ſert de preuve. Que l'on prenne deux veſſies de même capacité, l'une d'homme & l'autre de cochon, & qu'on y attache deux poids égaux, pour voir laquelle des deux eſt plus ductile, ou s'allongera davantage dans le même eſpace de temps. Cela fait, ſi l'on inſere perpendiculairement un tuyau dans leurs orifices, & qu'on les rempliſſe d'eau à la même hauteur, on verra que le gonflement de l'une & de l'autre ſera en raiſon de leur ductilité, ou dans l'inverſe de leur contractilité, & que rempliſſant enſuite les tuyaux à des hauteurs inégales, leur gonflement, toutes choſes étant d'ail-

leurs égales, sera proportionné à la hauteur de l'eau. Il faut avoir égard au temps que l'on met à faire l'expérience, car plus la vessie est distendue longtemps, plus sa ductilité augmente, & plus elle se gonfle.

196. L'*effet simple* est celui dans lequel on ne fait attention qu'à un seul changement, comme dans la tumeur en général; le *composé* est celui dans lequel on en considere plusieurs, comme dans la tumeur rouge, dolorifique, pulsative, dure, &c.

197. Il faut examiner à part la cause du phénomene simple, avant que d'en venir à celle des phénomenes réunis, autrement on est sujet à commettre quantité d'erreurs en Médecine. Par exemple, une tumeur bat, parce que dans des intervalles sensibles, la pression latérale surpasse la contractilité du vaisseau ou de la partie tuméfiée : elle est rouge, parce que la partie réfléchit les rayons qui sont de cette couleur, & absorbe la plupart des autres, comme le démontre M. *Newton*; elle réfléchit quantité de rayons rouges, parce que le sang, qui est lui-même rouge, teint la plus grande partie de sa super-

ficie, qu'il s'insinue dans un plus grand nombre de vaisseaux lymphatiques, & parce que les vaisseaux sanguins étant distendus, ils sont plus gros & plus saillans, & que leurs tuniques sont transparentes. On y sent de la douleur, parce que les fibres nerveuses répandues dans les parois des vaisseaux se distendent : enfin la tumeur est dure, parce que le sang, par sa résistance, l'empêche de céder à la pression des doigts, de se réduire en un moindre volume, & de changer de figure.

198. Une tumeur accompagnée de ces symptomes, & dans laquelle on sent une chaleur violente, s'appelle une tumeur inflammatoire ; & comme tous ces symptomes peuvent s'expliquer par l'excès de la pression latérale alternative, sur la contractilité des vaisseaux, excès qui dans ce cas est dû à l'augmentation réelle de la pression latérale, il s'ensuit que cet excès est la cause de la tumeur inflammatoire.

199. Comme tous les hommes ne conçoivent pas la même chose de la même façon, & que cela dépend du plus ou moins de connoissance qu'ils ont de la Philosophie, il arrive de là

que ce que l'un regarde comme la cauſe d'une maladie, ne paroît point telle à un autre; d'où vient qu'abſolument parlant, on ne doit admettre pour cauſe d'une maladie que celle qu'on peut démontrer être telle. On peut voir dans l'*Hæmaſtatique Françoiſe*, à l'article de l'inflammation, comment on peut démontrer ce que nous venons de dire ſur la cauſe des tumeurs inflammatoires.

200. Tout corps perſévere dans ſon état, à moins que quelque force extérieure ne l'oblige à le changer; c'eſt là la premiere loi établie dans l'Univers (*Newton*, *leg. 1.*), & il n'y a pas d'autre raiſon de cette loi que la volonté de Dieu; de ſorte qu'on ne peut mettre cette perſévérance d'état au nombre des effets naturels.

201. Le changement de mouvement eſt proportionné à l'impreſſion de la force motrice, & ſe fait ſuivant la ligne droite qui eſt dans la direction de cette force (*Newton*, *leg. 2. ibid.*). La plaie eſt une ſéparation mécanique des parties ſolides de l'animal, qui étoient auparavant unies; & elle ſe fait mécaniquement, lorſque les forces qui l'infligent, agiſſent à raiſon de la maſſe,

de la figure, de la vîtesse & de la situation qui peuvent tomber sous les sens.

202. L'adhérence des parties continues vient de ce qu'elles se touchent par quantité d'endroits, & cette cohésion est plus ou moins grande, selon qu'il faut un poids plus ou moins pesant pour les désunir. Cette force de cohésion s'évanouit pour peu que ces parties s'écartent, parce qu'elle décroît en raison doublée des distances. La force par laquelle les fibres & les membranes tendent à se raccourcir, ou la contractilité élastique, demeure en équilibre avec celle de cohésion, jusqu'à ce que ces contacts diminuent, la solution de continuité faite, la contractilité sépare aussi-tôt les levres de la plaie, & leur fait prendre une figure circulaire, de maniere que l'épée n'a pas plutôt percé la peau, que la plaie excede la grosseur du fer. Le sang distendant la veine ou l'artère, fait effort pour séparer leurs fibres, d'où il arrive que le vaisseau de même que l'anévrisme s'ouvrent & se percent quelquefois.

203. La cause des plaies n'est autre

chose que la force qui désunit les fibres; entant qu'elle l'emporte sur leur ténacité ou leur adhérence (158): or comme cette force est tantôt intérieure, & tantôt extérieure, ainsi qu'on l'a vu ci-dessus, & qu'elle résulte de celle qui est appliquée, par exemple, de celle d'une épée, de l'impétuosité du sang, &c. & de la force naturelle des parties, ou de leur contractilité; il s'ensuit que plus la force de l'instrument & la contractilité sont grandes, la ténacité demeurant la même, & plus la plaie l'est aussi, & que la force de l'instrument & de la contractilité demeurant la même, moins l'adhésion des parties est forte, & plus la plaie est grande encore. Il suit encore de là qu'une plaie peut se former d'elle-même, sans que l'effort du sang augmente, & sans aucune lésion externe, si la contractilité l'emporte sur l'adhérence, ainsi qu'il arrive dans les rhagades causées par le froid. Que si la contractilité & la violence du coup sont grandes, & l'adhésion petite, la plaie est en raison composée de chacun de ces principes. Il suit encore qu'une plaie ne peut avoir lieu que l'adhésion des parties l'emporte ſur les forces extérieures ou naturelles qui tendent à les déſunir ; & c'eſt ce qui fait qu'un léger effort ne peut cauſer une plaie, & que celle-ci ſe guérit toutes les fois que la nature ou l'art rapprochent ſes levres, & que les interſtices ſe rempliſſent par l'accrétion des vaiſſeaux au point qu'elles ſe réuniſſent, & qu'elles recouvrent leur adhérence & leur ténacité naturelle. Il eſt donc faux que la cauſe d'une plaie puiſſe exiſter ſans que la plaie ait lieu, & que la plaie ſubſiſte lorſque la cauſe eſt ôtée, à moins qu'on ne prenne pour cauſe l'inſtrument qui n'en eſt que le principe.

204. Le Médecin ne doit pas être moins attentif à diſtinguer la cauſe de la maladie de ce qui ne l'eſt point, qu'un Juge l'eſt à diſtinguer le témoin d'un crime de celui qui l'a commis, puiſque dans l'un & l'autre cas il s'agit également de la vie des hommes. On ne peut faire cette diſtinction à moins qu'on ait une connoiſſance parfaite de la cauſe & du principe, ce qui ſuppoſe une définition claire & exacte. Ceux-là n'ont pas une idée exacte de la cauſe, qui ſe ſervent de l'exemple d'une plaie

pour prouver que la cauſe peut ceſſer ſans que l'effet ceſſe, parce qu'ils confondent tantôt l'inſtrument avec la cauſe, tantôt la plaie avec l'ouverture ſubſiſtante de ſes levres; mais cette ouverture une fois faite, doit ſubſiſter, *par la premiere loi de Newton*, & ſuivant *la ſeconde loi*, elle ne peut être produite que par l'excès de la force diviſante. De ſon côté l'inſtrument par lui même ne ſauroit faire une plaie, à moins qu'un agent ne lui imprime une force ſupérieure à la ténacité des parties.

205. Le *concours* de pluſieurs ſymptomes liés entr'eux, que les Grecs appellent *ſyndrome*, forme la *maladie*. Telle eſt la définition que les Anciens en ont donnée, ſuivant M. *le Clerc dans ſon Hiſtoire de la Médecine, pag. 345.* on définit le concours une réunion de pluſieurs ſymptomes qui coexiſtent, ou qui ſe ſuccedent les uns aux autres; une définition eſt préférable aux autres, lorſqu'elle fournit des ſignes qui ſervent à connoître le défini & à le diſtinguer de toute autre choſe. Or comme les ſymptomes, de même que leur concours, tombent ſous les ſens, & qu'on ne peut connoître la diſpoſition des

parties internes, il s'ensuit qu'on doit préférer la définition prise des symptomes à celle qui est tirée de la disposition intérieure des parties. D'ailleurs cette définition est très-ancienne, si l'on en excepte celle d'Hippocrate, qui définit la maladie, *tout mal-aise notable & constant*; elle est conforme au langage ordinaire des Praticiens. En effet, on définit chaque maladie particuliere, comme l'apoplexie, la syncope, la dyssenterie, la pleurésie par leurs symptomes, d'où il suit qu'on doit définir pareillement la maladie en général par l'assemblage des symptomes.

206. Il n'y a point de maladie, si simple qu'elle soit, qui n'ait plusieurs symptomes, & quoiqu'il suffise d'en énoncer quelques-uns dans la définition, cela n'empêche pas qu'il n'y en ait un plus grand nombre, ainsi qu'on peut s'en convaincre par l'exemple de la cataracte ou de l'*amaurose*. Indépendamment de la perte de la vue, on apperçoit dans les yeux d'un aveugle des défauts apparens, comme un glaucome, une cataracte, ou bien sa prunelle est affectée d'un *mydriase* & d'immobilité, comme dans la goutte sereine;

de plus, les aveugles présentent toujours leurs mains en marchant, de peur de donner de la tête contre les corps qu'ils rencontrent, & tournent les yeux vers le ciel en plein jour, de maniere que ceux qui sont accoutumés à en voir, les reconnoissent à leur démarche, à leurs gestes, & à plusieurs autres marques semblables. La *colique* est une maladie simple dont la douleur paroît être l'unique symptome inséparable, mais cette douleur est dans le fait accompagnée de plusieurs autres symptomes, tels que l'insomnie, la contorsion du visage, la contraction du corps, la difficulté de respirer, la constipation, la dysurie, les borborygmes, &c.

207. Comme rien ne se fait sans une raison suffisante, il dit y en avoir une qui fait que certains symptomes concourent, c'est-à-dire, coexistent, ou se succedent les uns les autres & sont liés entr'eux; & cette raison n'est autre que la connexion des organes que la maladie affecte; de la matiere morbifique, qui se jette sur plusieurs parties à la fois; des facultés ou des puissances qui se prêtent mutuellement du secours pour corriger cette matiere

ou pour la chasser ; d'où il suit qu'il y a entre ces choses & les symptomes, la même connexion qu'entre les principes & les événemens, la cause & l'effet. La cause de la maladie est donc ce qui contient la raison du concours actuel des symptomes qui sont liés entr'eux ; or comme tout symptome est un changement sensible dans les fonctions ou les qualités, & que la cause de ce changement réside dans les facultés tant du corps que de l'ame (152), & par conséquent dans les forces corporelles & animées, il suit que les forces corporelles & animées renferment la cause de toutes les maladies. C'est donc ici le lieu d'en parler avant que d'aller plus avant.

Des Forces animées.

208. On donne le nom de *force* à tout ce qui contient une raison suffisante de l'existence d'une action (*Ontolog. 722*), la force est donc une cause dont l'effet est appellé *action*. Toute force suppose une faculté; car là où il n'y a ni puissance ni faculté, il ne peut y avoir d'action ; mais il ne s'ensuit pas de ce que la faculté existe

existe, que l'action doive s'ensuivre, parce qu'on ne peut pas conclure de la puissance à l'acte (152). Entre les facultés de l'homme, il y en a qui lui sont communes avec les animaux, & d'autres qui lui sont communes avec les végétaux (154). Les actions propres aux animaux sont celles qu'on remarque dans l'homme, & qu'on n'observe point dans les plantes. Par exemple, tout le monde sait que les plantes n'ont ni connoissance ni appétit, & par conséquent ni sentiment ni volonté; il n'y a en elles aucun mouvement musculaire, vu qu'elles n'ont point de muscles, ni aucun faisceau de fibres, qui en se raccourcissant tirent à elles les parties qui y sont attachées, & personne ne sauroit démontrer que les mouvemens de la sensitive soient musculaires. On ne sauroit non plus leur attribuer un cœur qui se meuve, puisque le cœur est un muscle, & qu'elles n'en ont aucun. Elles n'ont donc ni cœur ni battement de vaisseaux, ni circulation *suivant Hales*, ni respiration pareille à celle des quadrupedes. Mais toutes ces fonctions se trouvent dans l'homme, & toutes le diſtinguent entiérement des végétaux.

209. C'eſt à tort que les modernes ont banni les facultés des Ecoles de Médecine, pour leur ſubſtituer une matiere ſubtile; ſeroit-ce parce que leur eſſence nous eſt inconnue? Mais ſur ce principe, ils auroient dû également bannir les noms d'élaſticité, de gravité dont on ignore l'eſſence; ou ſeroit-ce parce qu'il eſt à craindre qu'on ne donne que des noms en place des choſes? On voit cependant que les Mathématiciens emploient les lettres *x* & *y* pour déſigner les quantités inconnues, & cela avec tant de ſuccès, qu'ils découvrent des vérités inacceſſibles aux autres Philoſophes. De même les Méchaniciens emploient dans la pratique des puiſſances animées, ils ſe ſervent du miniſtere des animaux, dont ils ignorent l'eſſence, & font entrer dans leur théorie des choſes dont ils ne connoiſſent les forces & les effets que par la ſeule expérience.

210. J'uſerai du même droit, & j'examinerai, à l'exemple des Méchaniciens, les facultés qui ſont propres à

l'homme, en tant que nous les connoissons par l'expérience; je les regarderai comme les causes des effets, & les principes de plusieurs fonctions, sans prétendre expliquer la maniere dont l'ame agit sur le corps, & mêler mon opinion avec celles de *Descartes*, de *Leibnitz* & d'*Aristote*. Il suffit que l'expérience journaliere nous montre que l'ame est le principe de l'entendement, de l'appétit, du mouvement musculaire, du mouvement du cœur & de la respiration, vu que ces mouvemens subsistent tant qu'elle est présente, & qu'ils cessent lorsqu'elle est absente, & qu'ils se ressentent des changemens & des affections qu'elle éprouve; ce qui a fait croire à Alphonse Borelli (*de motu animal. pag. 1.*) ce célebre Mathématicien, que l'ame étoit le principe de la vie. Ce sentiment s'accorde avec la foi & avec celui des Saints Peres; (*Pouget*, *Catech. Monsp. q. 1. s. 1. chap. 2.*) & si l'on en excepte un petit nombre de Cartésiens, il a été adopté par tous les Philosophes & par tous les Médecins depuis *Galien* jusqu'à nous, & entr'autres par *Riviere*, *Du Laurent*, *Baglivi*, *Lancisi*, & par plusieurs

Mathématiciens modernes, tels que *Cheyne*, *Porterfield*, &c.

211. Les principales facultés de l'ame sont au nombre de trois, elle *connoît*, elle *désire*, elle *meut*, & ces facultés ne se trouvent ni dans les végétaux ni dans les fossiles.

212. La faculté de connoître est de deux especes; l'inférieure est commune aux brutes, la supérieure ou l'entendement ne se trouve que dans l'homme.

213. L'inférieure comprend le sentiment, l'imagination, la mémoire & la reminiscence.

214. La supérieure, le raisonnement, l'attention, la réflexion, l'abstraction, l'esprit & la raison, dont nous parlerons à l'article des maladies qui privent l'homme de l'usage de la raison.

215. La faculté de désirer est de deux especes, l'une supérieure qui est propre à l'homme, & l'autre inférieure qui lui est commune avec les animaux.

216. La premiere est l'inclination de l'ame pour un objet dans la vue du bien qu'elle y apperçoit distinctement, & on l'appelle *volonté*; ou son éloignement pour un objet à cause du mal

qu'elle y apperçoit distinctement, & *Wolff* l'appelle *noluntas*, *non volonté*.

217. La seconde est l'inclination de l'ame pour un objet dans la vue d'un bien qu'elle y apperçoit confusément, c'est-à-dire, à l'aide seule de la sensation, & on l'appelle *désir*, ou appétit sensitif. Ou l'éloignement de l'ame pour l'objet à cause du mal qu'elle y apperçoit confusément, & on l'appelle *aversion*. (*Psycholog. Empyr.* 381).

218. Le désir & l'aversion sont foibles ou violens; ces derniers s'appellent *passions*, & elles sont *agréables* ou *désagréables*, selon qu'elles sont excitées par le désir ou l'aversion.

219. La faculté de mourir est de deux especes; savoir, la *liberté* qui se détermine à agir par un acte exprès de volonté ou de non-volonté; & la *nature*, qui exécute ses mouvemens selon qu'elle y est déterminée par un sentiment de désir ou d'aversion.

220. Le mouvement qui dépend de la liberté, est ou volontaire ou involontaire.

221. Le *volontaire* est celui que nous aimons mieux exécuter qu'omettre, & qui ne répugne point à la nature;

par exemple, écrire à un ami, parler à ſa maîtreſſe.

222. Le mouvement involontaire eſt celui que l'on exécute malgré ſoi & avec répugnance (*Wolff. Philoſ. l. 501*). Tel eſt celui d'un criminel qui monte ſur le bûcher où il doit être brûlé, celui d'un homme qui tend ſon bras au Chirurgien pour le lui couper, malgré la répugnance naturelle qu'il a pour cette opération.

223. Le mouvement produit par la nature eſt ſpontané ou forcé.

224. Le mouvement *ſpontané* eſt celui auquel le plaiſir nous détermine du conſentement même de la volonté, comme de manger des mets agréables lorſqu'on a faim.

225. Le mouvement *forcé* eſt celui que nous exécutons contre notre volonté. C'eſt ainſi que nous faiſons des efforts pour aller à la ſelle dans le teneſme, que nous nous grattons juſqu'à nous écorcher, lorſque quelque partie du corps nous démange; nous aimerions bien mieux ne point éprouver ces ſortes de déſirs.

226. Les mouvemens tant libres que naturels dépendent de nous, & ſont

actifs; les autres que nous recevons de l'impreſſion des corps ou de la gravité, ſont purement *paſſifs*. On diviſe les mouvemens actifs en *accoutumés* & *inaccoutumés*.

227. Les mouvemens *inaccoutumés* exigent de la peine & de l'attention. Tels ſont ceux d'un homme qui apprend à danſer ou à écrire.

228. Les mouvemens *accoutumés* ſe font ſans réflexion & ſans peine, ſoit qu'on veille ou qu'on dorme. C'eſt ainſi qu'une femme babille ſans réflexion, qu'un ivrogne boit, malgré la réſolution qu'il a priſe de renoncer au vin, qu'un galeux ſe gratte en dormant.

229. Les mouvemens, eu égard au motif, ſont ou *indifférens* & arbitraires, ou *néceſſaires* d'une néceſſité morale.

230. Les mouvemens *indifférens* ſont ceux qu'il importe très-peu que nous exécutions ou que nous omettions. Par exemple, peu importe que nous marchions à droite ou à gauche, que nous reſtions aſſis, &c.

231. Les mouvemens *néceſſaires* ſont ceux qui dépendent de quelque paſſion de l'ame ou de la coutume. Par exem-

ple, les personnes timides tremblent au bruit d'un coup de canon; ceux qui sont sujets à la colere, frémissent & s'emportent lorsqu'on leur fait une injure; les personnes délicates, rendent les médicamens qu'elles ont pris; ceux qui sont accoutumés à babiller, ne peuvent retenir leur langue; les enfans d'un tempérament vif, ne peuvent rester en place.

232. On divise encore les mouvemens en *apparens* ou *externes*, & en *cachés* ou *internes*.

Les mouvemens *apparens*, tels que ceux des mains, des jambes, dépendent de nous, tant que notre esprit conserve sa liberté.

Les mouvemens *cachés & internes* se font souvent sans que nous nous en appercevions. On peut mettre de ce nombre la respiration, la déglutition de la salive, la contraction de la prunelle lorsque le jour est trop grand, la direction de l'œil vers les objets; & même malgré nous, comme le mouvement du cœur, de l'estomac, &c.

233. Il suit de ce qui précede, que les mouvemens auxquels on est accoutumé depuis long-temps, s'ils sont en

même temps internes & extrêmement néceſſaires, doivent être regardés comme des mouvemens forcés, & indépendans de la volonté, de la réflexion & de la veille, ils s'exécutent à notre inſû & malgré nous.

234. La *liberté* eſt la faculté d'agir comme bon nous ſemble, ſelon qu'on eſt déterminé par les idées diſtinctes du bien ou du mal que l'entendement apperçoit. L'ame agit lorſqu'elle conſerve les idées, qu'elle les rejette, qu'elle les rappelle, qu'elle les compare, & qu'elle imprime un mouvement aux organes; d'où il ſuit qu'il y a une liberté d'action & une liberté de penſées.

235. La *nature* eſt la faculté d'agir conſéquemment au déſir & à l'averſion qu'excitent en nous les idées confuſes du bien & du mal que nous recevons par l'entremiſe des ſenſations. D'autres l'appellent inſtinct, ou mouvement aveugle.

236. J'ai pris ce mot de *nature* dans le ſens le plus reçu parmi les Médecins (98), & je rejette les autres ſignifications, telles que celles d'*eſſence*, comme quand on parle de la nature de l'or, de *demi-déité* des Païens, quand ils di-

ſent la nature préſide à ce monde ; de *qualité*, comme lorſqu'on traite de la nature du ſang & du pus ; d'*univers*, comme lorſqu'on dit dans la nature des choſes ; d'*origine* & de *naiſſance*, comme quand on dit que l'on a reçu telle choſe de la nature ; de *ſanté*, comme quand on dit que telle choſe eſt naturelle, ou conforme à la nature : voyez *Boyle* ſur ce ſujet.

237. La nature eſt la faculté d'agir conſéquemment au déſir ou à l'averſion ; mais il ne peut y avoir d'autre raiſon qui faſſe que cette faculté ſoit liée à ce déſir ou à cette averſion, ſi ce n'eſt que Dieu auroit inutilement imprimé en nous ce déſir ou cette inclination pour le bien que nous appercevons confuſément, ſi nous n'avions la faculté de nous procurer ce bien & de nous garantir du mal qui nous menace ; & que d'un autre côté cette faculté même de ſe procurer le bien & de fuir le mal nous feroit inutile, ſi nous n'avions celle de les connoître & de les diſtinguer, de déſirer l'un & de haïr l'autre. Comme donc la connexion de cette faculté avec le déſir s'accorde parfaitement avec la ſageſſe

de Dieu, il y a lieu de croire que nous en avons donné la véritable raison.

238. Comme nous avons un penchant invincible pour le bien, & une aversion naturelle pour le mal, autant qu'il nous paroît tel, il s'ensuit que les mouvemens que nous faisons pour obtenir l'un & pour nous garantir de l'autre, sont inévitables ou nécessaires, du moins d'une nécessité morale, sans que cela nuise à notre liberté. Ainsi, quoiqu'un homme ait la liberté de se pendre, il ne le fera point s'il est dans son bon sens; d'où il suit que les mouvemens qui sont nécessaires à la conservation de notre vie & de notre bonheur, paroissent forcés & nécessaires, quoiqu'ils ne soient déterminés par aucune méchanique, mais seulement par une nécessité morale. De là vient que *Galien* définit la nature, une faculté qui produit dans le corps les mouvemens nécessaires, & qu'il dit ailleurs : « J'entends par le nom de » nature une certaine force qui réside » dans les corps qu'elle gouverne; » mais il est inutile de rechercher ici » quelle est son essence, non plus » que celle de l'ame, ni la maniere dont

» elle exerce ſon empire. . . . La nature, ſans le ſecours d'aucune inſtruction, exécute tous les mouvemens qui ſont néceſſaires : nous clignons les yeux, nous touſſons, nous avons le hoquet, nous nous grattons, nous nous allongeons naturellement & ſans le ſavoir; . . . . nous remuons nos membres à notre gré, & ſans connoître le muſcle qui contribue à ce mouvement. Les plus fameux Anatomiſtes qui nous ont précédés ont ignoré pluſieurs muſcles, par exemple, le poplité; cependant tous les hommes remuent le genou toutes les fois qu'il leur en prend envie ». *Galen. in VII. Epidem.*

239. » Quelques-uns croient que l'ame & la nature ſont d'une même ſubſtance ; les uns tiennent qu'elle conſiſte dans l'eſprit, d'autres dans les propriétés du corps. Quant à moi, j'ignore ſi notre Créateur a mis dans notre cerveau une puiſſance corporelle ou incorporelle, & ſi elle s'éteint par la mort de l'animal ». Tel eſt le ſentiment de *Galien, ibid. p. 803*. Il paroît par ce

qui précede, que les Médecins connoissent depuis long-temps cette puissance motrice qui veille à la conservation de la santé, & qu'ils l'ont toujours désignée par le nom de nature. Ils la définissent : « une force naturelle aux corps, qui les » gouverne, & une faculté qui régit les » animaux, soit qu'ils le veuillent, soit » qu'ils ne le veuillent point. *Galen. lib.* » 2. *de symptom. causis. Hippocrate* l'ap» pelle la conservation de la santé, & » le Médecin des maladies ». Tous les Médecins, à l'exception d'*Asclepiade* & des Cartésiens, ont été jusqu'ici du même sentiment, & c'est cette maxime d'*Hippocrate* que *Sydenham*, *Stahl*, & à peu de chose près, *Boerhaave* & *Hoffman*, ont regardée comme le fondement de toute la pratique. Voyez *Sydenham dans sa Préface*, *Boerhaave* dans le discours où il prouve qu'un Médecin ne peut réussir dans son Art, qu'autant qu'il prend la nature pour guide, & *Hoffman* dans la Dissertation qui a pour titre : *De naturâ sanitatis tutrice, & morborum medicatrice.*

240. Quoiqu'il importe très-peu au Médecin de savoir si les facultés motrices résident dans l'ame ou dans le

corps; je me crois cependant obligé par respect pour la vérité, de réfuter l'opinion de ceux qui n'admettent qu'une nature corporelle, & qui n'en font pas une faculté de l'ame. Il y a vingt siecles qu'*Asclepiade* a soutenu cette opinion. *Galien* nous apprend que cet Auteur prétendoit, *contre le sentiment des Médecins & de tout le reste des hommes, que la nature n'agit point dans la maladie.* Son opinion étoit que la nature & l'ame n'avoient aucune substance ni aucune faculté qui leur fût propre, que l'une & l'autre n'étoient produites que par le concours des atomes; que l'ame n'avoit aucune perception, & que les sens étoient la cause de tout ce qui se passe en nous, & qui plus est, qu'il n'y avoit aucune faculté dans l'ame raisonnable. Suivant lui, la prudence, la modération & les autres vertus, ne sont que de vains noms, les Dieux ne prennent aucun soin des hommes, tout arrive par nécessité, & la nature peut aussi bien nous nuire que nous servir. Tel étoit le sentiment d'*Asclepiade*, au rapport de *Cœlius Aurelianus, au chap. de la phrénésie*, & de *Galien, au Liv. 1. des facultés naturelles.*

241. Cette secte que les anciens ont méprisée au rapport de Galien, & qui n'est pas moins opposée aux principes de la Théologie & de la Psychologie qu'à la doctrine d'Hippocrate, a cependant trouvé quelques partisans chez les modernes. Ses défenseurs laissent à la vérité à l'ame son immatérialité; mais du reste ils la dépouillent de toutes ses autres facultés, comme si la faculté motrice étoit moins essentielle à l'ame que la connoissance, dont ceux qui dorment paroissent privés, au rapport de *Locke*. *Démocrite* voulant bannir les Dieux d'Athenes, les rendit ridicules, leur ôta le gouvernement du monde, & ne leur permit d'exister que dans une lâche & molle oisiveté. De même Asclepiade, son sectateur impie, pour persuader aux hommes que l'ame n'existoit point, a prétendu qu'elle ne différoit en rien des autres corps, qu'elle n'avoit aucune énergie, & que la nature, à laquelle Hippocrate donne le nom d'intelligente, de sage, de prévoyante, & qu'il prétend avoir la conduite de notre machine, devoit être retranchée du nombre des facultés de l'ame; il a voulu tout expliquer par la

matiere & le mouvement, prétendant que tout se faisoit sans l'entremise d'aucun moteur, & par une nécessité méchanique; en un mot, que tout étoit gouverné par la destinée. Telle est la doctrine d'*Asclepiade*, qui, à l'impiété près, est assez conforme à celle de Descartes. Venons maintenant aux objections, & tâchons de les résoudre.

242. De ce que les mouvemens naturels s'exécutent à notre insu, il ne s'ensuit point qu'ils ne dépendent pas de l'ame comme de la puissance motrice (*).

243. Nous ne connoissons dans l'homme autre chose que l'ame & le corps; si donc les mouvemens musculaires, la respiration, par exemple,

(*) Lorsque nous voyons agir un homme sourd & muet, nous ne doutons point que ses actions ne soient libres, quoique nous ignorions sa volonté & ce qui se passe dans sa conscience; il suffit que nous voyions que ses actions s'accordent avec les circonstances morales, (j'oppose les circonstances morales aux impressions physiques, qui suffisent pour produire ces actions dans la machine humaine) d'où je puis conclure avec *Borelli*, qu'il n'est pas besoin, pour que l'ame veuille (ou qu'elle se meuve) d'un acte réfléchi de sa part, qui lui fasse connoître qu'elle veut, *l. 2. de mot. animal. propos. 80.* car la nature agit indépendamment de la volonté & de la conscience de celui qui agit comme de celui qui voit agir. (259).

ne peuvent être effectuées par les forces corporelles, il s'ensuivra qu'ils dépendent de l'ame. Or je prétends que la respiration ne peut s'effectuer par les forces corporelles, parce que toute matiere résiste au mouvement, que celui-ci diminue continuellement dans les machines à cause du frottement, & qu'il ne reste jamais le même durant quelques minutes. Puis donc que le mouvement de la respiration est égal, & qu'il augmente durant le sommeil malgré la résistance de la poitrine, & quoique le frottement lui fasse perdre une bonne partie de sa force, il s'ensuit qu'il ne dépend point des forces corporelles, telles que l'élasticité, la gravité, l'impulsion, mais de l'ame seule.

244. Quiconque réfléchit sur soi-même, s'apperçoit que son ame est douée d'une puissance motrice; car ce n'est qu'en observant ce qui se passe en nous, que nous acquérons l'idée d'une semblable puissance, au lieu que l'observation des corps ne nous présente jamais que l'idée de l'inertie; & cette inertie ou cette inactivité est tellement essentielle aux corps, que

plus un corps eſt gros & denſe, & plus il réſiſte au mouvement, & plus une machine eſt compoſée, & plus il faut de force pour la mettre en mouvement.

245. Perſonne ne doute aujourd'hui que du moins certains mouvemens ne dépendent de la volonté, & qu'ils ne ſoient un effet de la force motrice de l'ame ; d'où il ſuit que les mouvemens de l'homme qui ne peuvent être effectués par la machine, doivent l'être néceſſairement par l'ame. Dans un homme qui vient de ſe noyer récemment, ou qui eſt mort par la crainte de la ſaignée, on remarque du moins dans l'inſtant qui termine ſa vie, que le méchaniſme, la preſſion de l'air ou du fluide ambient, & l'élaſticité de la machine ne ſouffrent aucun changement, & même que la derniere augmente, comme cela paroît par la roideur des membres ; que les fluides ſont auſſi les mêmes ; il ne manque que l'action de l'ame ; d'où il ſuit que les mouvemens naturels tels que la reſpiration, ne ſont point dus à un principe corporel, ni à la diſpoſition de la machine, mais à l'ame ſeule, qui ſuivant

l'Ecriture ſainte, eſt le principe de la vie & du mouvement.

246. Il ſe fait en nous pendant que nous dormons un grand nombre de mouvemens dont nous n'avons aucune connoiſſance ; par exemple, nous remuons les membres, nous parlons, &c. Mais comme dit *Galien* (*de motu muſcul. Lib.* 2.) « vous remuez ſouvent » auſſi les paupieres ſans vous en ap» percevoir, vous diſcourez, vous » priez, vous diſputez, ſans faire » attention aux mouvemens des par» ties ; & lorſque vous allez du Pyrée » à Athenes, vous ne réfléchiſſez point » à tous les mouvemens particuliers » de vos jambes ; il eſt ſouvent arrivé » à des gens qui rêvoient, de ſe mettre » en chemin & de paſſer l'endroit où » ils avoient deſſein d'aller : peut-on » dire que l'action de marcher ne ſoit » pas une action de l'ame, & qu'elle » ne dépende point du mouvement » volontaire ? Cependant on ignore » ſouvent auſſi parfaitement que l'on » marche, que l'on ignore en dormant » le mouvement de certaines parties, » & l'action tonique de celles qui ne » ſe meuvent point ». *Galen. loc. cit.*

247. On dira que cela vient de ce qu'on ne fait point attention aux mouvemens volontaires dans le temps qu'on les exécute, mais que dans la suite on se ressouvient qu'ils dépendoient entiérement de l'ame. *Galien* répond à cela : « que plusieurs personnes ont » fait volontairement certaines actions » qu'ils ont tout-à-fait oubliées peu » de temps après ; que ceux, par exem» ple, qui agissent par effet de l'ivresse » ou de la crainte, oublient ce qu'ils » ont fait, parce qu'ils n'ont point » réfléchi sur leurs actions, & que » c'est ainsi que la fureur, l'inquiétude, » la frayeur & toutes les passions vio» lentes nous mettent hors d'état de » nous souvenir de ce qu'elles nous » font faire.

248. » Les perceptions obscures » telles que celles que nous avons » pendant le sommeil, ne sont point » stables ; il n'est donc pas étonnant, » si respirant en dormant par un mou» vement volontaire, nous ne pou» vons dire après que nous sommes » éveillés, si c'est volontairement que » nous avons respiré. Il nous arrive à » cet égard la même chose qu'à ceux

» qui après avoir remué les mains & » les pieds en dormant, ou après » avoir parlé, & après avoir oublié » ce qu'ils ont fait, disent qu'ils ont » remué & parlé involontairement. » Ceux qui sont dans le délire, par- » lent, marchent & font plusieurs au- » tres mouvemens volontaires; mais » après qu'ils sont revenus à eux, ils » ne se souviennent plus de ce qu'ils » ont fait. *Galen. ibid.*

249. » L'exemple suivant ne permet » point de douter que la respiration » ne soit volontaire, & ne dépende » entiérement de l'ame. Un Esclave » transporté de colere prit la résolu- » tion de se donner la mort; pour » cet effet il se coucha par terre, & » retint sa respiration; il demeura assez » long-temps immobile, se débattit en- » suite quelque temps & mourut. *Id.* » *ibid.*

250. Entre les actions volontaires, » les unes sont libres, & les autres » soumises aux affections du corps. » Les premieres dépendent entiére- » ment de nous, & nous pouvons les » faire toutes les fois que bon nous » semble. Nous pouvons, par exem-

» ple, aborder un homme, lier con-
» versation avec lui, prendre une chose
» ou la recevoir. Il n'en est pas de mê-
» me des secondes, elles n'ont lieu
» que dans certains temps & avec cer-
» taines bornes ; par exemple, pisser,
» aller à la selle sont des besoins cor-
» porels. Il y a des gens qui ont été
» une année & plus sans parler, mais
» personne jusqu'à présent n'a pu rete-
» nir ses excrémens & son urine ; je
» ne dis pas des mois, des années
» entieres, mais pas même pendant
» un petit nombre de jours. Ces be-
» soins sont quelquefois si pressans,
» qu'ils ne donnent souvent pas le
» temps d'aller à la garderobe. On peut
» en dire autant de la respiration ; on
» court risque de mourir si on ne res-
» pire, & rien ne fatigue plus que de
» la retenir. Il ne s'ensuit pas cepen-
» dant de ce que nous ne pouvons
» point retenir notre respiration,
» qu'elle ne soit pas volontaire ».
Galen. ibid

251. Il suit encore de là qu'on doit attribuer les mouvemens de la machine humaine à l'ame comme à la puissance motrice, quoiqu'ils ne dépendent point

de la volonté, & qu'ils se fassent malgré nous.

Ceux qui ont des démangeaisons violentes, se grattent jusqu'au sang, par un effet de l'appétit sensitif, quoiqu'ils ayent mille fois résolu de ne pas se gratter. Les personnes affectées d'une psorophthalmie, se frottent les yeux malgré elles; celles que la colere transporte, donnent malgré elles des marques de leur colere; les personnes craintives tremblent, pleurent, soupirent, dans le temps même qu'elles voudroient cacher leur crainte. Peut-on douter que ces mouvemens ne dépendent de l'ame, & ne soient des effets de ses désirs ou de son aversion?

On a lieu de croire que certains mouvemens dépendent de l'ame, lorsqu'ils sont produits par la perception du bien ou du mal, & qu'ils sont proportionnés à cette perception & à l'intensité du motif, de maniere qu'ils cessent avec la perception, augmentent à proportion qu'elle augmente, & changent lorsqu'elle vient à changer; car on a lieu de croire qu'une chose est l'effet d'une autre, lorsqu'elle a une certaine proportion avec elle, & que cette autre eſt capable de la produire (157) (170). Or la crainte eſt produite par un danger imminent, ou par la perception d'un mal prochain, ne fût-il que moral, & le corps eſt hors de la ſphere de ſon impreſſion. En effet, un homme ſenſé peut-il s'imaginer que le corps ſoit plus affecté de la lecture d'une ſentence de mort, que de celle d'une lettre de grace? & cependant on remarque qu'à proportion que le danger eſt plus grand ou plus petit, les ſymptomes de la crainte augmentent ou diminuent, & ceſſent lorſque le danger eſt paſſé; & ſi le coupable vient à obtenir ſa grace, ſon eſprit délivré de la crainte qui le troubloit, ſe trouve en état de réfléchir à de moindres maux; d'où il ſuit que la perception venant à changer, les mouvemens & les phénomenes changent auſſi. Du reſte, on ſent facilement d'où vient que l'ame effrayée du danger qui la menace, doit par ces mouvemens implorer, & peut facilement obtenir la commiſération de ſes ennemis & des aſſiſtans; en effet, l'Etre ſuprême ne paroît avoir établi ces ſignes des paſſions, qu'afin d'unir les hommes entr'eux par les liens

liens de la charité, & de là vient que les peuples qui n'entendent point d'autre langue que la leur, ne laissent pas d'entendre celle des passions, telles que le ris, les pleurs, &c. d'où l'on voit que l'ame est elle-même le principe de ces mouvemens, même involontaires, qu'aucune impulsion méchanique du corps ne sauroit produire, comme cela paroît par les principes de la Psychologie, & que par conséquent il y a dans l'ame une faculté distincte de la volonté; faculté qui est la cause de ces mouvemens.

252. On voit par ce qui précede d'où vient que l'homme ne peut supprimer en lui les mouvemens qui sont moralement nécessaires, quoiqu'ils dépendent de l'ame.

En effet, l'homme a un penchant presque invincible pour le bonheur ou pour le plaisir, & il ne sauroit ni se vouloir faire du mal, ni se haïr, ainsi que nous en sommes convaincus par l'expérience & par notre propre conscience. Or il y a dans l'homme des mouvemens moralement nécessaires, tel que celui de la respiration, du cœur, & ceux-là le sont toujours; d'autres ne présentent leur nécessité que par des intervalles & dans certaines circonstances, comme l'éjection des excrémens & de l'urine, sur-tout dans la dysurie & le tenesme; le cillement, le mouvement de tête que nous faisons lorsqu'on nous présente quelque chose devant les yeux qui peut nous blesser; les cris que nous poussons pour demander du secours, lorsque nous sommes poursuivis par un ennemi; les pleurs, les supplications que nous employons pour émouvoir sa pitié, lorsqu'il ne nous reste point d'autre ressource. On voit donc que quoique les mouvemens dépendent de l'ame, ils ne laissent pas que d'être d'une nécessité morale.

253. La nécessité du mouvement est proportionnée à son utilité & à la force de la coutume; l'expérience nous apprend que nous pouvons retenir notre respiration sans peine pendant quelques secondes, pourvu que ce qui manque d'un côté, se trouve compensé par la grandeur ou le nombre des inspirations suivantes. Nous nous abstenons facilement de respirer durant quelques secondes: mais com-

me nous ne pouvons la retenir pendant une ou deux minutes, que nous n'en ſoyons incommodés & que la poitrine n'en ſouffre, de maniere que la crainte s'empare de notre ame; ſi l'on nous empêche de reſpirer en nous tenant plongés dans l'eau, ou en nous ſerrant le cou avec une corde, nous ne pouvons ſupporter cette violence pendant une ſeule minute; & comme le danger devient extrêmement preſſant d'un inſtant à l'autre, l'animal que l'on étrangle ſe défend avec les dents & les ongles, & ſe débat au point d'épuiſer toutes ſes forces. (*) Il eſt vrai que par ces efforts il ne fait qu'accélérer ſa mort; mais dans le danger preſſant où il ſe trouve, il aime mieux tenter un remede incertain, que de n'en

(*) Il y a des gens qui ne ſauroient comprendre que la nature ſe nuiſe quelquefois à elle-même, comme diſoit *Aſclepiade*, lors, par exemple, qu'elle fait des efforts extrêmes, qui avancent la mort, s'ils épuiſent entiérement ſes forces; mais ils ſe trompent en concluant de là que ces efforts ne partent point d'une ame raiſonnable; puiſque la volonté elle même & les paſſions qu'on ne niera point appartenir à cette ame raiſonnable, s'abuſent tous les jours elles-mêmes dans les affaires morales dont les idées ſont plus diſtinctes, & font leur propre mal de plein gré. Combien y en a-t-il que la crainte d'un moindre danger précipite dans un danger plus grand?

essayer aucun, & la puissance motrice obéit à cette loi. On voit par-là que plus l'effort est utile & nécessaire pour la conservation de la vie, & plus il est impossible de s'en abstenir. Tous les hommes, dit Galien (*de motu muscul*) craignent la mort, quelque malheureux qu'ils soient, & il n'y en a aucun qui ne quitte la vie avec un regret infini.

254. Nous avons mille fois éprouvé depuis notre naissance, que le mal que nous nous sommes causé pour avoir retenu notre respiration pendant quelque temps, cesse dans les inspirations suivantes, parce qu'elles deviennent plus fortes & plus fréquentes; & la raison en est, dit Galien (*de dyspnœa Lib. 1.*) « que l'augmentation du mou-
» vement est toujours proportionnée
» au besoin présent & à la force de
» la faculté qui l'occasionne, pourvu
» qu'aucun organe ne s'y oppose; il
» peut même arriver, lorsque le besoin
» est pressant, que le mouvement
» augmente, quoique la faculté soit
» foible; si cependant cette foiblesse
» étoit excessive, le mouvement loin
» d'augmenter, se ralentiroit dans sa
» force, mais deviendroit plus fré-

» quent; car on a vu ci-dessus que toute » fréquence d'action reconnoît pour » cause la difficulté de l'exercer com- » me auparavant ; & si cette difficulté » devient extrême, la fréquence se » change en une espece de continuité, » ainsi que je l'ai démontré en parlant » du pouls ». Voilà ce que dit *Galien*. Comme nous avons éprouvé l'utilité de cet effort dans des circonstances pareilles, malgré l'épuisement de forces qu'il a occasionné ; ce motif joint à la force de l'habitude, fait que nous réitérons le même effort. On voit par-là que plus l'habitude d'un mouvement est ancienne, plus il est difficile d'y résister. C'est ainsi que les personnes qui ont pris l'habitude de cligner les yeux, ou de faire certains gestes à cause de quelque soulagement qu'elles en ont reçu, les clignent sans y penser & malgré elles, l'habitude leur ayant rendu ce mouvement nécessaire. Il suit de-là que le mouvement du cœur auquel nous sommes habitués dès le moment de notre conception, est infiniment plus difficile à arrêter que celui de la respiration. On n'a connu qu'un seul homme, savoir, le Colonel *Townshend*, dont *Cheyne* parle *dans son Traité de la maladie Angloise*, *pag.* 307, qui ait pu arrêter le mouvement de ce viscere; au lieu que les Sauvages de Pondichery, au rapport de M. *Homberg*, & l'esclave de Galien, ont pu supprimer en eux celui de la respiration.

255. Lorsqu'une passion violente jointe à l'habitude, concourent à un mouvement indifférent & qui n'est point nécessaire à la vie, on peut à la vérité le supprimer, mais avec une difficulté proportionnée, & ces mouvemens s'exécutent souvent sans que la volonté & la réflexion y ayent aucune part. C'est ainsi que les personnes habituées au vin, sont contraintes de boire par une nécessité morale; que les femmes grosses affectées de la malacie, les filles sujettes au pica, malgré la résolution qu'elles ont prise de ne plus manger du sel, du plâtre & autres choses pareilles, ne peuvent s'abstenir d'en manger lorsqu'elles en trouvent, & en mangent sans y penser. Ceux qui ont la passion du tabac, dans le temps même qu'ils étudient & qu'ils sont occupés de leurs idées, prennent

du sable en forme de tabac, & cherchent leur tabatiere dans leurs poches, après l'avoir enfermée pour ne plus en prendre.

256. Si les muscles, dont le mouvement est absolument nécessaire, accoutumé & conforme à nos désirs, sont cachés à nos sens, à la vue, par exemple, leurs mouvemens s'exécutent sans que nous y fassions attention, & malgré nous par une nécessité méchanique, quoiqu'ils dépendent de l'ame. Par exemple, la prunelle se dilate dans l'obscurité à proportion qu'elle a besoin de recevoir un plus grand nombre de rayons lumineux pour distinguer les objets, d'où vient que nous la dilatons lorsque ceux-ci sont éloignés, & que nous la retrécissons lorsqu'ils sont près de nous & fort éclairés; de même la paupiere supérieure suit exactement le mouvement & la direction de l'œil; elle se baisse lorsque nous baissons l'œil, & elle se releve lorsque nous le levons; le globe de l'œil, de même que le cryſtallin, prennent une figure proportionnée à l'éloignement plus ou moins grand des objets, pour que nous puissions les

diſtinguer plus nettement ; d'où il ſuit que la puiſſance motrice qui adapte le nombre des inſtrumens aux circonſtances, & qui s'en ſert pour une fin utile, eſt intelligente, & par conſéquent que cette puiſſance eſt en nous l'ame elle-même. Au reſte, quoique ces mouvemens dépendent de l'ame, nous ne connoiſſons point les muſcles qu'elle emploie pour les exécuter, ni les nerfs qui leur tranſmettent le fluide nerveux, & même nous ne nous en appercevons point, ſi ce n'eſt par la laſſitude que nous éprouvons lorſqu'ils durent trop longtemps, ainſi qu'il arrive lorſque nous examinons attentivement des objets extrêmement délicats, ou que nous les regardons à travers d'un microſcope ; & comme il arrive encore lorſqu'ils ſe font malgré nous, comme lorſque nous regardons le ſoleil. Toutes ces choſes ne ſont connues que depuis peu, & n'ont été remarquées que par un petit nombre d'Anatomiſtes & d'Opticiens.

257. Il n'en eſt pas de même du mouvement des doigts ; nous ſavons qu'il dépend de notre volonté, parce que nous l'appercevons, mais nous

ignorons comment ſe fait la contraction des muſcles du cubitus dont il dépend, parce qu'ils ſont cachés à nos yeux. Il en eſt de même des muſcles du larynx & du pharynx, dont la plûpart ont été inconnus aux anciens Anatomiſtes; & cependant on ne peut douter qu'ils ne ſe contractent dans l'ordre & avec la force qu'exigent les différentes modulations des ſens & des paroles, ſelon que l'ame le veut & qu'elle eſt affectée; & on ne ſauroit douter que leurs mouvemens ne ſoient libres & naturels, quoiqu'ils nous reſtent ſouvent auſſi inconnus pendant toute notre vie, que les cordes vocales l'étoient avant la découverte du célebre *Ferrein*.

258. Il n'eſt donc pas étonnant que le mouvement des muſcles du cœur, qui, ſi l'on excepte la palpitation, échappe à l'ouie & à la vue; que ce mouvement, dis-je, auquel nous ſommes accoutumés, & qui eſt ſi néceſſaire à la vie, s'exécute alternativement dans la veille & dans le ſommeil, ſans que nous y faſſions attention, & malgré nous, quoiqu'il dépende de l'ame, & qu'il puiſſe, de même que celui de la reſpiration, être accéléré & retardé

par différentes passions, selon qu'il est nécessaire pour le maintien & l'utilité de la vie. On m'objectera que le cœur, après même qu'on l'a disséqué, conserve pendant quelque temps son mouvement, & que par conséquent il ne dépend aucunement de l'ame; mais je réponds à cela avec S. *Augustin* & *Alphonse Borelli*, que la queue d'un lézard qu'on a coupée, conserve de même son mouvement, & que personne ne doute cependant qu'il ne soit volontaire durant la vie de l'animal. On connoît aujourd'hui un grand nombre d'insectes, tel que le polype ou l'hydre de *Linn.* (*Faunæ Suec. 1285*) dont les différens morceaux vivent de même que le font les œufs qu'on peut regarder comme des morceaux d'ovaire fécondés.

259. Une faculté de l'ame peut agir indépendamment du concours des autres. Les somnambules font les mêmes actions volontaires que nous, ils parlent, ils chantent, ils dansent, ils tiennent des raisonnemens suivis, & cependant ils ne voient ni n'entendent point, & ils ne se souviennent point de ce qu'ils ont fait. Voyez l'Hist.

toire que j'ai rapporté dans les Mémoires de l'Académie des Sciences pour l'année 1743. (*) Les personnes qui ont le meilleur entendement, manquent souvent de mémoire & de pénétration, elles n'ont quelquefois ni la vue, ni le tact, ni l'odorat aussi parfaits que d'autres, elles manquent de fermeté; nous voyons parfaitement les objets quoique nous soyons sourds, & nous ne laissons pas de juger, quoique nous soyons privés de la vue, &c. C'est ainsi que dans l'exercice du mouvement la liberté est indépendante de la nature, & la nature indépendante de la volonté. Le désir combat contre la volonté, toutes les fois que nous voulons une chose pour laquelle nous avons de la répugnance; par exemple, c'est volontairement, mais non point de bon gré, que nous tendons notre bras au Chirurgien pour le faire couper (221. 224). Le désir & la volonté sont d'accord ensemble, lorsqu'on veut ce qu'on désire, comme lorsque nous voulons manger, & que la fin nous presse. C'est malgré eux que les

(*) Galien nous apprend qu'il lui est arrivé de faire plusieurs milles à pied en dormant.

criminels vont au gibet, c'eſt librement pourtant, mais à contre cœur qu'ils montent ſur l'échelle; il tient à eux de n'y point monter de leur propre mouvement, & la nature s'y oppoſe; ils le font cependant pour éviter de plus grands maux. De même ce n'eſt point volontairement & de bon gré qu'un galeux ſe gratte, mais il eſt y forcé par la démangeaiſon qu'il ſent & qu'il appaiſe en ſe grattant; ce n'eſt point volontairement non plus qu'une femme en travail fait les efforts que la nature lui dicte, & qui ſont néceſſaires pour ſa délivrance. Ce que je viens de dire étant connu des moindres femmelettes, je m'étonne que des gens qui ſe piquent de Philoſophie aiment mieux nier opiniâtrément ces faits que d'en convenir avec ceux qu'ils ne regardent point comme Philoſophes. « Il n'y a » rien, dit Galien, dont on ait plus » de peine à ſe défaire, que des fauſſes » doctrines; c'eſt une teinture qui ne » s'efface jamais. Ceux qui en ſont » imbus ne peuvent la ſecouer jamais, » parce qu'ils ignorent ce que c'eſt que » démonſtration, qu'ils ſont hors d'état » de diſcerner le vrai du faux, & qu'ils

» trouvent mauvais qu'on veuille les » inſtruire. *Galen. de dyſpnæa* ». Tel eſt le cas de ceux qui dans notre ſiecle refuſent de ſe rendre à la raiſon, & qui, parce que *Galien*, *Riviere*, *Stahl*, ont attribué à l'ame plus de choſes qu'il ne lui en eſt dû, lui refuſent ce qu'on ne ſauroit légitimement lui refuſer, & n'évitent l'erreur dont ils les accuſent que pour tomber dans l'erreur contraire. Je ſais qu'il y en a qui prétendent que le mouvement du cœur, de même que celui de la reſpiration ſont méchaniques, comme ſi le mouvement volontaire ne l'étoit pas auſſi, & que *Borelli* n'eût pas expliqué depuis long-temps celui des muſcles par les principes de la Méchanique. Mais ils ſoutiennent que l'un & l'autre ſont une ſuite de la diſpoſition de la machine, qu'aucun moteur interne n'y contribue, & qu'ils ſont l'effet de la preſſion de l'œil ambiant, des alimens & de l'élaſticité des vaiſſeaux. La plûpart de ceux qui raiſonnent ainſi, ignorent les premiers élémens de la Méchanique, ou ſont imbus de préjugés groſſiers, puiſqu'ils ſoutiennent que les forces peuvent être augmentées réellement par les machines, & qu'un corps peut se mouvoir de lui-même sans l'aide d'aucun moteur. Je ne m'arrêterai point à réfuter ce sentiment, il suffit que le Médecin sache que les mouvemens du corps humain sont tellement liés avec ceux de l'ame, que quand même celle-ci les dirigeroit, ils ne seroient point différens de ce qu'ils sont. Je ne cherche point à découvrir l'essence des causes premieres, mais celle des mouvemens de la machine, de même que les relations qu'ils ont avec les affections de l'ame (30), & j'emploie le nom de *nature* dans l'acception reçue parmi les Médecins jusqu'aujourd'hui. Je n'ignore point que mon sentiment souffre beaucoup de difficultés, mais je m'en tiens à cet égard à ce que dit *Galien* : « Celui qui refuse de se rendre à l'évidence, manque de jugement ; celui qui décide promptement des choses douteuses, est un téméraire ; celui qui doute de celles qui sont claires à cause de quelques difficultés qu'il y rencontre, est un sceptique ; mais celui qui non-seulement doute, mais cherche à détruire des principes clairs, à cause de quel-

» ques difficultés qu'il ne peut lever, » n'eſt point ſage ». *L. de mot. muſcul. 986.*

Des Forces inanimées.

260. Tout homme capable d'attention ne croira jamais que les mouvemens de la machine humaine dépendent tous de l'ame comme de leur principe, vu qu'il eſt plus clair que le jour qu'on obſerve des mouvemens ſemblables dans les corps inanimés, tels que les végétaux, les foſſiles & les cadavres des animaux, & qu'il y a en eux des facultés ou des puiſſances motrices capables de les produire, quoiqu'ils n'ayent point d'ame.

261. Ces facultés ſont la gravité, la cohéſion ou l'attraction, l'élaſticité & les effets qui en dépendent, l'électricité, la putréfaction, la fermentation, la chaleur, la raréfaction, la diſſolution, la condenſation, &c. De plus, l'homme eſt expoſé à la preſſion de l'air & des corps qui l'environnent, & ces cauſes ſuffiſent pour les fonctions communes aux animaux & aux végétaux, telles que la nutrition, la ſecrétion, la digeſtion & la génération,

avec cette différence que dans les animaux elles ſont ſecondées par le mouvement muſculaire, qui n'a pas lieu dans les végétaux (208).

262. » Je crois qu'il eſt preſque dé-» montré, dit le ſavant Médecin & » Géometre *G. Cheyne, dans ſon Traité* » *de la maladie Angloiſe*, *pag.* 90, » qu'il y a dans tout animal, ſoit par-» fait ou imparfait, un principe actif, » & qui ſe meut de lui-même : je crois » auſſi que le pur méchaniſme, je veux » dire, que le mouvement qui agit » extérieurement ſur la ſuperficie des » corps, ſuivant certaines lois & cer-» taine proportion, peut ſuffire pour » expliquer les phénomenes de la vé-» gétation ; mais je ne crois pas qu'il » puiſſe ſuffire pour expliquer l'*anima-» tion* ni la vie, non-ſeulement des » animaux, mais même du plus petit » inſecte, & tel eſt le ſentiment des » plus ſavans Géometres & des plus » habiles Méchaniciens.

263. » Je ne prendrai point ſur moi » d'expliquer juſqu'à quel point le » mouvement perpétuel eſt poſſible » dans l'état préſent des choſes, & » ſuivant les lois établies dans l'univers.

» Je crois cependant, vu le frottement » que les corps souffrent, & la perte » continuelle que souffre tout mouvement sur notre globe, & l'impossibilité qu'il y a de décrire une ligne » droite par une seule & unique impulsion, que ce mouvement perpétuel est aussi impossible que la quadrature du cercle, ou l'expression » des quantités sourdes par le moyen » des fractions entieres ou finies.

264. » Il est hors de doute que tout » animal est un mobile perpétuel, à » cause du principe inné & actif, & » de la puissance qui est en lui; mais » vouloir expliquer d'une façon méchanique, je veux dire, par la seule » matiere & par le mouvement imprimé par dehors, les fonctions d'un » animal vivant, c'est articuler des paroles vuides de sens, & montrer » son ignorance, quand même on emploieroit tous les secours que l'Arithmétique & la Géométrie fournissent. *Cheyne* ».

265. Tout corps résiste au mouvement (*Wolf. Cosmolog. 129.*) or toute machine est un corps, donc elle résiste au mouvement. Si un corps en

mouvement en rencontre un qui est en repos, la vîtesse qu'il perd par le choc, est à celle qu'il avoit avant le choc, en raison de la masse du second à celle de l'un & de l'autre ensemble (*Cosmolog.* 429); d'où il suit que le mouvement imprimé à une machine par un autre corps, se perd en partie. Donc si une colonne de sang en choque une autre qui est en repos & qui lui est égale en masse, elle perd la moitié de son mouvement dans le choc. Dans le choc des corps qui ne sont pas parfaitement élastiques, la force vive qui se perd est d'autant plus grande, que l'élasticité est plus imparfaite, ainsi que le démontre *s'Gravesande.* *Wolf.* (*Cosmolog.* 465) démontre encore que les corps parfaitement élastiques perdent dans le choc une partie de leur mouvement. Comme donc les organes fluides du corps humain sont mous, & n'ont aucune élasticité sensible, & que ceux qui sont fermes, tels que le cerveau, le poumon, le foie, la graisse, n'ont qu'une élasticité très-imparfaite, il est évident qu'ils doivent perdre continuellement une partie des forces qui leur sont communiquées.

266. Les végétaux dont les vaisseaux sont aussi élastiques que ceux de l'homme, & qui sont exposés comme lui aux mêmes impressions de l'air ambiant, ne font que végéter, distribuer leurs sucs, se nourrir & se reproduire, & l'on peut attribuer ces mouvemens à l'action du soleil & de l'atmosphere; parce que la force de la végétation, de la secrétion, &c. est proportionnée aux forces expansives, dissolvantes & électriques, que la chaleur du soleil communique à leurs sucs; & de-là vient que ces fonctions augmentent avec la chaleur, & qu'elles diminuent à mesure qu'elle diminue en hiver. Au contraire, les mouvemens musculaires du cœur, de la poitrine, des membres ne répondent point aux actions du soleil, de l'air & des autres puissances corporelles, mais aux différentes affections de l'ame, à son désir, à son aversion, à sa volonté & à sa répugnance; d'où il suit que les fonctions animales dépendent d'un principe propre aux animaux, & les végétales d'un autre qui est commun aux animaux & aux végétaux.

267. Voici quelques observations

qui prouvent directement l'empire que l'ame exerce ſur le cœur. Un homme dont l'eſprit avoit été troublé par une frayeur imprévue, fut ſaiſi pendant quelques heures d'une ſueur froide, il avoit tantôt le pouls foible, & tantôt il n'en avoit point du tout. Après qu'il eut un peu repris ſes ſens, le cœur & le ſang reprirent peu à peu leur mouvement naturel, & le conſerverent pendant une heure ; mais ce mouvement ceſſa de nouveau tout à coup, & il demeura comme mort pendant une demi-heure.

Un autre ayant étendu volontairement & avec force ſes bras & ſes jambes, le battement du cœur augmenta de vingt pulſations dans l'eſpace d'une minute, & ſon pouls s'affoiblit au point qu'on avoit de la peine à le diſtinguer. On en a connu un autre dont le cœur pendant qu'il étoit tranquille, battoit trente-quatre fois par minute, ou deux mille fois par heure; mais lorſqu'il s'échauffoit en courant, ces battemens montoient depuis trente-quatre juſqu'à cent-cinquante par minute, ou à neuf mille par heure, de ſorte qu'ils étoient preſque cinq fois plus fréquens.

Lorſqu'un homme commence à remuer, ſon pouls diminue, mais il augmente peu à peu & s'accroît par le mouvement. Un éclat de rire accélere le pouls de vingt-cinq pulſations par minute; & lorſque l'homme dont je viens de parler reſpiroit trois ou quatre fois plus vîte qu'à l'ordinaire, ces pulſations augmentoient d'environ treize ou quatorze par minute. La toux, la déglutition, la lecture à haute voix, accélerent le pouls; d'où il ſuit que les affections & les facultés de l'ame alterent le mouvement du cœur d'une maniere médiate ou immédiate. Voilà ce que dit *Br. Robinſon dans ſon Economie animale, prop. 21. Martin Liſter* obſerve que le cœur des eſcargots ceſſe de battre par intervalles inégaux, mais que lorſque l'animal commence à ſe mouvoir & à remuer ſes cornes, les battemens de ſon cœur augmentent comme s'ils dépendoient de lui; il conſte au rapport de *Cheyne*, dans ſon *Traité de la maladie Angloiſe, pag. 68*, par un grand nombre d'obſervations, que l'ame peut accélérer ou faire ceſſer le battement du cœur, ſelon les paſſions qui l'affectent. Voyez *Nicholſii orat. de animâ medicâ*.

268. *Hippocrate* étoit tellement persuadé que l'ame est affectée dans tous les changemens morbifiques qui arrivent dans la machine humaine, qu'il a défini la maladie, une sensation incommode & désagréable à l'ame. En effet, l'expérience journaliere nous apprend qu'il n'y a aucune maladie, si l'on en excepte peut-être celles qui privent de la raison, qui n'affectent l'ame d'une façon ou d'autre, mais toujours d'une maniere désagréable. Les unes, comme les fievres, les évacuations, la paralysie, lui font éprouver un sentiment désagréable de foiblesse; les autres, comme les inflammations, lui causent de la douleur; les autres, comme les maladies soporeuses & convulsives, lui inspirent de la crainte; les autres, comme les chroniques & les cachectiques, la consument de chagrin, & il n'y a pas jusqu'à celles qui privent l'homme de l'usage de la raison, telles que la manie, la mélancolie, l'hydrophobie, qui ne l'agitent & ne la tourmentent, comme l'observent tous les Médecins cliniques; de sorte qu'on doit tenir pour certain qu'il n'y a point de maladie qui ne soit accompagnée

de quelque affection particuliere de l'ame.

269. Non-ſeulement donc on prouve directement que l'ame, en tant qu'amie du corps, ſe reſſent de ſes indiſpoſitions, & qu'étant douée d'une puiſſance motrice, & ayant de l'horreur pour le mal, elle combat de tout ſon pouvoir cette cauſe morbifique; mais encore on peut prouver que les puiſſances corporelles & la diſpoſition de la machine ne ſuffiſent point pour produire les ſymptomes des maladies, & que l'explication mécanique qu'on en donne eſt contraire aux lois du mouvement, ainſi qu'on peut s'en convaincre par les exemples ſuivans.

270. Tout le monde ſait que la toux eſt une expiration ſubite & avec bruit, occaſionnée par un épanchement de pus ou de ſang dans le poumon, par une goutte d'eau ou de lait qui eſt tombée pendant qu'on rioit dans la poitrine, ou par un tubercule, un phlegmon ou tel autre vice ſurvenu dans la trachée artere ou dans les poumons. Or les Diſciples d'Aſclépiade qui embraſſent la Secte Mécanique, veulent que la toux ſoit produite par cette goutte

d'eau, par exemple, laquelle comprimant les nerfs de la trachée artere, attire le fluide nerveux qui se porte en plus grande abondance par une nécessité mécanique dans les muscles qui servent à l'expiration, d'où s'ensuit leur contraction, & par conséquent la toux.

271. Cette théorie est contraire aux lois de la Mécanique; en effet, la force de la goutte d'eau qui bouche une partie de la glotte, n'est autre chose que sa pesanteur, qui n'est rien eu égard à la force vive de toute la poitrine, nécessaire pour exciter la toux; car la masse de la poitrine, de même que celle du corps sont ébranlées dans la toux, & sont plusieurs millions de fois plus grandes que le poids de la goutte d'eau; maintenant si on multiplie la masse de cette goutte d'eau par sa vîtesse initiale, & qu'on la compare à la masse de la machine ébranlée, multipliée par la vîtesse de l'ébranlement, la disproportion sera immense; d'où il est impossible que la goutte d'eau puisse causer un pareil ébranlement dans le corps, vu qu'il est démontré dans la Mécanique, qu'un poids mis en mouvement

vement par une machine, & multiplié par ſa vîteſſe, n'eſt jamais plus grand que la maſſe qui le meut multipliée par ſa vîteſſe, comme le ſavent tous ceux qui ont étudié la Mécanique, & comme cela paroît par la théorie du levier.

272. Par le moyen du levier hydraulique qui n'eſt autre qu'un petit tube de verre par le moyen duquel on remplit d'eau une veſſie qui y eſt attachée, on éleve des poids immenſes; mais la vîteſſe de l'eau dans le tube, l'emporte d'autant ſur la vîteſſe du poids qu'elle ſouleve, que la ſection tranſverſale de la veſſie eſt plus grande que celle du tube; ce qui prouve que la force vive de l'eau enfermée dans le tube, eſt égale à la force vive du poids qu'elle éleve; & en appliquant cet exemple à notre cas, il s'enſuit que la théorie que je combats eſt contraire aux principes de l'hydraulique & entiérement abſurde.

273. Ceux qui pour augmenter l'énergie de cette goutte d'eau, lui attribueroient une force expanſive pareille à celle de la poudre à canon, ſuppoſeroient une chimere; & quand même

on leur accorderoit que cela est, les principes mécaniques que nous avons rapportés ne seroient pas moins vrais; & d'ailleurs il faudra supposer que l'explosion se renouvelle toutes les fois que la toux recommence, ce qui arrive par intervalles : or comme cela arriveroit sans raison suffisante, il s'ensuit que cette supposition est absurde.

274. Il ne reste d'autre ressource à ces Mécaniciens que de recourir à des principes de Mécanique qu'on a ignoré jusqu'ici, & contraires à ceux que l'on connoît; & quelques-uns même, pour donner plus de poids à leur sentiment, prétendent qu'on pourra le découvrir dans la suite; mais en attendant que cela arrive, on doit tenir pour certain que leur théorie au sujet de la toux & des autres mouvemens sympathiques, est entiérement contraire aux principes connus de la Mécanique, quoique d'ailleurs il ne seroit pas difficile de prouver que les lois mécaniques générales ne sont pas moins nécesseires que les principes de l'Arithmétique & de la Géométrie. *Bernoulli*, *Act. Petropol. T.* 1.

275. Lorsqu'un fluide, en mettant

à part la condenſation, la raréfaction & l'attraction, circule dans un tuyau de figure conique, de maniere qu'il en paſſe la même quantité dans chacune de ſes ſections dans le même eſpace de temps, ſa vîteſſe dans la baſe eſt d'autant moindre dans le ſommet, que la ſection de ce dernier eſt plus petite que celle de la baſe. Ce principe eſt auſſi certain, qu'il l'eſt que deux fois deux ſont quatre; & on peut en dire autant des autres principes généraux de la Mécanique; & comme ce qui eſt néceſſaire l'eſt toujours, il s'enſuit que ces principes ne peuvent jamais être détruits par d'autres.

276. Ce n'eſt pas-là la ſeule abſurdité de cette théorie. Ces faux Mécaniciens ſuppoſent encore gratuitement qu'il y a des nerfs ſoumis à la volonté, & d'autres au mécaniſme, & que leurs fibres ſont entretiſſues enſemble juſques dans les moindres parties. Comme ils ſe ſont apperçus que l'ame excitoit la toux quand bon lui ſembloit, & que nous l'avions ſouvent malgré nous, ils en ont conclu, que la toux qu'ils appellent mécanique, ou automatique, ne pouvoit aucunement dépendre des

organes ſoumis à la volonté, ce qui eſt un principe que *Galien* a réfuté depuis long-temps, (242. 256.) de ſorte qu'ils ſont obligés de multiplier les êtres ſans néceſſité & contre toute vraiſemblance. Mais une preuve que les nerfs ne contribuent pas moins au ſentiment qu'au mouvement, c'eſt qu'on ne ſauroit piquer aucune partie du corps avec la plus fine aiguille, qu'on n'y ſente de la douleur.

277. Si l'on examine le nombre & la diverſité des mouvemens de la reſpiration, on verra qu'ils varient preſque à l'infini. M. *Sauveur*, dans les Mémoires de l'Académie des Sciences, prétend que l'on peut former 9632 ſons que l'oreille diſtingue parfaitement, & que chacun de ces ſons peut encore varier quant à la force; à quoi l'on peut ajouter les ſoupirs, les gémiſſemens, les ſanglots, les pleurs, l'étonnement, le ronflement, le bâillement, le ris, les éclats de rire, les cris, le chant ſimple, le chant muſical & une infinité d'autres variations dans les mots que l'on articule, qui ſont tout autant de différentes eſpeces d'expiration, qui exigent un mouvement déterminé des organes.

La toux dans ce nombre eſt une expiration ſinguliere & déterminée, tellement diſtincte des autres, qu'on ne ſauroit confondre un homme qui touſſe, avec un autre qui rit, qui ſanglotte, qui chante, &c.

278. Il n'y a aucun point dans la ſuperficie des véſicules pulmonaires, toute ample qu'elle eſt, ni dans la trachée artere, qui étant preſſé par un grain de pouſſiere, une goutte de ſang ou de pus, ou par quelque tumeur, ne puiſſe cauſer la toux, ni par conſéquent aucun nerf, ni aucune fibre dans ces parties, qui ne contribue à la toux & à une infinité d'autres mouvemens. Puis donc qu'on ne voit pas la raiſon pourquoi une goutte d'eau qui tombe dans la trachée artere comprime plutôt les organes deſtinés à exciter la toux, que ceux qui ſervent au ris, aux ſanglots, au bâillement, au chant, aux pleurs, &c. ſi tous ces mouvemens ſont mécaniques, comme les machines exécutent toujours & néceſſairement tout ce qu'elles peuvent exécuter, on ne ſauroit non plus expliquer par la mécanique d'où vient qu'une goutte d'eau qu'on avale

en riant dans le temps de l'inſpiration, n'excite pour l'ordinaire que la toux, & l'on pourroit même prouver dans cette ſuppoſition, par le calcul des conjectures, qu'elle ne doit preſque jamais l'exciter, d'où il ſuit qu'on doit regarder comme abſurdes les principes qui conduiſent à une pareille abſurdité.

279. Si parmi pluſieurs cas également poſſibles, le même arrive toujours, en ſuppoſant certaine condition, dans une machine que l'on fait être miſe en mouvement par un principe intelligent, il s'enſuit néceſſairement que ce cas n'arrive que par le choix de ce principe. En effet, comme rien ne ſe fait ſans une raiſon ſuffiſante, & que dans cette machine animée aucun des cas n'eſt pas plus déterminé par le mécaniſme qu'un autre, ſi l'un eſt conſtamment déterminé, il doit néceſſairement l'être par le principe intelligent, & voici des preuves que cela a lieu dans la machine humaine.

280. Une goutte d'eau venant à s'attacher aux cordes vocales, obſtrue néceſſairement une partie de l'orifice de la glotte : ſi elle en bouche la moitié, pour lors, quoique la force de l'ex-

piration soit la même, il ne doit sortir, par les lois de la Mécanique, que la moitié de l'air qui a coutume d'en sortir ; car en suppofant la même force dans le pifton, les quantités qui s'écoulent font comme les orifices. Mais dans ces circonftances, la même quantité d'air infpirée, féjournant deux fois plus long-temps dans le poumon & y acquérant le double de chaleur, devient infuffifante pour rafraîchir le fang, & pour enlever les vapeurs chaudes qui s'exhalent du poumon, & qui occafionnent une anxiété & un mal-être qui ne ceffent que par une infpiration réitérée & plus forte de l'air froid, fi les fens ont toute leur vigueur, comme chacun le fait par expérience ; & de là vient que l'ame ajoute aux forces ordinaires de la refpiration, pour que l'infpiration devienne plus forte & plus fréquente.

281. L'hydraulique nous apprend quelle doit être la force de la refpiration pour pouvoir refpirer dans le même temps une double quantité d'air ; car la force du pifton doit être quatre fois plus grande pour pouvoir infpirer ou expirer la même quantité d'air par

un orifice deux fois plus petit, (*Hæmastat. Gall. pag. 312. n. 80.*) & il faut seize fois plus de force pour pouvoir dans ces circonstances inspirer une double quantité d'air (*ibid. n. 92.*); ce qui épuiseroit la puissance motrice, & la mettroit hors d'état de pouvoir guérir cette dyspnée.

282. Mais si les forces expiratoires augmentent considérablement une fois ou deux pour hâter la sortie de l'air, pour lors l'air qui sort frappant avec plus de force la goutte d'eau qui bouche le passage, suffit pour la faire sortir, & c'est ainsi qu'il suffit d'un ou de deux efforts pour chasser la matiere morbifique, & pour faire cesser l'incommodité. C'est pourquoi la nature, qui a autrefois éprouvé l'utilité de ces efforts, excite cette toux salutaire, quoiqu'insuffisante dans certaines circonstances, sans qu'il lui en coûte qu'une dépense de force passagere, & qui par conséquent ne l'épuise pas.

283. Il suit de là que ces efforts seront d'autant plus vifs, la puissance motrice demeurant la même, qu'on sera plus pressé de respirer, & qu'on sera plus sensible & plus craintif. Car à pro-

portion que cet obſtacle interceptera une plus grande quantité d'air, les efforts ſeront plus prompts & plus violens; ſi la quantité d'air interceptée eſt moindre, on pourra ménager ſa toux, s'abſtenir même de touſſer, & vaquer à d'autres exercices plus preſſans, ainſi que l'expérience nous l'apprend. Si celui à qui cet accident arrive s'en eſt mal trouvé autrefois, craint d'être ſuffoqué, ou eſt extrêmement ſenſible, comme le ſont les perſonnes convaleſcentes, hyſtériques, délicates, puſillanimes, ſur le champ il touſſe de toute ſa force, & l'on appercevra ſur ſon viſage & dans tout ſon maintien les traits d'une agitation violente & d'une inquiétude extrême.

284. Il ſuit encore de là, que ſi la goutte d'eau eſt placée de façon qu'elle intercepte une moindre quantité d'air, ou que le malade n'ait pas beſoin de reſpirer un air ſi frais, parce que ſon ſang eſt moins échauffé, que s'il a l'ame forte & tranquille, s'il ſommeille ou s'il a pris une doſe convenable de pavot; il ſuit, dis-je, qu'encore que la goutte d'eau preſſe les nerfs avec la même force, il ne touſſera point, ou

ne toussera que rarement. C'est ainsi que le syrop de pavot tranquillise pendant la nuit les phthisiques & ceux qui ont des catharres, non point en diminuant la force de la matiere morbifique, mais en émoussant le sentiment. Ce qui fait encore que le hoquet & la toux cessent, lorsqu'on reçoit une nouvelle fâcheuse, ou qu'il survient quelque affaire importante, c'est que le principe intelligent oubliant dans ce moment le mal léger qui l'affecte, n'est plus occupé que du mal plus grand qui le menace.

285. La perception confuse du mal qui produit l'affliction est appellée *consentement* ou compassion par les Latins, & *sympathie* par les Grecs. La raison pour laquelle l'ame s'afflige ou compatit aux maladies du corps, est qu'elle lui est unie de façon, qu'elle se réjouit & s'afflige de son état, selon qu'il est bon ou mauvais, & que son plaisir & son bonheur dans cette vie dépendent de l'intégrité, de la force, & de la forme de la machine à laquelle elle est unie.

286. L'ame ayant en soi des facultés motrices, ne ressent pas en vain son mal-être occasionné par des causes mor-

bifiques, mais elle ſe trouve quelquefois en état d'y remédier; ſur-tout elle y réuſſit ſans peine lorſque le principe du mal eſt extérieur; par exemple, ſi nous nous fichons une épine dans le doigt, nous employons les ongles, les dents & les inſtrumens pour l'arracher. Il n'en eſt pas de même lorſque les maux ſont internes, parce que au dedans de nous, nous n'avons pas partout des muſcles & les autres organes du mouvement qui ſoient à notre diſpoſition, & qu'on ne peut trouver quelquefois à ce qui occaſionne le mal aucune iſſue. Par exemple, lorſque nous avous avalé du poiſon, les mains ne nous ſervent à autre choſe qu'à nous comprimer l'épigaſtre, & il n'y a que la force muſculaire du ventricule qui puiſſe évacuer la matiere morbifique par la bouche ou par le fondement. Il reſte cependant d'autres ſecours; & alors un écoulement abondant de la ſalive ou de la liqueur gaſtrique, la boiſſon que la ſoif demande, adouciſſent la matiere, ou lui ſervent de véhicule pour faciliter un vomiſſement, en même temps que les inſtrumens de la reſpiration, les muſcles du bas ventre, ceux qui ſervent à incliner le tronc, en un mot, tout concourt à évacuer le poiſon avec ſon véhicule hors de l'eſtomac, malgré nous & ſans que nous le voulions.

287. On voit donc que les *lois* de la *ſympathie*, qui, dans la bouche de bien des gens, ne ſont que de vains noms, ſont des propoſitions conformes à la raiſon, ſuivant leſquelles les puiſſances motrices, telles que la liberté & la nature, exercent conſtamment leurs opérations dans l'économie animale. Le détail de ces lois nous eſt connu par l'obſervation journaliere.

288. *Premiere loi.* La nature & la liberté doivent concourir à prolonger la vie de l'homme, ſelon l'état & les forces de la machine.

289. *Seconde loi.* Que la liberté remédie aux maux externes, ſoit phyſiques ou moraux, dont l'entendement a connoiſſance; & que la nature remédie à ceux qui ſont internes; elle eſt le meilleur Médecin des maladies. *Hippocr. epid. 7.*

290. *Troiſieme loi.* Lorſque le danger eſt preſſant, il faut y apporter un prompt remede, & par conſéquent plus l'or-

gane affecté est noble, & le mal considérable, plus il faut redoubler ses efforts & employer de forces, en négligeant tout le reste; car il vaut mieux faire un effort dont l'effet peut être funeste, que de rester oisif dans un danger évident.

291. *Quatrieme loi*. Que les organes les plus propres à parvenir au but, concourent à l'opération, & que le travail soit continuel lorsque le danger est pressant; mais lorsqu'il est moindre, qu'on ne travaille que par intervalle, afin que la nature puisse réparer ses forces.

292. J'ai rapporté quelques exemples de ces lois (251, 256, 280), & j'ai montré les principes sur lesquels elles sont fondées. On en verra un plus grand nombre dans la suite. Je me contente ici de citer deux différens textes que je tire du fameux Boerhaave. S'il s'est formé dans l'homme quelque corps étranger capable de lui nuire, ou qu'il y ait été apporté de dehors, aussi-tôt la nature fait effort pour chasser cet ennemi, dont le séjour seroit nuisible; elle s'efforce d'adoucir ce qui est âcre, de résoudre ce qui est trop épais,

d'appaiser ce qui est trop dissous.
« Quels efforts admirables nous faisons
» pour vomir & pour chasser une ma-
» tiere morbifique par les excrémens,
» les urines & par la sueur! Quels
» efforts pour attirer les humeurs dans
» le siege du mal, afin de délayer, de
» laver, de déterger, d'adoucir, &
» d'en éliminer ce qui le fatigue! Quels
» mouvemens fébriles pour chasser,
» amortir, changer & mûrir la ma-
» tiere morbifique, ou pour séparer
» ce qu'on ne peut corriger! Quelles
» ressources enfin pour accoutumer la
» nature à ce qui la trouble, les pre-
» mieres fois qu'elle l'éprouve! Les
» Médecins regardent la fievre comme
» le meilleur de tous les instrumens,
» puisque la nature s'en sert pour gué-
» rir un grand nombre de maladies
» aigues & chroniques qui résistent à
» tous les remedes, &c. il ne faut
» qu'une goutte de vinaigre pour of-
» fenser la membrane extérieure de
» l'œil, qui est extrêmement délicate:
» mais cette garde fidelle, qui veille
» à sa conservation, la douleur irri-
» tant le muscle orbiculaire des pau-
» pieres, celui-ci presse le globe & le

» porte vers la glande lachrymale, & » en fait sortir un ruisseau de larmes, » qui amortit l'âcreté du vinaigre, & » l'entraîne avec lui ». *Boerhaave* dit encore là-dessus plusieurs choses, que l'on peut voir dans son Discours 8.

293. Ceux qui ignorent la Mécanique se persuadent aisément que la plus petite puissance appliquée à une machine est capable de produire de très-grands effets. Comme ils ne distinguent point les forces vives des forces mortes, & qu'ils ont vu élever de très-grands fardeaux par le moyen des machines, avec une puissance médiocre, ils s'imaginent que les effets sont beaucoup plus grands que la force qu'on a employée. « Il y en a qui » croient pouvoir inventer une machine, laquelle avec très-peu de force, éléve une grande quantité d'eau » à telle hauteur & avec telle vîtesse » que l'on veut; & qui se cassent la » tête à inventer des roues, des leviers, des poids & autres choses » nécessaires pour cet effet; mais ils » perdent leurs peines, & l'on ne doit » pas beaucoup compter sur leurs promesses. En supposant que la puis-

» sance absolue demeure la même, je
» dis que toutes les machines qui ne
» souffrent aucun frottement, & dans
» lesquelles il n'y a point de mouve-
» ment inutile, produisent le même
» effet, & sont toutes également bon-
» nes ». *Bernoulli Hydrodyn. pag. 166. Histor. Academ. Paris. 1703. pag. 100.* Dans la machine hydraulique la plus parfaite, lors même qu'elle produit le plus d'effet, la force du fluide qui agit, est à celle du fluide ou du poids qu'il met en mouvement, ou à l'effet, comme 27 à 4, ou à peu près comme 7 à 1, *ibid. pag. 195.* ou, ce qui revient au même, le plus grand effet qui puisse résulter de l'impulsion du fluide, est à la puissance absolue qui fait mouvoir la machine, comme 4 à 27; de sorte qu'en supposant la machine humaine aussi parfaite qu'il est possible, de sept degrés de force qu'on y emploie, il y en a six de perdus avant que l'effet soit tel qu'on le désire. Les choses étant telles qu'on vient de le dire, il s'ensuit que ceux-là sont dans l'erreur, qui sur un arrangement & une complication souvent imaginaire des machines, concluent qu'on peut attribuer le mouve-

ment du cœur & des poumons, à une force imprimée une fois à la matiere, quelque foible qu'elle puiſſe être. L'abſurdité eſt bien plus grande dans ceux qui attribuent l'augmentation du mouvement à la réſiſtance oppoſée, & il eſt fâcheux que la Médecine ſoit appuyée ſur des principes auſſi faux. *Euler. Act. Berolin. 1752. pag. 199.*

294. J'ai preſque honte de m'arrêter ſi long-temps à réfuter de pareilles opinions. Je vais maintenant examiner les forces inanimées, telles que la gravité, l'élaſticité, par leſquelles ces faux Mécaniciens prétendent pouvoir expliquer toutes les fonctions du corps humain, & indiquer les principales erreurs dans leſquelles on eſt tombé à ce ſujet.

La gravité eſt une force proportionnée à la quantité de la matiere, laquelle agit ſur les parties ſolides & fluides de notre corps pour les faire deſcendre. De là vient que ceux qui ont une ſyncope tombent par terre par leur propre poids, parce que la contraction de tous les muſcles venant à ceſſer tout à coup, rien ne réſiſte plus à la gravité; mais tant que cette contraction ſubſiſte, comme lorſque nous ſommes debout, ou que nous marchons, cette gravité eſt ſurmontée de beaucoup par la force muſculaire. Ainſi, tant que le cœur fait circuler le ſang avec toute la force qui lui eſt naturelle, la force de gravité des fluides ne doit être comptée pour rien ; & de là vient que quoique le ſang agiſſe toujours en bas par ſa peſanteur, tant que le cœur conſerve ſes forces, il ne preſſe pas plus le cerveau lorſqu'on eſt couché que lorſqu'on eſt debout. Mais ſi la force contractive du cœur diminue conſidérablement, alors, comme la gravité des fluides eſt toujours la même, & qu'elle eſt en beaucoup plus grand rapport avec la force muſculaire de ce viſcere, les fluides diſtendent par leur peſanteur & engorgent les parties inférieures; ſur tout ſi le ſang étant diſſous, la lymphe a plus de facilité à s'en ſéparer. Telle eſt la cauſe de l'enflure des pieds qu'on remarque dans les perſonnes affectées d'une aſcite ou de la chloroſe, & qu'on attribue mal à propos à la ſeule compreſſion des groſſes veines occaſionnée par des obſtructions, ou par l'épanchement de la lymphe dans ſe bas ventre. On obſerve tous les phénomenes qui dépendent de la gravité ſeule, dans les cadavres auſſi bien que dans les animaux vivans, comme le ſavent les Anatomiſtes ; & ils peuvent avoir obſervé que les cadavres qu'on a laiſſé ſuſpendus une nuit dans l'amphithéâtre, ont les parties inférieures extrêmement enflées.

295. L'élaſticité eſt la force qu'ont les corps de ſe rétablir dans leur état naturel, lorſque celle qui les comprimoit vient à ceſſer, ſans qu'on puiſſe attribuer ce rétabliſſement d'état ni à la force muſculaire, ni à la gravité. La force élaſtique eſt égale à la force comprimante, tant que le reſſort peut céder ; de ſorte que la compreſſion reſtant la même, la force élaſtique eſt en équilibre avec celle qui comprime.

Ceux-là paroiſſent ignorer ce principe, qui attribuent les mouvemens alternatifs des vaiſſeaux à leur élaſticité, & qui pour défendre leur ſentiment & pour pouvoir expliquer leur mouvement perpétuel, leur attribuent une élaſticité parfaite. Mais outre qu'il eſt extrêmement abſurde de ſuppoſer les mêmes degrés d'élaſticité dans tous les vaisseaux & dans tous les solides du même sujet, par exemple, dans le cœur & le cerveau, les reins & le placenta, les tendons & la graisse, l'aorte & les vaisseaux lymphatiques, aussi-bien que dans ceux de différens sujets, dans le fœtus & dans l'adulte, vu qu'il ne faut que toucher le cerveau & le placenta pour se convaincre du contraire; il est aisé de voir que ces vaisseaux sont plus fortement ébranlés par la colere que par la crainte, quoique leur élasticité soit la même, & que par conséquent c'est sans fondement qu'on attribue leur mouvement à leur élasticité. Il est étonnant qu'ils attribuent à la même cause la contraction violente qu'on observe dans les vaisseaux qui sont engorgés de sang, ou distendus par un fluide visqueux, telle qu'on l'observe dans le phlegmon, & qu'ils ignorent que les corps ont d'autant plus de peine à se rétablir dans leur premier état, que la force comprimante est plus grande. Le verre & l'ivoire sont infiniment plus élastiques que les arteres & les veines, & cependant il s'en faut d'une quinzieme partie que leur élasticité ne soit parfaite ; bien plus, le *Dr. Rizzeto* a démontré *dans les Mémoires de l'Académie de Bologne*, qu'il n'y a que les corps d'une petitesse indéfinie, par exemple, les molécules de la lumiere, qui ayent une parfaite élasticité, & cependant nos Théoriciens osent en attribuer une pareille à nos gros visceres, qui sont extrêmement mous.

296. A l'égard de l'impulsion, j'aurai occasion d'en parler au long en donnant la théorie des maladies convulsives ; & je ferai voir que les mouvemens sympathiques ne sont pas l'effet d'un mouvement extérieur une fois imprimé, & d'un mécanisme aveugle, mais celui de la puissance motrice de la prévoyante nature. Je me contenterai pour le présent d'opposer à ceux qui veulent tout expliquer par le mécanisme, un argument tiré des effets que produisent les passions de l'ame.

L'expérience journaliere nous apprend que rien n'est plus propre à exciter la colere de certaines personnes que la présence de ceux qu'elles haïssent, ou qu'elles méprisent ; un salut omis de leur part, une lettre un peu fiere, un silence affecté après une interrogation, suffisent pour leur causer la fievre & les transports les plus violens.

Ora tument irâ, nigrescunt sanguine venæ;
Lumina, gorgoneo sæviùs angue, micant.

Ceux qui attribuent ces phénomenes au mouvement imprimé par dehors à la machine, ignorent les premiers élémens de la Mécanique, & ne méritent pas qu'on les réfute sérieusement; car le défaut de salut & de réponse n'étant que de simples négations, il est absurde de croire qu'elles puissent mouvoir la machine, quelque artistement disposée qu'on la suppose. Personne n'ignore cependant que ces mouvemens sont involontaires, & c'est pour cela qu'on pardonne toujours un premier mouvement de colere; on doit donc les attribuer évidemment à un principe interne doué de sentiment & de mouvement. Or dans la colere, le battement du cœur redouble, la fievre s'allume, la respiration augmente, & devient plus vive & plus fréquente; donc on ne peut douter que ce principe de sentiment & de mouvement n'ait beaucoup d'influence sur le cœur & le poumon.

297. Nos faux Mécaniciens, pressés par la force de ces argumens, recourent au pyrrhonisme, & répondent que l'on ignore absolument la maniere dont l'ame agit sur le corps ; mais on ignore pareillement celle dont elle agit dans les mouvemens volontaires ; s'ensuit-il de là qu'elle n'agisse point dans ces mouvemens? Nous ignorons aussi comment la gravité, l'élasticité, & la force de cohésion agissent dans les corps ; s'ensuit-il que les corps ne gravitent point, qu'ils n'ayent point d'élasticité, & qu'ils n'ayent aucune cohérence? Concluons donc avec le fameux *Borelli* : « Que l'ame est le principe & la » cause effective du mouvement des » animaux ; c'est ce que personne ne » peut ignorer, puisque c'est elle qui » les fait vivre, & que pendant tout le » temps qu'ils vivent ils exercent des » mouvemens ; au lieu qu'après qu'ils » sont morts, je veux dire, dès que » l'ame n'exerce plus ses fonctions, » la machine animale n'est plus qu'une » masse inactive & immobile : personne ne peut douter non plus que ce » grand nombre d'actions variées qu'on » observe dans les animaux, ne soient

» un effet de leur choix & de leur appé-
» tit naturel ; il n'est pas moins évident
» aussi que la connoissance & l'appétit
» seul ne suffisent point pour mouvoir
» les parties de l'animal, & que l'un &
» l'autre ont besoin d'instrumens & de
» facultés nécessaires, telle que celle
» de pouvoir changer de lieu, &c.
Borell. de mot. anim. p. 1.

298. Cette opinion a été adoptée dans le dernier siecle par tout ce qu'il y a eu de grands hommes dans cette Université ; par *Gordon*, *Joubert*, *Riviere*, *Dulaurent*, *&c.* & en l'adoptant nous ne faisons que nous conformer au sentiment des Peres de l'Eglise, entr'autres de *S. Augustin.* Tous les Orthodoxes conviennent unanimement que l'ame raisonnable est le principe de la vie humaine : *Catech. Monspel. p. 1. s. 1. cap. 2.* & cette uniformité de principes n'est pas à mépriser ; la vérité est une, & ce qui est faux dans la Théologie, dans la Jurisprudence, ou telle autre Science que l'on voudra, doit l'être pareillement dans la Philosophie, quoique *Luther* & *Averroès* prétendent le contraire.

299. Voilà ce que j'avois à dire sur les

les facultés & sur leurs forces, lesquelles sont les principes des actions & des mouvemens qu'on remarque dans le corps humain : or comme il est évident que *les mêmes principes qui exercent des actions saines lorsque le corps est en santé, exercent les morbifiques lorsqu'il est malade;* il étoit à propos, pour pouvoir comprendre les causes des maladies, que je parlasse des forces qui en sont les principes ; & c'est sur ces fondemens que nous venons de jeter, que j'établirai dans la suite toute la théorie des symptomes.

Des Principes des Maladies.

300. On appelle *Phénomene*, tout ce qui tombe sous la connoissance des sens, & qui en dépend. *Boerhaave, Institut. 875.* On appelle phénomene morbifique ou *symptome*, toute fonction ou qualité qui est autre que dans l'état de santé, ou tout ce qu'on observe qui differe de cet état. Les qualités sont souvent changées par les forces inanimées, ou par celles qui sont communes aux végétaux ; & il n'y a point de qualité vicieuse qui ne puisse exis-

ter, & même être excitée dans les cadavres; car ses parties peuvent s'enfler, prendre une autre couleur, répandre une nouvelle odeur, se dessécher, se durcir, & essuyer tous les changemens qui sont propres aux maladies cachétiques.

301. A l'égard des fonctions morbifiques, telles que la fievre, les douleurs, les convulsions, la paralysie, les évacuations de différente espece, qui dépendent du mouvement musculaire des visceres, elles ne peuvent jamais s'exercer sans le concours des forces qui sont propres aux animaux. D'où il suit que les forces inhérentes aux animaux & aux végétaux, ou séparément, ou plus souvent même par leur combinaison, sont toujours les principes de toutes les maladies. Les forces propres aux animaux sont dirigées par un principe intelligent, & celles qui sont communes aux végétaux n'agissent que par une nécessité mécanique. Si un homme, par exemple, est attaqué de la fievre pour s'être exposé au froid, il est évident qu'on doit attribuer à des principes purement mécaniques, comme on les appelle, la condensation de

la peau, la contraction des vaisseaux, & ce qui s'ensuit, savoir la pâleur, la fraîcheur, la sécheresse & la rudesse de la peau, la roideur des doigts, la difficulté de se mouvoir, la coagulation, la viscosité & la résistance du sang; ce qui ne seroit pas différent si la maladie étoit causée par un poison avalé.

302. A l'égard du sentiment du froid, du frissonnement, des soubresauts spasmodiques des membres, de l'augmentation des forces du cœur, & de ce qui en dépend, la force & la fréquence du pouls, la fievre, la chaleur, on doit les attribuer aux forces animales, & l'on ne se tromperoit guere si l'on disoit que presque toutes les maladies sont produites par le concours des forces de l'une & l'autre espece, mais que ce sont les forces inanimées qui fournissent la matiere morbifique, & que ce sont les forces animales qui la combattent & cherchent à la détruire; par où l'on peut comprendre ce qu'ont dit les Anciens : *Que la maladie est un combat de la nature avec la matiere morbifique.* Par exemple, dans le cas où un homme a avalé un poison caustique, on doit attribuer les symptomes sui-

vans, tels que la douleur du ventricule, la chaleur brûlante qu'on y sent, à la matiere morbifique; les autres tels que la salivation abondante, la cardialgie, qui marquent la contraction du ventricule, les nausées, le vomissement dans lequel on rend le poison avec le suc gastrique, sont des efforts que la nature fait pour mitiger le poison, ou pour le chasser hors du corps. On voit donc qu'eu égard à la cause, il y a des symptomes qu'on doit attribuer à la *matiere morbifique*, & d'autres qu'on doit attribuer à la *nature*, & ce sont ces deux sortes de symptomes réunis qui constituent la maladie.

303. Il s'ensuit donc que le principe des symptomes est une force quelconque qui change l'état de l'homme & le détériore; ou bien, une force qui change les fonctions & les qualités saines en d'autres; car il ne peut y avoir de changement sans une force motrice ou résistante, parce que tout changement est une action, & que toute action est l'effet de quelque force.

304. Dans quelque maladie que ce puisse être, il faut distinguer avec soin les choses qui sont visibles, ou qui tom-

bent ſous les ſens du malade & du Médecin, de celles qu'on ne voit point, & qu'on ne peut connoître que par conjecture ou par raiſonnement ; les premieres ſont des *ſymptomes*, les ſecondes les *principes internes* des ſymptomes, qui les font concevoir comme poſſibles. Dans la Péripneumonie, par exemple, tout changement viſible dans les fonctions, comme la toux, la fievre, la douleur, les crachats ſanglans, la ſueur, l'inquiétude, &c. & dans les qualités, comme la chaleur, la rougeur, la moiteur de la peau, &c. ſont des ſymptomes ; mais toute action interne, comme la pulſation des arteres, la contraction du poumon, ou ſa dilatation, l'affluence du ſang dans ce viſcere, celle du fluide nerveux, de même que tout changement dans la diſpoſition des fluides & des ſolides, comme la viſcoſité, l'acrimonie des fluides, la tenſion, le déchirement des ſolides, &c. ſont le principe interne des ſymptomes de la Péripneumonie.

Parmi ces principes & ces cauſes, il y en a qui nuiſent abſolument au corps, comme l'action du poiſon, un chyle viſqueux, âcre, une bleſſure, une pression externe, en un mot les obstacles & tout ce qui irrite; & je les appelle *nuisibles*, pour les distinguer des efforts de la nature & de la liberté, qui produisent, à la vérité, un grand nombre de symptomes critiques, mais qui sont des principes utiles des maladies, sinon par l'événement, du moins par le but auquel la nature les dirige. C'est ainsi que le poison est le principe & la cause nuisible du vomissement; la contraction du ventricule pour le rendre, est aussi le principe du même vomissement, mais un principe utile & salutaire.

305. Les principes externes des maladies sont les forces des corps, de quelque espece qu'ils puissent être, qui par leur pression ou leur action peuvent changer les qualités & les fonctions du corps, & lui causer une maladie. De ce nombre sont l'air, le feu, l'eau, les animaux, les fossiles, les végétaux appliqués extérieurement, ou qui s'arrêtent dans les premieres voies; car les premieres voies, comme l'observe *Pitcairn*, sont censées être hors du corps; on appelle corps étrangers tout ce qui y entre de dehors,

comme les vers, les alimens, & on ne les met point au nombre des parties du corps.

306. Il y a des maladies violentes, il y en a de légeres. On juge de la violence de la maladie par la gravité, l'intensité, le nombre, l'extension & la durée des symptomes.

307. On juge de la gravité des symptomes, toutes choses d'ailleurs égales, par l'usage ou la nécessité des organes dont ces symptomes annoncent les fonctions altérées. Ainsi la palpitation, la syncope, qui annoncent la lésion du mouvement du cœur, sont des symptomes plus graves que le boitement, qui indique la lésion du mouvement de la jambe, parce que le mouvement du cœur est plus nécessaire à la vie que celui de la jambe. Plus les fonctions qui dépendent du bon état d'un organe sont nombreuses, plus la lésion de cet organe est grave.

308. On juge de l'intensité d'un symptome par ses degrés; ainsi, un homme qui respire deux ou trois fois plus souvent qu'un autre, a une dyspnée deux ou trois fois plus intense; celui qui remue son corps deux fois plus

lentement qu'un autre, eſt deux fois plus foible que lui.

309. Plus le nombre des ſymptomes eſt grand, toutes choſes étant d'ailleurs égales, plus la maladie eſt grande, ſoit que les organes affectés ſoient les mêmes, ſoit qu'ils ſoient différens. Par exemple, dans une maladie aiguë, ſi le délire, la convulſion, la difficulté de reſpirer, les nauſées, la fievre ſont compliquées enſemble, la maladie eſt plus grande que ſi elle n'étoit accompagnée que de l'un ou de l'autre de ces ſymptomes.

310. On juge de l'extenſion des ſymptomes de même eſpece par le nombre & l'étendue des parties qu'ils affectent. Par exemple, la gale qui affecte toute la ſuperficie de la peau, l'immobilité de tous les membres, rendent la maladie plus grande, que s'il n'y en avoit qu'une partie d'affectée.

311. Enfin, la durée ou l'opiniâtreté des ſymptomes d'une maladie, eſt, toutes choſes d'ailleurs égales, la meſure de ſa grandeur; ainſi, plus la diarrhée dure, plus cette maladie eſt grande.

312. Toute maladie eſt une imperfection, & par conſéquent un mal;

mais la perception intuitive de quelque mal que ce puiſſe être, afflige le principe intelligent qui en a connoiſſance; d'où il ſuit que toute maladie eſt accompagnée de triſteſſe ou d'inquiétude, d'où vient qu'on appelle la madie en Latin *ægritudo* (*) ou *ægrimonia*. On remarquera cependant que dans les maladies ſoporeuſes, & qui privent de l'uſage de la raiſon, on ne s'apperçoit pas toujours de la triſteſſe du malade.

313. L'homme a une averſion naturelle pour le mal, en tant qu'il lui paroît tel; & de là vient que tout malade hait la maladie, ou, ce qui revient au même, déſire la ſanté, tant qu'il a l'eſprit ſain, & qu'il compte la ſanté au rang des biens.

314. Mais la perception du mal, quoique confuſe, ſuffit pour déterminer les facultés motrices à le chaſſer & à le combattre de toutes leurs for-

(*) Le *mal-être* (*ægritudo* des Latins) eſt un état de vie imparfait, ou une imperfection dans le concours de toutes les fonctions & de toutes les qualités qui tendent à prolonger la vie: on peut diſtinguer deux eſpeces de mal-être; l'une matérielle, qui n'eſt autre qu'*un vice* des fluides & des ſolides, lequel eſt ou viſible ou caché, conſidérable ou léger; & l'autre formelle, qui eſt la *maladie*, ou le concours de pluſieurs ſymptomes conſidérables.

ce, parce qu'elles conſpirent avec la ſtructure des parties à la conſervation du tout (123) : comme donc l'état des parties peut être amélioré par la liberté, lorſqu'il eſt queſtion de maladies externes, & par la nature, ſi les maladies ſont internes, il s'enſuit que dans tout changement morbifique, la liberté & la nature doivent s'unir contre les principes internes des maladies, pour corriger ou chaſſer la matiere morbifique.

315. La liberté & la nature travaillent de concert à nous redonner la ſanté, lorſque nous ſommes malades ; mais la matiere morbifique & les autres principes des maladies ne concourent pas avec elle, & c'eſt ce concours imparfait d'actions & d'inſtrumens qui conſtitue la maladie (126) & qui la diſtingue de la ſanté. Il ne répugne donc point à la bonté & à la providence de Dieu, qu'il y ait en nous un principe d'actions qui produiſe les maladies, ou que ce même principe ne ceſſe point de combattre les cauſes & les matieres morbifiques de ces mêmes maladies, & veille à la conſervation de la ſanté, de même qu'à leur

guérison. *Wolf* prouve fort au long dans sa *Théologie naturelle*, que le mal physique peut exister, sans que cela répugne à la bonté & à la sagesse de Dieu.

316. Comme les forces de l'homme sont limitées (136), il faut nécessairement qu'elles soient dans un rapport quelconque avec celles de la matiere morbifique. Si elles sont égales, la mort n'est pas loin. Si les forces de la matiere morbifique sont moindres que celles de la nature, le danger est moindre à proportion que ces premieres forces sont moindres que les secondes.

317. Dans l'état de santé les forces naturelles ont un certain rapport avec les forces vitales, & toutes deux avec les forces animales. *Pitcairn. Elem. Med.* 112. Il y a aussi une certaine proportion entre les facultés qui sont les principes de ces forces. Par exemple, on sait que dans les enfans les forces du cœur sont moindres que celles de tous les muscles ensemble, dans le rapport à peu près de la masse du cœur à celles des autres muscles, & qu'à proportion que les forces du cœur augmentent dans les adultes, celles des membres augmentent aussi, & qu'à proportion qu'el-

les diminuent dans les vieillards, celles des membres diminuent pareillement; & il en eſt de même des forces des autres organes.

318. Comme la puiſſance motrice, qui eſt comme le réſervoir de toutes les forces, ſe diſtribue dans toutes les parties, par exemple, dans le cœur, la poitrine, les membres, & que dans l'état de ſanté elle demeure la même pendant quelques années, à une heure déterminée du jour, ainſi que l'expérience nous l'apprend, il faut néceſſairement qu'il ſe faſſe tous les jours une préparation de forces égale à la perte qui s'en fait, qu'on les répare même avec avantage lorſqu'on avance vers l'adoleſcence; & que dans un âge avancé il s'en répare une moindre quantité, vu que les vieillards ſont moins forts que les adultes.

319. L'expérience nous apprend encore que les forces actuelles *ordinaires*, qui ſe diſſipent & ſe réparent journellement dans l'état de ſanté, ſont différentes des forces actuelles *extraordinaires* qui ſe déploient lorſqu'il en eſt beſoin dans les exercices & dans les paſſions violentes; & qu'à proportion que

les forces actuelles augmentent, la faculté qui les exerce s'affoiblit.

320. Plus la quantité de forces qui se distribue dans certains organes excede celle qui suffit dans l'état de santé, moins il en reste à la source qui les fournit, ou, ce qui revient au même, plus la faculté motrice est proche de succomber.

321. La vie est la coexistence des actions du cœur & de la poitrine avec celle de l'ame (125) ; mais comme la force venant à cesser, l'action cesse, & qu'elle diminue à proportion que la force diminue ; il s'ensuit que plus la faculté qui est le réservoir des forces s'affoiblit, & plus toutes les actions en général, & par conséquent les vitales sont près de leur fin, ou ce qui est le même, plus la mort est prochaine.

322. L'épuisement de la faculté motrice est le plus grand de tous les maux physiques, & celui par conséquent que la nature doit prévenir avec le plus de soin ; & comme les causes morbifiques contraires à l'intégrité, à la circulation, à la sécrétion du fluide nerveux ne peuvent exister que la mort ne soit prochaine, & qu'elle ne peut être détour-

née ni différée qu'aux dépens des forces vitales, qui peuvent ſeules corriger ou détruire ces cauſes morbifiques; il s'enſuit, ſoit que la nature ſe repoſe ou agiſſe, que lorſqu'il ſe forme des obſtructions dans les parties nobles, qui ne peuvent être levées que par des forces conſidérables, l'animal eſt en danger de perdre la vie.

323. L'ame gouverne véritablement le corps, & elle a dans la liberté & la nature deux facultés capables de choiſir parmi ce grand nombre de mouvemens poſſibles que le corps peut exercer en conſéquence de ſa ſtructure, ceux qu'elle juge les plus utiles. C'eſt ainſi que ſouvent malgré nous & à notre inſu elle ſe ſert du voile du palais pour boucher les narines poſtérieures, pour diriger les alimens dans l'œſophage, l'air dans la bouche ou dans les narines, & elle choiſit parmi ces divers mouvemens poſſibles les plus utiles & les plus convenables aux circonſtances. C'eſt cette même faculté qui dirige l'économie animale dans les maladies, & qui va toujours au danger le plus preſſant.

324. De là vient que dans les dou-

leurs violentes, dont la durée épuiseroit entiérement le fluide nerveux, le mouvement du cœur s'affoiblit tout à coup considérablement, & s'éteint pour ainsi dire ; toutes les facultés sont suspendues à la fois, & il survient une syncope, au sortir de laquelle les malades se trouvent souvent délivrés des douleurs & des maladies dont ils étoient atteints, tandis qu'ils auroient péri si la douleur & les efforts qu'ils faisoient pour l'écarter eussent duré plus longtemps. Car quoique la syncope soit un mal effrayant, & qu'elle paroisse mille fois pire que les douleurs, cependant l'expérience nous apprend que cette suspension des mouvemens & des forces a été utile à plusieurs malades ; & de là vient sans doute que les Anciens, qui sont nos maîtres dans la Médecine, recommandent la saignée jusqu'à défaillance dans plusieurs maladies, ce qui est un paradoxe dont j'aurai occasion de parler en traitant des maladies syncoptiques.

325. Dans les engorgemens des visceres, le cœur trouve souvent tant de résistance, & le mouvement du sang se ralentit si fort, que la mort seroit in-

faillible, si l'on ne réunissoit toutes ses forces pour vaincre cette résistance. Par exemple, lorsque l'un ou l'autre orifice du cœur vient à se boucher, il ne reste d'autre ressource que de rassembler tout ce qu'on a de force dans le cœur, & de les employer constamment à vaincre cet obstacle; & quoique ce combat n'ait pas toujours un heureux succès, & que la suite en soit quelquefois funeste, il ne laisse pas d'être salutaire quant au but que la nature a en vue. Il en est alors comme d'un homme qui est poursuivi l'épée dans les reins par son ennemi, & qui rencontre sur ses pas un fossé large & profond. S'il a du bon sens, il doit le franchir, au risque de se casser le cou, & préférer un danger incertain à celui dont il ne peut échapper. La raison est la faculté de connoître l'enchaînement des vérités générales (*Wolff. Psychol.* 483.); or c'est une chose conforme aux vérités connues, & par conséquent à la raison, qu'il doit préférer un péril incertain à un péril certain.

326. La *faculté*, l'énergie ou la force s'apprécient par l'intensité de la pression qu'elle peut exercer, par la vîtesse

d'un point de la machine à laquelle cette pression est appliquée, & par la durée ou longueur du temps que cette pression subsiste ; on l'appelle aussi *puissance absolue. Bernoulli, Hydrodyn. p. 164.* Plusieurs lui donnent encore le nom de *force potentielle.*

327. L'*exercice* est la dépense des forces qui peuvent être réparées dans l'espace d'un jour par le repos, le sommeil & la nourriture. Si l'on emploie plus de forces qu'il ne peut s'en réparer dans cet espace de temps, cela s'appelle *travail.* On doit mettre au nombre des travaux la fievre, l'asthme, la péripneumonie, & de là vient qu'on dit ordinairement que les malades sont *travaillés* de la fievre, de l'asthme, &c. Le travail dans lequel on se propose une fin, s'appelle *effort.* On appelle *efforts violens* ceux qui fatiguent considérablement, & qui dissipent plus de forces qu'on n'en peut aisément réparer.

328. La mort n'est autre chose qu'un épuisement total de la puissance motrice. Or plus le travail est grand, & plus tôt ces forces sont épuisées, & plus tôt par conséquent les actions cessent, & l'on a raison de dire que ce qui est

violent ne sauroit durer long-temps.

329. La *difficulté* du travail est en raison directe de la résistance de l'obstacle, & en raison inverse de la puissance motrice; ou, ce qui revient au même, une chose est d'autant plus difficile à mouvoir, que son mouvement est plus lent, la force motrice demeurant la même; & d'un autre côté la masse de l'obstacle & la résistance absolue demeurant les mêmes, la difficulté augmente à proportion que la puissance motrice diminue. Par exemple, plus un fardeau est pesant, & plus un même nombre d'ouvriers ont de peine à le traîner, & un poids déterminé est traîné plus difficilement par un seul homme, que par deux hommes dont chacun est aussi robuste que le premier.

330. La difficulté du travail est proportionnée à sa longueur & à la quantité des forces qu'il exige. Par exemple, si un morceau s'arrête dans l'œsophage, & qu'en employant les mêmes forces pour l'avaler, il descende deux fois plus lentement, la difficulté de la déglutition est deux fois plus grande; si les forces sont triples, cette difficulté est neuf fois plus grande.

331. Si les vîteſſes des obſtacles produites par la preſſion, ſont comme les forces, & que la vîteſſe diminue à proportion que ces forces diminuent, & qu'elle augmente lorſqu'elles augmentent, la difficulté reſte la même. Ceux-là donc ſe trompent qui ne meſurent la difficulté que par la lenteur du mouvement, ou la quantité des forces employées.

332. Si la vîteſſe de l'obſtacle diminue, quoique la force augmente, la difficulté eſt d'autant plus grande, que la force eſt plus grande & la vîteſſe de l'obſtacle petite. La difficulté eſt une peine du principe intelligent, occaſionnée par la réſiſtance du mobile & la foibleſſe reſpective du moteur; car à proprement parler, la difficulté n'a point lieu dans les machines inanimées.

333. L'ouvrage eſt d'autant plus facile, que le corps ſe meut avec plus de facilité, & qu'on peut le mouvoir plus long-temps ſans ſe fatiguer. En effet, plus long-temps on peut mouvoir un corps ſans ſe fatiguer, ou ſans que la faculté en ſouffre, & plus auſſi la faculté ou la puiſſance motrice demeure entiere; d'un autre côté, plus

la vîtesse de ce corps est grande, plus aussi sa résistance est petite, & plus par conséquent il y a de facilité à le mouvoir.

334. La joie (*alacritas*) est cette modification de l'ame, par laquelle elle connoît intuitivement la facilité avec laquelle elle s'acquitte de son ouvrage & de ses fonctions; & la *tristesse* au contraire naît du sentiment des difficultés qu'elle rencontre. La facilité des fonctions, la constance & la joie sont les effets de la santé, & la difficulté, la lassitude, la tristesse ceux de la maladie, si l'on en excepte la manie & les autres maladies qui ôtent la raison.

335. Dans l'état de santé, la faculté est plus grande, & le travail ou l'emploi des forces plus petit que dans la maladie.

Dans l'état de santé toutes les fonctions s'exercent facilement, constamment & gaiement, par conséquent sans fatigue; & dans le besoin on peut redoubler ses forces, comme tout le monde le fait; au lieu que dans la maladie on ne peut exercer que quelques-unes de ces fonctions, comme dans les maladies fibriles & soporeuses. Il y a des maladies où l'on peut exercer certaines fonctions avec une force ordinaire, ou même moindre, tandis que d'autres ne peuvent être exercées en aucune maniere, comme dans la paralysie; ce qui prouve que la faculté est affoiblie. Dans les fievres & les inflammations, il y a plusieurs fonctions qui s'exercent avec beaucoup de force, comme le mouvement du cœur, la respiration; mais on ne sauroit les exercer ainsi pendant plusieurs mois. On ne les exerce jamais qu'avec chagrin & lassitude, sans compter que le mouvement musculaire des membres est alors extrêmement difficile; ce qui prouve qu'il se fait une plus grande dissipation des forces, & que la faculté en souffre.

336. La maladie est d'autant plus dangereuse, que les forces de la cause nuisible sont plus grandes, la faculté naturelle petite & ses efforts plus grands. On est dans un danger extrême, lorsque les forces de la cause nuisible & la faculté approchent de l'équilibre, ou si la derniere est surmontée par les premieres. Or, plus la faculté naturelle est foible & fait un plus grand emploi de

ſes forces, plus elle a de facilité à ſe mettre en équilibre avec la force de la cauſe nuiſible, ou à être ſurmontée par elle, ce qui rend la mort d'autant plus poſſible, & par conſéquent (192) cet état d'autant plus dangereux.

337. La maladie eſt d'autant plus courte, que la force de la matiere morbifique, ou de la cauſe nuiſible eſt plus petite, & la faculté de même que ſes efforts plus grands, & pour lors la ſanté n'eſt pas éloignée; elle eſt également d'autant plus courte que la force de la matiere morbifique eſt plus grande, & la faculté & ſes efforts plus petits, & dans ce cas la mort eſt prochaine.

338. On juge que les maladies ſont *aiguës* par leur briéveté & par le danger dont elles ſont accompagnées, ou, ce qui revient au même, par leur violence & leur intenſité (308); car plus la maladie eſt violente & intenſe (307, 308), plus auſſi la matiere morbifique a de force, & plus par conſéquent la faculté en emploie; mais comme la faculté eſt limitée (316), & qu'elle s'épuiſe d'autant plus promptement qu'elle emploie plus de forces, elle entre plutôt en équilibre avec les forces de la

cauſe nuiſible, & c'eſt ce qui rend ces maladies courtes & dangereuſes.

339. Plus il faut de force pour ſurmonter la cauſe nuiſible, & plus ſon effet apparent eſt petit, plus auſſi le danger eſt grand. Lorſqu'on lie les deux arteres iliaques d'un chien, l'animal ſe débat avec plus de force, que lorſqu'on n'en lie qu'une ſeule; mais dans le premier cas, le mouvement du cœur & des arteres, la reſpiration & le pouls, quoique plus fréquens, s'épuiſent auſſi tôt, & s'affoibliſſent plus promptement que dans le ſecond, parce que quoique dans l'un & l'autre cas les forces & les efforts augmentent pour lever cet obſtacle, elles augmentent encore davantage dans le cas où le danger eſt plus grand, & la réſiſtance plus forte; & c'eſt ce qui fait que la faculté s'épuiſe plus promptement, que la force vitale diminue plus vîte, & ſes effets ſenſibles, tels que la force du pouls & de la reſpiration diminuent avec elle.

340. On peut démontrer ce que je viens de dire, d'une autre façon: la perte que les forces ſouffrent par le frottement, augmente en raiſon dou-

blée de la vîteſſe des fluides qu'elles mettent en mouvemens ; de ſorte qu'une force quadruple ne peut donner au fluide une vîteſſe double de celle que lui communique une force ſimple, une vîteſſe un peu moindre que double ; d'où il ſuit que les grandes forces perdent plus que les petites. Mais les forces perdues par les frottemens, ne peuvent produire des effets ſenſibles dans le pouls & la reſpiration ; donc la quantité des effets ſenſibles croît en moindre raiſon que les forces. Ainſi, dans ceux qui ſont à l'agonie, quoique les efforts internes ſoient très-violens, comme cela paroît par l'intenſité de la chaleur interne, le pouls ne laiſſe pas que d'être foible & mou, parce qu'une grande partie des forces ſe perd entre le cœur & les gros vaiſſeaux, & qu'il n'y en a qu'une petite partie qui ſe communique aux petites arteres, où elle peut ſe faire ſentir par le tact.

341. Si l'exercice des fonctions devient difficile & pénible, il y a maladie ; car les fonctions s'exercent difficilement & avec peine, ou parce que la réſiſtance des organes ou des fluides dont

dont elles dépendent augmente, (329) ou parce que la faculté employée à les exercer diminue. La résistance ne peut augmenter que les fonctions ne soient plus rares ou plus tardives (330) qu'à l'ordinaire; d'où il arrive qu'elles diminuent ou qu'elles cessent, à moins que les forces n'augmentent; & de cette augmentation de forces, suivent la fatigue, la lassitude & l'infirmité, appellée par les Grecs *arrostia*, qui est un mot synonyme à celui de *ægritudo*, maladie. Que si la faculté diminue, c'est comme si la résistance augmentoit; car si la force d'un homme diminue de moitié, il ne levera le même fardeau qu'avec deux fois plus de peine. A quoi l'on peut ajouter que toutes les fois que les fonctions se font avec peine, l'ame s'en ressent & en est affectée d'une maniere ingrate, ce qui constitue le mal; d'où il suit que la maladie n'est autre chose qu'un exercice pénible des fonctions.

342. Toutes les fois qu'un organe est affecté, il faut nécessairement que les forces de cet organe, de même que celles de ceux qui agissent sur lui ou qui le secondent, ou sans lesquels l'organe

lésé ne peut agir, à cause de la structure des parties, augmentent, & que les forces des autres diminuent.

La durée de la vie dépendant du plus ou moins de forces qui se trouvent dans l'animal, (321) il s'ensuit qu'on doit les ménager, puisqu'on ne peut les prodiguer sans que la faculté en souffre. Or celle-ci ne peut satisfaire à l'indication que fournit la maladie, corriger ni chasser la matiere nuisible qui a établi son siege dans un viscere déterminé, qu'elle ne fasse usage de ses forces, vu qu'il n'y a point de changement sans elles, ni par conséquent de correction & d'expulsion. Si donc les forces des visceres qui n'appartiennent point à celui qui est lésé, restent les mêmes ou viennent à augmenter, la faculté s'épuise : mais elle satisfait à tout, en augmentant les forces là où elles sont utiles, & en les supprimant où elles sont superflues. Par exemple, s'il se forme un obstacle dans l'artere pulmonaire, qui empêche la circulation du sang, il ne peut être détruit, corrigé & surmonté, que la force du cœur & des arteres n'augmente, ne redouble, ou que le poumon ne se contracte alternativement & avec force. La premiere action produira les symptomes de la palpitation, & la seconde ceux de la suffocation. Pour lors, le danger de la mort devenant plus pressant, les forces des membres diminuent, & ce seroit inutilement & avec danger que le malade les emploieroit à se promener, par exemple, vu qu'elles lui sont nécessaires pour prolonger sa vie & éloigner la mort; & de là vient que dans ce temps-là, le malade ne peut faire usage de ses membres.

343. Mais la structure du cœur & de la poitrine est telle, que ni l'une ni l'autre ne peuvent se contracter qu'en se dilatant alternativement, & le ventricule droit du cœur ne sauroit envoyer le sang avec plus de force dans l'artere pulmonaire, que le gauche ne le pousse aussi avec une force plus grande dans l'artere; de sorte qu'il est nécessaire que l'inspiration & l'expiration augmentent, que le sang se porte en plus grande quantité dans les arteres qui partent de l'aorte, & par conséquent que le pouls devienne fort & fréquent; que la chaleur, la tension, la rougeur,

la soif & les autres symptomes s'ensuivent, parce que les impressions de la puissance motrice, n'agissent sur la machine que dépendamment de sa structure.

344. On apperçoit des exemples de cette économie de forces dans toutes les maladies. Dans la fievre, par exemple, les forces du cœur & des arteres augmentent considérablement, mais en même temps les forces de l'estomac, des membres, de l'imagination, diminuent, de même que l'attention pour les affaires morales, & les désirs amoureux se ralentissent. Dans les maladies soporeuses, il se fait un engorgement dans le cerveau ou le cervelet, les efforts du cerveau & des meninges augmentent; & comme ces efforts dépendent des forces du cœur, ces forces redoublent, ainsi que nous le voyons dans l'apoplexie, tandis que les autres membres & les autres organes des sens sont privés du fluide nerveux.

345. Dans les maladies *chroniques* les vices sont au commencement peu considérables; ils n'attaquent que des parties moins nobles, ou ils ne ralen-

tiſſent que très-peu les fonctions. S'il ſurvient, par exemple, un engorgement dans quelques vaiſſeaux lymphatiques du méſentere, comme l'artere méſentérique ſupérieure ne reçoit qu'environ la ſeizieme partie du ſang qui ſe porte dans l'aorte, & qu'il y a à peine la centieme partie de ce ſeizieme qui ſe porte dans les arteres lymphatiques qui en ſortent ; quand même on ſuppoſeroit toutes ces petites artérioles lymphatiques obſtruées, la réſiſtance que le cœur rencontreroit, ne ſeroit que la 1600e. partie de celle qu'il trouveroit ſi l'aorte étoit obſtruée, & par conſéquent, en ſuppoſant la dixieme partie de ces vaiſſeaux obſtruée, comme il arrive lorſqu'il y a trois ou quatre glandes du méſentere qui le ſont, le danger qui en réſulte n'eſt que la 16000e. partie de celui qu'il y auroit ſi l'aorte étoit obſtruée, de ſorte qu'on ne doit pas s'étonner qu'il n'en réſulte que des efforts légers & imperceptibles. Lors, au contraire, que la moitié de la glotte eſt bouchée, alors, comme il n'y entre que la moitié de l'air qui devroit y entrer, & que l'homme ne peut vivre ſans reſpirer, le danger devient très-grand, & les efforts augmentent par conséquent à un point fort considérable, ou, ce qui est le même, il survient une maladie *aiguë.*

346. Dans les maladies *chroniques* qui ne sont point invétérées, les malades ne restent point alités, & vaquent volontairement à leurs fonctions morales, les ouvriers à leurs ouvrages, les gens de Lettres à leur étude, quoiqu'avec moins d'ardeur, parce qu'il ne faut que peu de forces pour chasser la cause morbifique, & qu'il seroit inutile d'en employer davantage. Si nous supposons donc dans ce cas qu'on soit agité par des besoins plus pressans, tels que celui de chercher à vivre, ou de soutenir sa réputation ; on doit naturellement travailler à ce qui presse le plus. Dans les maladies aiguës, au contraire, il faut beaucoup plus de force pour détruire le vice, & de-là vient que les malades ne peuvent agir ni vaquer à leurs affaires, se promener, jouir, &c.

347. Lorsque l'homme est en santé, les forces qu'il dissipe chaque jour, ne sont qu'une petite partie de toute la

faculté, ou, comme on dit, de forces *potentielles*. Il n'en eſt pas de même dans les maladies aiguës; la faculté perd chaque jour d'autant plus de forces, que la maladie eſt plus grave & plus avancée, ou plus près de ſa criſe.

348. La maladie eſt moins dangereuſe lorſqu'elle commence, que lorſqu'elle eſt dans ſa rigueur, parce que la faculté eſt alors dans toute ſa force, & qu'elle diminue journellement juſqu'à ce que la cauſe nuiſible ait été détruite ou corrigée, & que la nature ſoit en état de réparer ſes forces par le repos, le ſommeil & une nourriture plus abondante.

349. La cauſe morbifique ayant été ſurmontée, la nature victorieuſe ſe repoſe, & diſtribue peu à peu les forces & le fluide nerveux dans la machine, comme elle avoit coutume de le faire. Dans les fébricitans, par exemple, qui approchent de leur *convaleſcence*, le pouls qui auparavant étoit plein, tendu, vîte, fréquent & très-fort, devient rare, mou, petit, les forces des membres augmentent, de maniere que le malade peut ſe mettre ſur ſon ſéant, dormir du côté qu'il

veut, & ensuite se lever, se promener, vaquer à ses études & à ses affaires, prendre une nourriture solide, &c.

350. Un certain état de forces une fois rétabli, l'appétit reprenant sa vigueur, & l'exercice devenant plus facile, la faculté qui jusqu'alors avoit été affoiblie, recouvre peu à peu son énergie, & la santé succede à la convalescence. Mais quoique la maladie principale ait cessé, il reste un symptome individuel, savoir, la foiblesse, qui cesse enfin à l'aide du sommeil, du repos, de l'exercice & de la nourriture.

La doctrine des forces, cette doctrine si nécessaire pour régler la diete, pour prescrire les remedes, lors surtout qu'ils sont violens, & pour acquérir la théorie des maladies, est tellement importante dans la Médecine, qu'il est étonnant qu'on n'ait point encore donné des regles là-dessus, vu que la Mécanique, dont les Médecins font aujourd'hui tant de cas, en fournit une infinité. J'ai rapporté les principales, mais je crains bien que les jeunes Médecins ne les négligent comme trop obſcures, & que les Géometres ne les mépriſent comme trop évidentes & trop palpables.

Clef des Claſſes.

351. La maladie eſt un concours de ſymptomes notables liés les uns avec les autres.

Les ſymptomes les plus évidens & les plus conſtans marchent à la tête, ſe manifeſtent les premiers, & conſtituent le caractere eſſentiel de la maladie, ce qui leur a fait donner le nom de Pathognomoniques, ou de Caractériſtiques.

Il y a trois ſortes de ſignes caractériſtiques, & ils conſiſtent dans les fonctions, les excrétions & les qualités.

Si le pouls eſt fréquent ou fort reſpectivement aux autres membres, ou ſi ceux-ci ſont foibles, ſans qu'on puiſſe en accuſer le ſommeil, ou la diminution du ſentiment, & que le pouls cependant ſoit fort, il y a fievre.	*Fievres*	Continues.
		Exacerbantes.
		Intermittentes.

Si la fievre est pour l'ordinaire violente, & accompagnée de douleur & d'une forte chaleur, & que le sang qui est dans la palette soit couvert d'une croûte blanchâtre, c'est une *inflammation.*

Inflammations	Exanthemateuses.
	Membraneuses.
	Parenchymateuses.

Si les muscles soumis à la volonté de l'homme, se contractent malgré lui plus fortement qu'on n'a lieu de l'attendre de ses forces & des circonstances, & que ceux qui ne sont point soumis à la volonté, souffrent des contractions plus violentes qu'à l'ordinaire, c'est un *spasme.*

Spasmes	Toniques partiels.
	Toniques généraux.
	Cloniques partiels.
	Cloniques généraux.

Si la faculté de mouvoir les parties soumises à la volonté, de même que la faculté de sentir dans les organes, s'éteignent ensemble ou séparément, c'est une *paralysie*, ou *débilité.*

Débilités	Dysæsthesies.
	Anepithymies.
	Dyscinesies.
	Lipopsychies.
	Coma.

Lorsque le principal symptome est une sensation incommode, comme celle que cause la piqûre d'une aiguille & le déchirement, c'est une *douleur.*

Douleurs	Vagues.
	De la tête.
	De la poitrine.
	Du bas-ventre.
	Des membres.

Si le principal symptome consiste dans une respiration fréquente & difficile, c'est un *essoufiement.*

Essoufiemens.	Spasmodiques.
	Oppressifs.

Lorſque le principal ſymptome eſt une dépravation du jugement, de l'imagination, de la volonté ou du déſir, c'eſt la *folie*, que les Latins appellent *veſania*, parce que ces fonctions ne ſont point ſaines.	*Folies.*	Hallucinations. Délires. Caprices.
Si les fluides qui ne doivent pas ſortir s'échappent, ou ſi ceux même qui doivent ſortir, s'écoulent plus fréquemment & en plus grande quantité qu'à l'ordinaire, ou different de ce qu'ils ſont dans l'état de ſanté, c'eſt une *évacuation* ou un *flux*.	*Flux*	De ſang. De ventre. De ſéroſité. D'air.
Si le principal ſymptome conſiſte dans le changement de la qualité (136) eu égard au volume, à la ſuperficie, à la couleur, c'eſt une *cachexie*.	*Cachexies*	Maigreurs. Tumeurs. Hydropiſies. Excroiſſances. Aſpérités. Décolorations.

J'ai donné dans ma Pathologie l'hiſtoire des vices ou des maladies pathologiques, qui ne ſont autre choſe que les élémens des maladies proprement dites. Telles ſont les ulceres, les plaies, les fractures, les luxations, les tumeurs, les excroiſſances, les taches, &c. dont les Chirurgiens traitent fort au long. A l'égard des principes internes des maladies, tels que les vers, le calcul, les fluides épanchés, je ne les mets point au rang des maladies.

MÉTHODE

Pour reconnoître les maladies.

Comme les meilleurs de tous les signes sont ceux que le malade porte avec soi, ou qui sont intrinseques à la maladie, c'est dans cette source surtout qu'on doit puiser les signes des maladies. Elle comprend les principes des maladies, comme la cause, l'occasion, le siege, la matiere, &c. en tant qu'elles sont cachées dans le corps du malade, ou les phénomenes, ou les symptomes visibles au malade ou au Médecin; d'où il suit que ce n'est point par les principes, mais par les symptomes qu'on doit fixer les caracteres des maladies.

Ceux qui sont extrinseques à la maladie, tels que la région, la saison, l'air, la nourriture & la boisson, les choses appliquées extérieurement, &c. peuvent à la vérité fournir des signes de la maladie; mais ils ne sont ni essentiels ni pathognomoniques, quoique cependant on ne doive point les négliger.

Un Médecin qui veut parvenir à connoître les ſignes intrinſeques, doit ſe former une idée diſtincte & nette des caracteres de toutes les claſſes. Il ne lui ſuffit pas de connoître les ſignes de quelque ſymptome particulier; par exemple, de la fievre, il faut qu'il connoiſſe encore les ſignes de ces ſignes; par exemple, ce que c'eſt que la chaleur, ſes degrés, & les différens effets qu'ils produiſent, le degré moyen de chaleur qui eſt propre à chaque âge & à chaque tempérament, ce que c'eſt que le pouls, quelle fréquence il a naturellement dans tel âge & tel tempérament, toutes choſes qu'on acquiert par l'étude de la Phyſiologie hiſtorique & philoſophique.

Comme il n'eſt queſtion que des maladies proprement dites, ou qui ſont regardées comme telles dans la pratique, il ne faut point les confondre avec les vices ſimples & de peu d'importance, telles que les taches naurelles, les verrues, les petites plaies, que l'on met mal à propos au nombre des maladies dans la Pathologie, & que je mets ſeulement au rang des principes ou des élémens des maladies lorſqu'ils ſont internes; & qui, lorſqu'ils ne ſont qu'externes, doivent être regardés comme des ſymptomes ſimples & peu conſidérables, à moins que par leur combinaiſon avec d'autres plus eſſentiels, ils ne forment une maladie.

Lorſqu'on connoîtra une fois les huit combinaiſons des ſymptomes qui déſignent les claſſes, ou les vingt-ſept ordres dans leſquels ces claſſes ſont ſous-diviſées, il faut examiner attentivement quels ſont les principaux ſymptomes dont le malade ſe plaint; car il ſuffit qu'ils ſoient conſtans & qu'ils perſéverent, pour conſtituer le caractere de la maladie.

Entre les ſymptomes, les uns ſont communs aux maladies aiguës, & les autres aux maladies chroniques, de ſorte qu'ils déſignent pluſieurs claſſes, c'eſt pourquoi il ne faut point s'y arrêter, mais paſſer plus avant. Par exemple, la laſſitude ſpontanée, la cacoſitie, la triſteſſe, la débilité, l'averſion pour le travail auquel on eſt accoutumé, le friſſonnement, le frémiſſement, la pesanteur de tête, annoncent indistinctement des maladies fébriles, inflammatoires, dolorifiques, aiguës, évacuatoires ; & de là vient qu'on a de la peine à connoître le genre de la maladie, lorsqu'elle ne fait que commencer. Dans ce cas, on se contente des indications générales, & l'on prescrit les secours communs à ces classes, que l'on appelle généraux, tels qu'une diete légere, le repos, la saignée, les juleps, jusqu'à ce que les symptomes pathognomoniques aient fait connoître la maladie.

Il n'y a presque point de maladie qu'on ne puisse feindre, & dont la volonté ne puisse exciter les symptomes, lorsqu'elle le désire ardemment, & que l'imposteur est expert dans son art. Non-seulement les mendians, selon que l'observe *Paré*, se font passer pour lépreux, hydropiques & muets, & font accroire aux assistans qu'ils ont un hydrocele, un éléphantiasis, une descente de matrice, de fondement, un carcinome, des ulceres aux jambes, &c. mais il y a des fripons qui feignent de nouveaux genres de maladies ; par exemple, d'avoir une colique occasionnée par un serpent qu'ils ont dans le ventre, d'être obsédés par les vampires, d'être ensorcelés, comme l'observent *Garidel dans son Histoire des plantes*, *Gassendi* & plusieurs autres. Les fanatiques feignent l'épilepsie; d'autres, différentes especes de convulsions; & j'ai moi-même connu une jeune fille, qui pour causer du chagrin à sa mere, feignit pendant quinze jours une maladie dont les symptomes étoient très-sérieux. Une femme de condition voulant savoir ce que ses amies & ses rivales pensoient d'elle, feignit pendant un mois d'avoir une hémiplégie. Une servante ne voulant point suivre sa maîtresse à la campagne, se mit une gousse d'ail dans le fondement, & s'attira la fievre. Il n'y a point de maladies, de quelque espece qu'elles soient, telles que la folie, les douleurs, en un mot, rien de ce qu'on vient à bout de connoître par le rapport des malades, que les imposteurs ne sachent feindre. Une jeune fille, pour obliger les Religieuses chez qui elle étoit à la renvoyer, buvoit du sang de bœuf & le rendoit par la bouche comme si elle avoit eu un vomiſſement de ſang. Les enfans ſe font un jeu de touſſer, d'éternuer, d'avoir le hoquet & des maux de cœur; & à moins qu'un Médecin n'ait aſſez d'adreſſe pour découvrir ces ſortes d'impoſtures, il eſt ſouvent exposé à confondre les maladies feintes avec les véritables maladies.

Celui qui connoît à fond le concours des ſymptomes, découvrira ſans peine l'impoſture, parce que ceux qui la mettent en uſage, réuniſſent des ſymptomes qui ne dépendent aucunement de la connexion des parties. Il y réuſſira beaucoup mieux, ſi feignant d'y ajouter foi, il les interroge adroitement, & leur preſcrit des opérations douloureuſes ou des remedes violens, car ces impoſteurs ne voudront jamais s'y ſoumettre.

Lorſqu'on connoît une fois la combinaiſon des principaux ſymptomes qui accompagnent les maladies véritables, on ſait bientôt la claſſe & l'ordre auquel la maladie appartient; & en comparant enſuite les genres de cet ordre, on découvre bientôt ſon eſpece. Par exemple, on trouve une femme étendue par terre ſans aucun ſigne de ſentiment ni de mouvement, elle reſpire avec ronflement, ſon pouls eſt plein & mou, & elle eſt dans une eſpece d'aſſoupiſſement. Un Médecin qui connoît la claſſe & les ordres des maladies, recourt à la claſſe cinquieme; & dans cette claſſe à l'ordre des maladies comateuſes ou ſoporeuſes; au moyen de quoi, de vingt-ſept ordres de maladies, il n'en a qu'un à examiner, & il en a vingt-ſept fois moins de peine. De plus, comme cette maladie eſt compriſe parmi les dix genres de cet ordre, il doit examiner chaque genre à part, & il connoîtra facilement par l'aſſoupiſſement de la malade, par le ronflement & par la flexibilité de ſes membres, qu'elle a une apoplexie. Mais comme il y a différentes eſpeces d'apoplexie, il doit voir ſi celle-ci n'eſt point occaſionnée par une chute, un coup, une fracture au crâne, par une commotion, par une cacochylie capable d'occaſionner dans le cerveau un engorgement fébrile, par la pléthore, &c. Pour cet effet, il fera raſer la tête de la malade, & parcourra le crâne des yeux & de la main; il examinera ſa langue, ſon viſage, il interrogera les aſſiſtans, & il formera ſur les cauſes & les principes de la maladie, les conjectures les plus propres à lui en faire découvrir l'eſpece; ainſi le genre une fois connu, ſi chaque ordre comprend dix genres, il ne lui reſte plus que la 270e. partie du travail; & s'il vient à bout de connoître l'eſpece, & que l'on ſuppoſe que chaque genre contient dix eſpeces, notre méthode lui aura fait déterminer, entre 2700 eſpeces de maladies, celle qu'il a actuellement ſous les yeux.

Un Médecin au contraire qui ſe ſert d'une autre méthode, par exemple, de l'Anatomique ou de l'Etiologique, ne découvrira jamais de lui-même la partie affectée, à moins qu'il n'ait acquis une longue expérience, ou qu'il n'ait appris par tradition à la connoître; car dans l'apoplexie rien ne prouve qu'une telle partie du cerveau ou du cervelet eſt affectée, puiſque dans la ſyncope on eſt privé du ſentiment & du mouvement, ſans que le cerveau ſoit affecté; à quoi l'on peut ajouter, que pour ſavoir le nom de la maladie, il faut auparavant ſavoir ſi l'affection du cerveau eſt primitive comme l'on dit, ou ſi elle n'eſt que ſecondaire; ce qu'on ne peut ſavoir que par un raiſonnement ſouvent conjectural & faux. Enfin, ceux qui emploient ces méthodes, ne diſtinguent jamais les eſpeces, & n'en fixent jamais le nombre, ce qui occaſionne une nouvelle confuſion.

Je ſai que la méthode que je propoſe, & que j'ai priſe de *Sydenham*, ou plutôt de *Félix Platerus*, autrefois Profeſſeur & premier Médecin à Baſle, ſouffre de grandes difficultés, & elles conſiſtent à connoître l'eſpece de la maladie; mais on doit moins les attribuer à la méthode, qu'à la négligence des Médecins, laquelle eſt cauſe qu'on n'a point encore juſqu'ici des deſcriptions exactes & nettes de chaque eſpece de maladie tirée des ſymptomes. Il s'en préſente tous les jours dans la pratique, que je crois être les mêmes que d'autres ont déjà obſervées, & qui cependant arrêtent ceux qui ignorent leur hiſtoire, leur définition, & la connexion de leurs ſymptomes; de ſorte qu'il n'eſt pas étonnant qu'ils ne ſachent point les guérir. Ce qu'il y a encore de plus fâcheux, eſt qu'il y a peu de Médecins qui daignent écrire ſur les eſpeces que d'autres ont ignorées au détriment des malades, & qui ayent ſoin de faire part de leurs obſervations à leurs collegues. Si ceux qui s'attachent à obſerver les maladies, vouloient, à l'exemple des Botaniſtes, ſe communiquer mutuellement leurs lumieres, je ne doute point que la Noſologie ne parvînt en peu de temps au même degré de perfection que la Botanique.

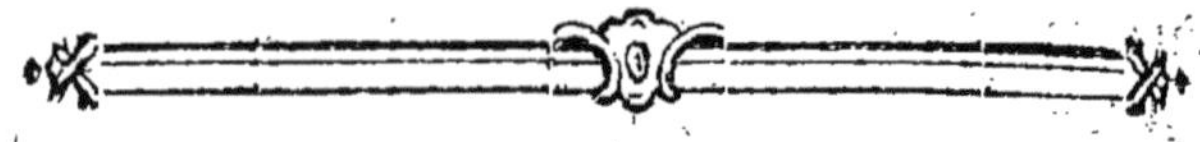

AUX AMATEURS
DE LA MÉDECINE.

J'ENTREPRENDS un grand ouvrage ; & je ne sais si j'aurai assez de forces pour l'achever. Baglivi le jugeoit si grand, qu'il a cru qu'il n'y avoit qu'une Académie de Médecins qui pût s'en charger, & il en avoit proposé une, dont il avoit dressé lui-même les réglemens & les statuts. L'illustre Sydenham en avoit fait connoître avant lui la nécessité & l'utilité, mais il ne s'est trouvé jusqu'ici personne qui ait osé s'en charger.

Je fus assez hardi il y a trente ans pour en former le dessein ; car de quoi n'est-on pas capable lorsqu'on est jeune ? Je le communiquai au célebre Boerhaave, qui me fit la réponse suivante : « Je loue fort le dessein que » vous avez formé de ranger les ma- » ladies par classes ; cet ouvrage est » utile, mais d'un travail immense ; il » demande un grand fond de juge-

» ment, beaucoup de ſavoir, de pru-
» dence & d'aſſiduité : l'ordre que
» vous avez deſſein de ſuivre me plaît
» infiniment ». Il finit par me ſouhaiter aſſez de vie & de forces pour l'exécuter.

Aujourd'hui que je ſuis plus avancé en âge, je ſens encore mieux l'utilité de cette entrepriſe, mais je la trouve tout auſſi difficile. Il s'agit de donner la deſcription de dix-huit cents eſpeces de maladies, ſans compter quatre cents variétés d'affections différentes ; il faut les déſigner par leurs caracteres, par leurs noms, par leurs genres ; il faut en donner une théorie courte & ſuccinte, & indiquer la méthode curative qui leur convient ; & quel eſt l'homme qui puiſſe ſuffire à tant d'ouvrage ?

Morton a traité un ou deux genres, & il a employé toutes ſes forces & toute ſa vie à ce travail. *Trillier* & *Verna* ſe ſont livrés tout entiers à un ſeul genre. *Lind* a écrit ſur le ſcorbut ; *Aſtruc* ſur les maladies vénériennes ; d'autres ſur d'autres genres ; mais perſonne n'a ſuivi avec méthode une claſſe entiere. J'entreprends d'ébaucher toutes les claſſes ſans prétendre les completter, afin qu'on ſache combien il y a à faire encore dans la Médecine, & que ceux qui aiment leur profeſſion, ſuppléent à ce qui manque pour la rendre parfaite.

Un Médecin clinique qui veut faire ſon devoir, doit, du moins dans les premieres années de ſa pratique, décrire pour ſon uſage les maladies particulieres qu'il obſerve, & les rapporter à leurs genres & à leurs eſpeces. Pour y réuſſir, il doit chercher dans les Auteurs l'hiſtoire de la maladie qu'il traite, examiner ſes caracteres, & comparer ce qu'ils en diſent avec la deſcription qu'il en a faite lui-même; ce qui eſt difficile, vu que de dix maladies qu'on obſerve, à peine en trouve-t-on une que les Auteurs ayent bien décrite. Il faut donc ſuppléer à ce défaut par un nouveau travail, & tirer d'un grand nombre d'hiſtoires individuelles de la même eſpece, le caractere qui convient à l'eſpece.

Pour déduire le caractere de l'eſpece de cette multitude de relations individuelles de la même maladie, il faut ſéparer de ces hiſtoires tout ce qui a rapport à la théorie, auſſi bien que les

les accidens qu'occasionnent les fautes du Médecin ou du malade, ce qui est extrêmement difficile. Il faut encore pour que l'Historien distingue ces especes des autres de même genre, qu'il les connoisse; il a donc fallu ébaucher du moins toutes celles du même genre, afin qu'en les comparant les unes avec les autres, on puisse connoître le caractere qui est propre à chacune.

Les Médecins qui entreprennent la cure d'une maladie qu'ils ne connoissent point, qui ignorent son issue, ses progrès, & les changemens auxquels elle est sujette, doivent avouer avec *Sydenham* qu'ils se trouvent engagés parmi des écueils au milieu des ténebres, & que le malade court grand risque entre leurs mains, vu qu'il n'y a ni théorie, ni sagacité qui puisse faire deviner l'événement & les progrès de la maladie; & qu'arrive-t-il de là? On craint souvent un changement subit, dont cependant dépend la guérison du malade; on interrompt les effets salutaires de la nature, on l'oblige à en faire de nouveaux, qui sont souvent nuisibles, & l'on ne sait ni quand il faut agir, ni quand il faut temporiser.

Il n'y a point de Médecin, qui, lorsqu'il y va de la vie d'un pere ou d'un fils, n'achetât de tout son bien l'histoire de la maladie qu'il traite; & en effet, elle lui sert comme d'une boussole pour diriger sa course sur la mer orageuse de la pratique. Celui qui connoît par l'histoire d'une maladie ses paroxysmes, ses crises & ses divers changemens, fait souvent plus en restant dans l'inaction, qu'un ignorant qui ne cesse d'agir, & qui n'a ni vues, ni méthode fixe.

La nature ne connoît presque qu'une voie pour guérir les maladies. Par exemple, elle guérit la peste par l'éruption des bubons; la petite vérole, par la suppuration des pustules, la fievre tierce inflammatoire, par la diarrhée bilieuse. Il n'y a donc qu'un Médecin qui connoît cette voie déterminée par l'histoire de l'espece, qui puisse diriger ses efforts, & lui préparer une voie qui mene à la santé? Mais celui qui l'ignore, ne la suivra que par hasard; & comme entre plusieurs voies il n'y en a qu'une de sûre, il est vraisemblable qu'il en suivra une de celles qui sont dangereuses, ou bien changéant de résolution dans cet état d'incertitude, il ne fera que troubler les efforts de la nature.

Rien n'est donc plus important que de posséder à fond l'histoire de chaque maladie; l'étude ni la théorie ne sauroient dédommager de son ignorance, & cette ignorance est presque toujours funeste aux malades. En effet, si la maladie peut se terminer de dix manieres également possibles, & qu'il n'y en ait qu'une qui conduise à la guérison; en supposant que le Médecin ne la connoît pas, le malade court autant de risque pour sa vie, que si sa santé dépendoit d'un coup de dés, qu'on peut amener de dix façons, dont neuf sont pour la mort, & un seul pour la vie.

Cette considération doit engager les Médecins à perfectionner l'histoire des maladies, sur-tout s'ils font attention au fruit qu'ils peuvent en retirer, relativement aux travaux des Médecins qui les ont précédés, & aux dangers dont elle peut les garantir. Nous avons sur chaque maladie, non-seulement une infinité de formules, mais, ce qui est encore plus essentiel, de méthodes curatives : mais il eſt arrivé aux Médecins la même choſe qu'aux Botaniſtes. *Pline*, *Dioſcoride* & d'autres Anciens, attribuent des milliers de vertus à certaines plantes : mais à quoi cela peut-il nous ſervir, ſi l'on ignore la plante dont on raconte de ſi grands prodiges ? Les Savans ne connoiſſent point encore l'*Althæa* de *Pline*, ni le *Rhabarbarum* de *Dioſcoride*, ni le *Nepenthé* d'*Homere*. La critique s'eſt exercée là-deſſus depuis trois cents ans, on a écrit ſur ce ſujet quantité de volumes, & malgré les travaux de *Mathiole* & de *Dalechamp*, les modernes ont été obligés de décrire de nouveau les plantes, de déſigner leurs caractères, de leur aſſigner des noms, afin qu'à meſure que l'on découvrira leurs vertus, on puiſſe en tranſmettre avec certitude la connoiſſance à la poſtérité.

Les Médecins ne peuvent pas ſe diſpenſer d'en venir à cette méthode toute pénible qu'elle eſt. Les volumes immenſes qu'on a écrits ſur les vertus des médicamens, & dans leſquels on nous promet des ſecours aſſurés pour la guériſon de telle ou telle maladie, nous deviennent abſolument inutiles, parce qu'on ignore les maladies dont on parle. On nous donne, à la vérité, les noms des maladies & des remedes qui leur ſont propres, mais on n'en fait point la deſcription, ou, ſi on la fait, c'eſt d'une maniere ſi générale, qu'on n'en peut tirer qu'une connoiſſance confuſe & conjecturale.

C'eſt inutilement que l'on donne les noms des maladies, ſi l'on n'a ſoin de les fixer par une deſcription préciſe & exacte. Cette négligence eſt cauſe que nous ignorons encore quantité de maladies, dont on trouve les noms dans les écrits d'*Hippocrate* ; telles ſont le *typhus*, le *pachy*, le *phrontis*, l'*avanté*, la *phœnicie*, le *leuce*, l'*hippouris*, le *pherea* ; telle eſt encore la *gemurſa* de *Pline*, & quantité d'autres ; & du reſte, la deſcription de la maladie individuelle n'eſt utile qu'autant qu'elle comprend la définition de l'eſpece. On doit donc s'attacher, non-ſeulement à décrire exactement chaque maladie individuelle, mais encore à découvrir par l'hiſtoire des individus, le caractere de chaque eſpece.

Lorſqu'on n'a pas ſoin de déſigner une maladie par un nom propre, on

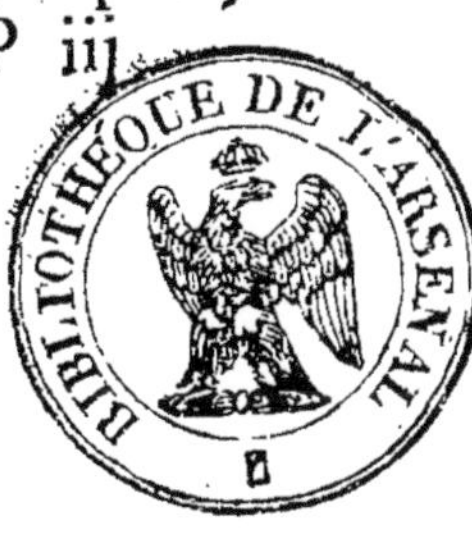

n'en a qu'une connoiſſance obſcure & imparfaite. Nous ignorons preſque les maladies qu'*Hippocrate* a décrites, lorſqu'il ne leur a point donné des noms. Connoît-on, par exemple, la *maladie des Scythes*, dont Vénus Uranie affligeoit ceux qui encouroient ſa haine? Sait-on ce que c'eſt que le *magni ſplenes*, le *morbus niger*, le *morbus ructuoſus*? Ou les connoîtroit-on mieux s'il les eût rapportées à la mélancolie, au ſcorbut, au melæna, & à divers autres genres auxquels il eût donné des noms.

Les Anciens ont donné indiſtinctement le nom d'ophthalmie à toutes les maladies des yeux, qui ſont accompagnées de douleur & de rougeur, & ils ont indiqué pour cette maladie quantité de remedes qui ont tous des vertus différentes, tels que les émolliens, les déterſifs, les corroſifs, les repercuſſifs, les deſſicatifs; mais on ne connoît ni duquel de ces remedes, ni dans quel temps il convient d'en faire uſage; c'eſt donc inutilement qu'ils nous en ont fait l'énumération, & qu'ils ſe ſont attachés à nous les tranſmettre, puiſque nous ne ſavons ni la maladie, ni le période de la maladie où il convient de les employer. Peut-on se persuader que l'eau rose, qui est bonne pour l'ophthalmie qui rend l'œil trouble, guérisse le *chemosis*, ni que le collyre de Sloane, qui a fait la fortune de son inventeur, ait pu guérir l'ophthalmie vérolique? Et auroit-on employé dans l'ophthalmie interne des milliers de collyres, qui n'auroient pas atteint à la rétine enflammée, ou n'auroient servi qu'à augmenter l'inflammation?

Comme on doit varier les remedes selon que les especes varient, & qu'on est même souvent obligé d'en employer de contraires suivant la différence des especes dans les mêmes genres, il est évident que ces curations vagues que l'on emploie pour un genre, & qui ne conviennent point à l'espece, sont dangereuses, ou du moins inutiles, & que *S. Yves* a plus fait en assignant des remedes pour chaque espece d'ophthalmie, que tous les Grecs, les Arabes & les modernes ensemble, qui nous ont laissé une multitude de remedes, sans distinguer les especes auxquelles ils conviennent.

Le plus difficile eſt de déterminer les eſpeces de chaque genre; c'eſt là où gît tout le travail. Il y a quantité d'Auteurs, qui, faute d'avoir étudié la Logique, établiſſent autant de genres qu'il y a d'eſpeces, & qui diviſent le même genre en ophthalmie, en taraxis, en chemoſis, comme en autant de genres différens, ou qui comprennent ſous le même nom générique, des eſpeces qui appartiennent à des genres différens. Par exemple, les Médecins de *Gnide* ont donné les noms de *typhus*, tantôt à une fievre continue, connue ſous le nom de fievre maligne, tantôt à la fievre tierce continue inflammatoire, tantôt à une eſpece de rhumatiſme, de diarrhée & d'anaſarque, d'où vient qu'*Hippocrate* les accuſe d'ignorance.

Les ſignes pronoſtics & diagnoſtics qu'on établit par rapport au genre d'une maladie, ſont faux, ou du moins inutiles, toutes les fois qu'ils ne ſont vrais qu'à l'égard de l'une ou de l'autre eſpece. Par exemple, ſi quelqu'un dit de la petite vérole en général, que c'eſt une maladie grave, dangereuſe, & qui demande à être traitée par un habile Médecin, il avance une fausseté, vu que celle qui est benigne pousse en pleine rue, & se guérit sans Médecin. Comme les Auteurs ont commis la même erreur à l'egard de presque toutes les maladies, il n'est pas étonnant que la Médecine n'ait fait aucun progrès pendant vingt siecles, & que la Botanique, qui a été traitée méthodiquement dans ces derniers temps, soit devenue une science certaine aussi facile qu'elle est féconde.

Que les Médecins renoncent donc aux préjugés des Ecoles, qu'ils obéissent à la raison plutôt qu'à l'usage, & qu'ils n'autorisent point les abus. La théorie qu'ils suivent étant fausse, obscure & incertaine dans plusieurs points, elle ne peut les conduire à cette évidence & à cette certitude dont on a besoin lorsqu'il s'agit de la vie des hommes, vu qu'elle en est elle-même dépourvue. La théorie est par rapport à la Médecine, ce qu'est l'hypothese par rapport à la Physique; elle sert, non point à prouver une these, comme quelques Philosophes se l'imaginent faussement, mais à découvrir la vérité. Elle doit être pour le Médecin ce que ſont pour les Géometres les fauſſes poſitions qu'ils font pour réſoudre les problêmes.

Le Dr. *Hales*, qui eſt un de ceux qui de notre temps ont le plus excellé dans l'art de faire des expériences, avoue qu'après en avoir fait pluſieurs milliers ſur les corps des animaux, il s'eſt néanmoins trompé toutes les fois qu'il a voulu prévoir & deviner les faits, & que la théorie & l'analogie l'ont ſouvent abuſé dans des choſes où les yeux & la main lui ſervoient de guides. Quelles erreurs les Médecins ne doivent-ils pas commettre, lorſque ſans conſulter l'expérience, & guidés par la ſeule théorie, ils oſent décider de ce qui ſe paſſe dans le corps humain, lors ſur-tout qu'ils ignorent, comme il arrive ſouvent, la Phyſique, l'Hydrodynamique & la Logique même; & qu'ils ſe fondent ſur des hypotheſes ou des principes évidemment faux! O Chimiſtes, Humoriſtes, Mécaniciens, qui avez été ſi ſouvent trompés, ne conviendrez-vous jamais que la connoiſſance hiſtorique doit ſervir de baſe à la Médecine, & que la théorie ſeule eſt un guide infidele!

Chaque maladie a un double caractere, l'un *factice*, & propre à chaque méthode, & l'autre descriptif, & commun à chaque méthode. Dès qu'on met, par exemple, l'ileus dans le rang des douleurs topiques, on comprend qu'il est accompagné d'une douleur fixe dans la partie qu'il affecte, & par conséquent il est inutile de répéter ce caractere; il suffit d'y ajouter deux autres symptomes, savoir, un vomissement fœtide, & la constipation, pour le distinguer des autres maladies du même ordre, par exemple, de la colique, de la gastrodynie, &c. & c'est là un caractere factice, qui dépend de la méthode qu'on a choisie. Si l'on veut un caractere descriptif, il faut donner l'histoire de la maladie, de sorte qu'on puisse la reconnoître, dans quelle classe qu'on la place, comme parmi les maladies évacuatoires, celles du bas-ventre, les maladies aiguës, humorales, selon qu'il plaît à chacun d'établir & de diviser ses classes.

Si un Soldat est dans une compagnie distinguée par un uniforme particulier, & qu'on veuille le reconnoître; s'il est le seul, par exemple, qui ait les cheveux crépus & le nez camus, il est aisé de reconnoître son caractere factice par son nez & ses cheveux, rapprochés de l'uniforme de sa compagnie; mais s'il étoit question de le reconnoître lorsque l'armée est confondue, que les compagnies ont quitté leurs uniformes, il faudroit outre ce caractere, un signalement ou un caractere descriptif, qui pût le faire distinguer de ses camarades, qui ont le nez camus & les cheveux crépus comme lui. De même dans chaque genre & dans chque espece, outre le caractere factice de la classe & de l'ordre, il faut une description ou un signalement qui la fasse distinguer des autres, & ces deux caracteres manquent encore dans un grand nombre de maladies.

L'*Histoire* differe du *signalement* en ce que, 1°. l'histoire rapporte les phénomenes de la maladie dans le même ordre qu'ils se manifestent dans les malades; toutes les heures, dans les maladies extrêmement aiguës; tous les jours, dans les aiguës; tous les mois, dans les chroniques; & celui qui écrit l'histoire de la maladie doit, 2°. éviter les termes métaphoriques qui pourroient tromper le Lecteur ; 3°. ne rapporter que ce qui tombe sous les sens, ou, ce qui revient au même, ne jamais confondre avec les faits, ce qu'il juge de la cause, du principe, du siege interne de la maladie ; pour ne point ressembler aux paysans, qui, lorsque le Médecin leur demande quel mal ils sentent, lui disent ce qu'ils pensent de la cause de leur maladie, par exemple, qu'ils ont fait *un effort*, qu'ils se sont *ouvert l'estomac*, &c. au lieu de lui dire simplement qu'ils sentent de la douleur dans telle ou telle partie, qu'ils vomissent, & qu'il leur arrive tel autre accident.

Au contraire, dans le signalement on ne doit point rapporter les phénomenes dans l'ordre qu'ils se sont manifestés, mais de maniere qu'on puisse les distinguer des autres maladies de même genre. Par exemple, dans l'histoire de la maladie on doit rapporter scrupuleusement, l'âge, le sexe, le tempérament, le régime, la profession du malade, le succès des remedes, ceux qui font du bien ou du mal au malade ; au lieu que dans le signalement on ne doit rapporter que ce qui peut servir à distinguer cette maladie des autres. Or, comme on peut réduire tous les phénomenes aux *actions de l'ame*, telles que le sentiment, l'entendement, les désirs, les volontés & les mouvemens; aux *fonctions naturelles*, telles que la respiration & le pouls; aux *excrétions*, telles que les déjections du bas-ventre, les écoulemens d'urine; & aux *qualités*, telles que la couleur, la saveur, la figure, &c. on peut suivre cet ordre en rapportant les phénomenes caractéristiques.

On doit joindre à l'histoire des maladies un catalogue des noms synonymes dont les principaux Auteurs se sont servis pour désigner la même espece de maladie, & citer l'endroit de l'ouvrage où l'on en donne la description. Par ce moyen, un Médecin qui consulte ces Auteurs, peut comparer l'espece qu'il observe avec celles dont ils ont donné la description, & voir en quoi elles se ressemblent, en quoi elles different, quel est son pronostic, sa cure, outre qu'en comparant plusieurs histoires ensemble, il lui est aisé de déterminer son caractere spécifique,

& de choisir parmi différentes méthodes, celle qui lui paroît la plus sure, & la plus infaillible.

Il seroit encore à propos de rapprocher les différentes théories qu'on a établies par rapport à la même maladie, par exemple, celles de Galien, des Chimistes, des Pneumatistes, des Mécaniciens, des disciples de Stahl, &c. qui forment tout autant de sectes différentes, mais qui ne different souvent que de nom. Mais il vaudroit mieux examiner les différentes méthodes curatives qui sont employées en différens pays & dans différentes sectes; je donnerai dans le cours de cet ouvrage quelques précis de ces méthodes.

J'ai traité fort au long de la Nomenclature des genres dans la premiere partie de cet ouvrage; & quant aux noms particuliers, ils sont de deux sortes. Les uns sont *caractéristiques*, & comprennent la vraie définition de l'espece, de sorte qu'ils suffisent pour la faire connoître & distinguer des autres; tels sont ceux que j'ai employés dans la premiere classe. Ces noms ne sont nullement arbitraires, & quoiqu'on ne s'en serve point dans le commerce de la vie, ils ſont auſſi néceſſaires pour déſigner les maladies, que le ſignalement l'eſt pour reconnoître un ſoldat.

Les autres ſont *triviaux*, ils n'ont rien de recommandable que leur briéveté ; mais ils ſont extrêmement commodes dans la converſation ; tels ſont ceux d'*apoplexie pituiteuſe*, de *diarrhée bilieuſe*, &c. qui ne marquent rien de clair & de diſtinct, de ſorte qu'on eſt obligé d'y joindre une deſcription. Il en eſt de ces noms comme des noms militaires que l'on donne à chaque ſoldat; ils ſont propres à chacun, & fort courts ; mais ſi l'on n'y joignoit le ſignalement, ils ne ſerviroient à rien pour les faire connoître. Il eſt extrêmement difficile de ſuivre les regles de la Logique dans l'impoſition de ces noms, parce qu'on ne ſe ſert pas des meilleurs, mais de ceux qui ſont les plus courts & les plus uſités.

Mais lorſqu'on établit des noms caractériſtiques, ces mêmes regles exigent, 1°. qu'ils ſoient ſimplement tirés des phénomenes ; 2°. qu'ils ſoient propres, ſimples, ſans tropes ni figures de Rhétorique ; 3°. qu'ils ne ſoient jamais pris des choſes cachées, telles que le ſiege interne, la cauſe, le principe de la maladie, ni encore moins du pays, de l'âge, du ſexe, de la ſaiſon; 4°. qu'ils ſoient tirés des qualités abſolues, & non point des qualités relatives; car comme ces noms ſont établis pour faire connoître la maladie, & pour déterminer ſon eſpece, ils doivent ne point ſuppoſer connu ce que l'on cherche, & ne rien exprimer que ce qu'on peut découvrir dans les phénomenes qu'on remarque dans le malade; or on eſt hors d'état de juger en voyant le malade ſi une apoplexie eſt plus forte ou plus légere qu'une autre; ſi la colique a ſon ſiege dans le méſentere ou dans l'iléon; ſi le cholera eſt Indien ou Européen; ſi la maladie eſt une maladie propre des filles, ou un mal particulier aux femmes en couche, vu qu'un Européen peut avoir la même maladie qu'un Indien, une fille qu'une femme, & réciproquement. En un mot, on ne doit admettre dans le caractere, ni par conſéquent dans le nom caractériſtique, que ce que la ſimple attention que l'on donne aux phénomenes qui frappent les ſens peut nous apprendre; & l'on doit renvoyer à la théorie tout ce qu'on s'imagine, par le ſecours du raiſonnement ou de l'imagination, appartenir à la maladie.

Je finirai par les propres paroles du fameux *Gaubius*, qui s'exprime en ces termes dans la *Pathologie* qu'il vient de publier. « Il paroît par ce que je viens » de dire, que les Médecins ne doivent » point déſeſpérer qu'en ſuivant l'e- » xemple de ceux qui ont écrit ſur » l'Hiſtoire naturelle, on ne réduiſe un » jour en ſyſtême ce grand nombre » de maladies, & que ſans recourir » aux hypotheſes, ni aux fictions, & » par le ſeul ſecours de l'obſervation, » on ne les range par claſſes, par gen- » res & par eſpeces, qui ſeront cha- » cune diſtinguées par des ſignes ca- » ractériſtiques certains, abſolus & ma- » nifeſtes. Les eſſais que les Modernes » ont donnés là-deſſus nous font eſ- » pérer que le ſuccès répondra à notre » attente, & qu'une entrepriſe auſſi » importante, & à laquelle tant d'hon- » nêtes gens s'intéreſſent s'achevera » de façon, qu'outre l'utilité dont elle » ſera pour trouver les noms des ma- » ladies, elle nous ouvrira la voie » pour trouver la cure qui leur con-

» vient ». C'eſt ainſi que s'exprime l'illuſtre Profeſſeur de Leyde. A quoi j'ajouterai le ſuffrage de *Thomas Simſon*, *Actes d'Edimbourg*, *Tom. IV. article XX.* qui veut que l'on ſuive en décrivant les genres & les eſpeces des maladies, le même ordre & la même méthode que les Botaniſtes ont obſervée dans les deſcriptions qu'ils ont données des plantes.

L'illuſtre Baron *Van Swieten* s'exprime ainſi dans pluſieurs endroits de ſes *Commentaires* ſur l'ictere, ſur la manie, &c. « Il ſuit de ce qui a été dit juſqu'ici, » qu'on doit diſtinguer avec ſoin les » différentes eſpeces de maladies, afin » d'approprier à chacune le traitement » qui lui convient, vu que tels re- » medes propres à guérir une eſpece, » ſi on les applique à une autre eſpece » du même genre, ſont ſouvent très- » nuiſibles ». C'eſt d'après ce conſeil de *Wan Swieten*, que le célebre *Preyſinger*, Médecin de Vienne en Autriche, a dreſſé ſes claſſes des maladies de la tête à peu près ſuivant notre méthode. Quant à ce que dit de favorable ſur la maniere dont j'ai rempli mon objet, l'illuſtre *Linnæus*, Médecin du

Roi de Suede, dans ses *Aménités Académiques*, *Vol. VI.* quant aux éloges distingués qu'il donne à ma Nosologie dans les lettres qu'il m'a écrites, je ne puis rapporter tout cela qu'à l'amitié dont il m'honore; cependant comme ce savant personnage, entre mille autres talens, a éminemment celui d'être un des meilleurs Juges en fait de méthodes de classification, je ne puis que me féliciter beaucoup de ce qu'il a approuvé d'une maniere si distinguée, celle que j'ai suivie.

Dans cette nouvelle édition, outre beaucoup d'especes & quelques genres, qui ne se trouvent pas dans la premiere, j'ai cru devoir ajouter en forme de supplément, un tableau des maladies, classées suivant la méthode Etiologique & suivant l'Anatomique, afin que par le moyen de la premiere, on puisse voir d'un coup d'œil quelle méthode curative générale convient à toutes les especes d'une même classe, & que par le moyen de la seconde, les Candidats s'apperçoivent que notre nomenclature & notre diagnostic des maladies, peuvent s'accorder avec les méthodes anciennes. J'aurois pu, à l'exemple de Cælius Aurelianus, faire des classes de malades, & non de maladies ; ces classes auroient compris les épileptiques, les paralytiques, les apoplectiques, les hydrophobes, les tertianaires, les quartanaires, &c. mais le manque de noms propres à désigner les malades, y a été un obstacle. Ces classes ainsi dressées auroient prouvé, que de même que les plantes sont l'objet de la Botanique, de même les malades sont l'objet de la Nosologie.

Afin de faire connoître d'un coup d'œil la durée & le danger de chaque maladie, (il ne s'agit point ici des symptomes simples) nous les avons indiqués à la fin de chaque nom, par les caracteres suivans.

A. marque une maladie *aiguë*, c'est-à-dire, courte & dangereuse.

B. une maladie *courte*, ou qui se termine bientôt & sans danger.

C. une maladie *chronique*, c'est-à-dire, longue & dangereuse.

L. Une maladie *longue*, ou dont la marche est lente & sans danger.

P. une maladie *périodique*, qu'elle soit intermittente ou remittente.

D. une maladie *douteuse*, dont la durée & le danger varient, ou ne sont pas assez constans.

a. b. c, & les autres caracteres Arabes désignent des variétés de la même espece.

Toutes les maladies qu'on observe, sont *individuelles*, & à parler à la rigueur, différentes entr'elles, comme le sont toutes les feuilles d'un même arbre; mais à parler *pratiquement*, il y en a qui sont semblables, comme deux apoplexies séreuses, deux diarrhées bilieuses, &c. & cette ressemblance d'individus s'appelle espece, ainsi deux diarrhées bilieuses sont de la même espece. Il suit de là que les especes de chaque maladie ne comprennent sous elles que des maladies individuelles; la différence qui peut se trouver entre les individus, relativement à des symptomes accidentels, fortuits, passagers, ou relativement au degré, c'est-à-dire, à l'intensité plus ou moins grande des symptomes, s'appelle *variété*.

Le *genre* est la ressemblance ou le rapport des especes; ainsi la *diarrhée* est un genre, parce qu'elle comprend plusieurs especes, telles que la *diarrhée séreuse*, la *bilieuse*, la *stercoreuse*; enfin la classe est la ressemblance ou le rapport des genres ; ainsi la *fievre* est une classe, parce qu'elle contient plusieurs genres, comme la *synoque*, l'*éphémere*, la *quartaine*, &c. On appelle *ordre* une partie de la classe, & on peut le regarder lui-même comme une petite classe.

Il suit de-là, que les prétendus Philosophes, qui ignorent la Logique & l'Histoire naturelle, se trompent en donnant indistinctement le nom de *classe*, à ce qui est *genre*, & celui d'*espece*, à ce qui est *genre* ou *classe* ; je conviens que selon la différente méthode qu'on adopte, les classes & les genres varient ; mais il reste toujours vrai, que la méthode une fois adoptée, chacun doit s'en tenir sévérement à ces définitions, parce que sans définitions fixes des mots, il ne peut pas y avoir de démonstration, & que sans démonstration, il n'y a point de science, puisque la science n'est autre chose que la démonstration des propositions que l'on avance.

SOMMAIRE DES CLASSES ET DES ORDRES.

CLASSE I. *VICES.*

SYMPTOMES cutanés de peu d'importance, dont on abandonne la cure aux Chirurgiens.

ORDRE I. *Taches*, altérations de la couleur naturelle.

ORDRE II. *Efflorescences*, tumeurs humorales, petites & nombreuses.

ORDRE III. *Phymata*, tumeurs humorales solitaires.

ORDRE IV. *Excroissances*, tumeurs causées par l'augmentation des solides.

ORDRE V. *Kystes*, tumeurs formées par un sac rempli de quelque fluide.

ORDRE

ORDRE VI. *Ectopies*, déplacemens des parties solides.

ORDRE VII. *Plaies*, solutions de continuités.

CLASSE II. *FIEVRES.*

Pouls fréquent ou fort, accompagné de la foiblesse des membres.

ORDRE I. *Continues*, qui n'augmentent & ne diminuent qu'une fois dans le cours de la maladie.

ORDRE II. *Rémittentes*, qui augmentent & diminuent plusieurs fois dans le cours de la maladie.

ORDRE III. *Intermittentes*, qui reviennent par accès souvent périodiques, & qui cessent entiérement dans les intervalles.

CLASSE III. *PHLEGMASIES.*

Maladies accompagnées d'une fievre continue ou rémittente,

avec inflammation interne, ou éruption d'exanthemes.

ORDRE I. *Exanthémateuſes*, éruptions cutanées, avec une fievre ſouvent maligne, quelquefois lente.

ORDRE II. *Membraneuſes*, avec douleur & enflure des viſceres membraneux, & fievre aiguë.

ORDRE III. *Parenchymateuſes*, avec douleur obtuſe, chaleur & tumeur dans les viſceres pleins, & qui ne ſont point en forme de ſacs, avec fievre aiguë, & tout l'appareil de la ſuppuration.

CLASSE IV. *SPASMES.*

Contraction involontaire, conſtante ou ſucceſſive, des muſcles des organes qui ſervent au mouvement local & non à la vie.

ORDRE I. *Toniques partiels*, rigidité & immobilité d'un membre, ou d'un organe déterminé.

ORDRE II. *Toniques généraux*, rigidité de preſque tout le corps.

ORDRE III. *Cloniques partiels*, agitation contrainte & involontaire d'un organe ou d'un membre, qui altere ſon mouvement.

ORDRE IV. *Cloniques généraux*, agitation forcée de preſque tout le corps, ſouvent accompagnée de la privation des ſens.

CLASSE V. *ESSOUFLEMENS.*

Agitation involontaire & fatigante des muſcles de la poitrine, qui rend la reſpiration difficile & fréquente, ſans fievre aiguë.

ORDRE I. *Spaſmodiques*, agitations paſſageres de la poitrine, avec expiration & inſpiration ſonores.

ORDRE II. *Oppreſſifs*, agitations conſtantes, fréquentes & laborieuſes de la poitrine dans les paroxyſmes.

CLASSE VI. *DÉBILITÉS.*

Impuiſſance d'agir avec les forces accoutumées. Les facultés qui dispensent les forces sont au nombre de trois ; savoir, la faculté de connoître, d'appéter & de mouvoir.

ORDRE I. *Dysestésies*, affoiblissement des sens, comme de la vue, du toucher & de l'ouie, sans assoupissement.

ORDRE II. *Anépithymies*, affoiblissement ou abolition des désirs, comme de la faim, de la soif, de l'amour sans assoupissement.

ORDRE III. *Dyscinésies*, foiblesse de mouvement dans les organes du mouvement local, & non dans ceux de la vie.

ORDRE IV. *Lypopsichies*, ou *maladies syncoptiques*, débilité des mouvemens vitaux, & par conséquent de tout le corps.

ORDRE V. *Coma*, ou *maladies soporeuses*, affoiblissement ou abolition des sens & de l'imagination, avec diminution ou suppression des mouvemens libres.

CLASSE VII. *DOULEURS.*

On les connoît mieux par sa propre expérience, que par les définitions qu'on peut en donner.

ORDRE I. *Douleurs vagues*, qui n'ont point de nom tiré d'un siege fixe.

ORDRE II. *Douleurs de la tête*, comme des yeux, de la bouche, du crâne, des dents.

ORDRE III. *Douleurs de la poitrine*, par exemple, du côté, de l'œsophage, du dos.

ORDRE IV. *Douleurs du bas-ventre*, comme de l'estomac, des intestins, du foie, &c.

ORDRE V. *Douleurs des membres*, comme la sciatique, la gonagre, &c.

CLASSE VIII. *FOLIES.*

Leur caractere est une dépravation de l'imagination, du jugement, de la volonté, &c.

ORDRE I. *Hallucinations*, erreurs de l'imagination, & non de l'entendement, causées par un vice des organes externes.

ORDRE II. *Délires*, erreurs du jugement, causées par un vice de l'imagination, que l'entendement ne peut corriger.

ORDRE III. *Caprices*, dépravation de la volonté & de la cupidité, relativement aux desirs & aux aversions de l'ame.

ORDRE IV. *Anomalies*, maladies approchantes des premieres.

CLASSE IX. *FLUX.*

Le caractere de ces maladies consiste dans une éjection des fluides ou des matieres contenues, remarquable par sa quantité, sa qualité & sa nouveauté.

ORDRE I. *Flux de sang*, éjections sanglantes, ou sanguinolentes, quelle que soit la partie du corps qui les fournit.

Ordre II. *Flux de ventre*, déjections par bas, ou réjections par l'œsophage, des matieres contenues dans les premieres voies.

Ordre III. *Flux de sérosités*, éjections d'urine, de lymphe, de mucosité, de lait, de pus, par d'autres endroits que les premieres voies.

Ordre IV. *Flux d'air*, éjections de vents, de vapeurs, &c.

CLASSE X. *CACHEXIES.*

Dépravation de la couleur, de la figure, du volume dans l'habitude du corps.

Ordre I. *Maigreur*, exténuation des parties molles du corps.

Ordre II. *Tumeurs*, enflure générale du corps, ou augmentation de volume.

Ordre III. *Hydropisies*, enflures de quelques parties causées par l'augmentation de volume des parties contenues, & plus ordinairement par un amas de fluides.

ORDRE IV. *Excroissances*, enflures solides de quelques parties.

ORDRE V. *Aspérités*, tumeurs cutanées, pustuleuses, crustacées, grégales.

ORDRE VI. *Décolorations*, dépravations de la couleur naturelle.

ORDRE VII. *Anomalies*; elles contiennent les maladies qui tiennent des premieres.

SOMMAIRE

DE LA PREMIERE CLASSE.

VICES.

CARACTERE. Concours de plusieurs symptomes cutanés & légers.

ORDRE I. TACHES, *altérations de la couleur naturelle.*

I. LEucome, tache blanche & superficielle sur la cornée; on l'appelle en françois *taie.*

II. Morphée, *vitiligo*, tache qui affaisse la peau.

III. Rousseur, *ephelis*, taches amassées & obscures, qui viennent sur la peau.

IV. Couperose, rougeurs, *gutta rosacea*, taches rouges & amassées du visage.

V. Sein, *nævus*, tache élevée, qu'on apporte en naissant.

VI. Echymose, *echymoma*, tache causée par un épanchement de sang sous la peau.

ORDRE II. EFFLORESCENCES, *élevures, tumeurs humorales, petites & nombreuses.*

a. Pustule, bube, *pustula*, petit phyma, dont la pointe est ulcérée.

b. Bouton, *papula*, petit phyma qui s'écaille pour l'ordinaire.

c. Phlyctenes, *phlyctæna*, petite vésicule remplie de fluide.

d. Bourgeon, *varus*, tubercule dur, constant.

VII. Dartre ou dertre, *herpes*, amas de petits boutons qui causent une démangeaison.

VIII. Epinyctide, *epinyctis*, amas de phlyctenes noires & douloureuses.

IX. Porcelaine, *psydracia*, phyma érysipélateux.

X. Echauboulure, *hydroa*, exanthemes miliaires phlycténoïdes.

ORDRE III. PHYMA, *tumeurs humorales solitaires.*

XI. Erysipele, *erythema*, phyma rouge, chaud, & qui s'étend sur les parties voisines.

XII. Œdeme, *œdema*, phyma blanc, mou, indolent.

XIII. Emphyseme, boursouflure, *emphysema*, phyma pâle, élastique.

XIV. Squirre, *skirrus*, phyma dur, indolent, de même couleur que la peau.

XV. Phlegmon, *phlegmone*, phyma rouge, chaud, rond, pulsatif.

XVI. Bubon, *bubo*, phyma squirreux & phlegmoneux dans les glandes.

XVII. Parotide, *parotis*, bubon qui se forme derriere l'oreille.

XVIII. Furoncle, clou, *furunculus*, phyma rénitent, qui prémine sur la peau.

XIX. Charbon, *anthrax*, phyma dont la pointe est gangrenée, & le contour enflammé.

XX. Carcinome, cancert, *carcinoma*, phyma squirreux, lancinant.

XXI. Panaris, *paronychia*, phyma

phlegmoneux, qui vient à l'extrémité des doigts.

XXII. Phymosis, *id.* phlegmon du prépuce.

ORDRE IV. EXCROISSANCES, *tumeurs causées par l'augmentation des solides.*

XXIII. Sarcome, *sarcoma*, excroissance charnue.

XXIV. Condylome, *condyloma*, excroissance cutanée ou tendineuse.

XXV. Verrue, *verruca*, excroissance ronde, élevée sur la peau.

XXVI. Onglet, *pterygium*, excroissance plane dans le coin de l'œil.

XXVII. Orgeolet, *hordeolum*, excroissance, ou bouton sur le bord des paupieres.

XXVIII. Goître, *bronchocele*, excroissance qui vient à la gorge.

XXIX. Exostose, éparvin, *exostosis*, tumeur qui a la dureté d'un os.

XXX. La bosse, *gibbositas*, protubérance des os de la poitrine.

XXXI. Lordose, *lordosis*, protubérance causée par la courbure des os.

NOSOLOGIE MÉTHODIQUE.

THÉORIE DE LA PREMIERE CLASSE.

VICES, OU MALADIES SUPERFICIELLES.

IL est des défauts visibles dans les parties extérieures du corps, ou certaines dispositions dépravées de ces mêmes parties, qui alterent plus les qualités ; par exemple, la figure, la couleur, que les fonctions mêmes; d'où vient qu'elles nuisent moins à la santé & à la force, qu'à la beauté & à l'intégrité, que les anciens ont regardées comme les quatre conditions de la santé.

On les distingue des maladies des classes suivantes, parce que les symptomes qui les accompagnent sont légers & peu étendus; mais rien n'empêche, si on le juge à propos, de les mettre au nombre de ces maladies, par exemple, de mettre les taches au nombre des maladies cachectiques qui décolorent les efflorescences, au rang des maladies inflammatoires exanthématiques ou des cachexies lépreuses, & de rapporter les autres à telle autre classe qu'on voudra.

Mais les maladies superficielles étant une fois bien comprises, on sera infiniment plus en état d'entendre la théorie des autres maladies, dont ces affections sont comme les élémens; & comme l'ordre exige que l'on traite d'abord des choses simples, pour passer ensuite à celles qui sont plus composées, j'ai cru devoir commencer par ces vices superficiels du corps.

Ces vices sont 1°. les plaies, 2°. les ulceres, 3°. les taches, 4°. les exanthemes, 5°. les phyma, 6°. les excroissances, 7°. les kistes ou tumeurs enkistées, 8°. les descentes ou ectopies. J'ai parlé des deux premiers dans ma Pathologie, & toutes les fois que je traiterai des maladies occasionnées par une blessure, un ulcere, une contusion, je désignerai ces especes par le nom de *traumatiques*. Par exemple, j'appellerai apoplexie traumatique, celle qui est causée par la fracture du crâne, une commotion, une plaie, une contusion à la tête, pour la distinguer des autres especes d'apoplexie *spontanées*, qui proviennent d'un principe interne, sans aucune cause évidente, ni aucun principe mécanique.

Les autres affections superficielles, vulgairement appellées *maladies chirurgicales*, n'ont pas une origine aussi évidente, & demandent par conséquent une théorie d'autant plus éclaircie qu'elles donnent lieu à un plus grand nombre de maladies internes; ce qui m'oblige à donner ici une théorie qu'on puisse appliquer, non seulement aux phymas & aux excroissances, mais même aux maladies inflammatoires & cachectiques.

1°. La *tumeur*, que les Grecs appellent *onchos*, est, suivant *Galien*, tout ce qui croît contre nature dans le corps humain. Les Modernes la définissent une enflure contre nature de la partie. On divise les tumeurs ordinairement en chaudes & froides, & on prétend qu'elles sont produites par des humeurs arrêtées dans quelques parties molles par un effet des *choses*, ainsi appellées, *non naturelles*. Mais ces définitions renferment des mots obscurs & mal définis, & c'est la raison pour laquelle je ne m'en servirai point. Pour traiter des tumeurs avec ordre, je vais, à l'exemple d'*Alphonse Borelli*, insérer ici quelques lemmes qui serviront à éclaircir leur théorie.

2°. Le volume du corps humain, lorsque le sujet jouit d'une bonne santé, croît tous les jours en largeur & en hauteur depuis la naissance jusqu'à l'âge d'environ vingt-cinq ans, de maniere qu'on peut aisément s'en appercevoir. Dans un âge plus avancé, comme vers la cinquantieme ou soixantieme année, le corps croît en largeur & en profondeur, ſans que ſa hauteur change, & qui plus eſt, il croît tous les matins de quelques lignes, & diminue d'autant tous les ſoirs.

3°. Le volume de certaines parties du corps humain augmente préférablement à d'autres dans un âge & à une heure déterminée, &c. le bas-ventre aux femmes enceintes, les mamelles aux accouchées, l'épigaſtre à ceux qui prennent leurs repas, l'hypogaſtre, quand on rend les excrémens ou l'urine, &c.

4°. La ſanté, ſuivant la définition qu'on en donne dans la phyſiologie, eſt la faculté d'exercer toutes les fonctions convenables à l'âge, au ſexe, au tempérament & au temps, d'une maniere agréable, conſtante & facile. Ces fonctions s'exercent par les parties du corps comme par autant d'inſtrumens, & leur volume, leur ſituation, leur figure ont été ménagés avec tant de ſageſſe par le Créateur, que tout concourt à des fins également variées & utiles.

5°. S'il arrive, par notre faute, ou pour notre châtiment, que le volume, la ſituation ou la figure des parties s'écartent de la regle, il n'eſt pas étonnant que la machine devienne imparfaite, & qu'elle ne puiſſe plus exercer ces mêmes fonctions dans le temps & dans l'ordre qu'elle doit le faire. Il en eſt du corps humain comme d'une ſtatue parfaite qu'on ne ſauroit toucher ſans la gâter. Si notre machine eſt parfaite & animée, & par conſéquent *ſaine*, il ne peut ſurvenir la moindre altération dans ſa ſituation, ſon volume & ſa figure, qu'elle ne ſe dérange, & qu'il n'en réſulte une *maladie*.

6. Le volume des parties, de même que celui du corps varient conſidérablement dans l'état de ſanté; comme on peut s'en convaincre, en comparant la groſſeur d'un fœtus avec celle d'un adulte : ce n'eſt pas la groſſeur du corps ſeul qui varie dans les différens âges, ſes diverſes parties ne croiſſent pas dans la même proportion, ce qui n'empêche pas qu'il n'y ait un rapport de grandeur, ſinon abſolue, du moins relative entre les parties comparées enſemble, ou une *proportion convenable à la ſanté*, dont les parties ne peuvent s'écarter qu'elles n'acquie-

rent un volume qu'on appelle morbifique. Ces choſes ſuppoſées,

7. La *protubérance* eſt une augmentation du volume de la partie, plus grande qu'il ne convient à la ſanté.

8. La protubérance eſt *abſolue* lorſque le volume d'une partie augmente, tandis que celui des autres reſte le même; & elle eſt *rélative*, lorſque le volume de la partie donnée demeurant le même, celui des autres diminue. C'eſt ainſi que dans les perſonnes maigres les jointures des os, l'omoplate, les clavicules forment des protubérances.

9. SCHOLIE I. Toute protubérance n'eſt point une augmentation de maſſe: car la maſſe eſt proportionnée à la quantité de matiere qui eſt dans la partie: or pour que la partie ſaille, il ſuffit que la même matiere vienne à occuper plus d'eſpace, comme il arrive dans le météoriſme & la tympanite; donc toute protubérance n'eſt point une augmentation de maſſe.

10. SCHOLIE II. Si les liquides ou les ſolides paſſent d'un lieu dans un autre, la maſſe de la partie qui les reçoit croîtra à la vérité; mais comme

elle ne croît qu'aux dépens de quelque autre, celle de tout le corps n'augmente point, puisque si cela étoit, le corps entier deviendroit plus pesant; il s'ensuit donc que toute protubérance ne suppose point une augmentation dans la masse du corps.

11. SCHOLIE III. On ne sauroit juger sûrement par le tact de la tumeur d'un viscere particulier; car, pour que ce jugement fût certain, il faudroit auparavant connoître son volume naturel, & de combien il est augmenté, ce qu'on ne peut savoir, le plus souvent; d'où il suit qu'on ne peut juger par le tact de la tumeur des visceres. Prenons la rate pour exemple. On juge qu'elle est enflée par l'élévation de la région du bas-ventre, qui lui répond, & par la résistance qu'elle oppose lorsqu'on la touche. Mais on ne connoît point précisément le volume qu'elle a dans un homme vivant, & ce n'est que depuis peu qu'on a découvert qu'il n'est point le même avant les repas qu'après; & il ne s'ensuit pas de ce que cette région du bas ventre est renitente, que la rate soit enflée, vu qu'elle peut se durcir &

conserver son premier volume, & même diminuer. C'est ainsi que le crystalin se durcit & diminue, que les parties tabides se dessechent & diminuent aussi.

12. Une partie s'éleve lorsque son volume ou sa masse augmente, que sa figure change, ou qu'elle change elle-même de situation.

13. L'augmentation du *volume* a lieu, lorsque sans augmenter de poids, la partie occupe plus d'espace. L'emphyseme occasionné par la raréfaction de l'air, le pneumatocele, la tympanite & le météorisme, nous fournissent des exemples de cette protubérance.

14. On dit que la *masse* augmente, lorsque la partie elle-même augmente de poids, ce qui peut arriver de deux manieres; c'est-à-dire, par l'augmentation du volume, ou par celle de la densité de la partie, le volume restant le même; mais ce dernier cas n'est que possible, au lieu que l'autre est très-fréquent. Telle est la protubérance occasionnée par des fluides ou des solides amassés dans la partie, comme dans le squirre, l'œdeme, le phlegmon, l'hernie, le sarcome.

15. Le changement de *figure* cauſe ſouvent des protubérances, témoins les boſſus, dont le ſternum, les côtes, les vertebres ſont tournées en dehors; les rachitiques, dont les os étant tortueux, affectés d'un ſpina ventoſa, ou cariés en dedans, s'enflent dans leurs extrémités.

16. Il ſuffit quelquefois pour cauſer des tumeurs, que les parties changent de *ſituation*, ainſi qu'il arrive dans les luxations, les fractures des os & chutes, les diſtorſions des viſceres & des muſcles.

17. On appelle *tumeurs* les protubérances des parties occaſionnées par un amas de fluides dans des vaiſſeaux qu'on ne peut appercevoir & qui ſont dilatés. On peut mettre de ce nombre le phlegmon, l'éryſipele, le ſquirre, l'œdeme, l'emphyſeme, &c.

18. Les kiſtes ou tumeurs *enkiſtées* ſont des protubérances cauſées par des fluides amaſſés dans des vaiſſeaux ſenſiblement dilatés ou dans des réſervoirs ſenſibles, formés à l'occaſion d'un diaſtaſis, d'une rupture ou d'une éroſion. Tels ſont l'anévriſme, les varices, les abcès, l'hydrocele, les phlyctenes.

19. Les *excroissances* sont des protubérances occasionnées par des fluides qui deviennent enfin des parties charnues, solides ou même osseuses, comme les verrues, le sarcome, l'exostose.

20. Enfin, les *lordoses* sont des protubérances occasionnées par le déplacement des parties solides, soit qu'ils ne changent que de figure ou de situation.

Comme je n'ai dessein que de traiter des tumeurs, je vais joindre ici quelques propositions qu'il suffira de comprendre pour être parfaitement au fait de leur théorie.

21. Toutes les parties organiques du corps humain ne changent leur masse, leur volume, leur situation & leur figure qu'autant qu'elles y sont forcées.

22. Les Anatomistes appellent *partie* tout organe qui est contigu au tout, & qui cependant en differe par sa figure & son usage. Par exemple, le doigt est une partie de la main, & l'ongle une partie du doigt. La *particule* est une portion de l'organe qui ne differe des autres que par sa situation, ou la place qu'elle occupe; telle est la particule d'un ongle, d'un tendon, &c.

1°. La matiere eſt incapable de ſe mouvoir elle-même, & reſte dans l'état où elle eſt, à moins que quelque force extérieure ne l'oblige à en ſortir. Telle eſt la loi établie dans l'univers, comme *Newton* nous l'apprend; elle a donc également lieu par rapport au corps humain, & à chacune de ſes parties.

2°. Pour qu'il arrive du changement dans la maſſe ou le volume d'une partie, il faut néceſſairement que les parties tant ſolides que fluides changent de place. Mais comme ces parties tiennent à la place qu'elles occupoient, par des fibres continues, qui ne peuvent s'allonger, ſe rompre ni ſe plier, à moins qu'on ne leur faſſe violence, & que les places voiſines dans leſquelles elles paſſent, ſont occupées par d'autres parties, qui, comme nous l'apprend l'anatomie, réſiſtent à leur propre déplacement, il s'enſuit que la maſſe & le volume de la partie ne peut changer, qu'on n'emploie des forces plus grandes que cette double réſiſtance, & capables de la ſurmonter.

3°. Tous les fluides du corps humain ſont viſqueux, & réſiſtent d'autant plus au mouvement, que leur frottement

tement dans les vaisseaux où ils circulent est plus considérable : or le frottement est très-fort dans les petits vaisseaux capillaires, & la preuve en est, qu'en soufflant bien fortement, on a de la peine à en faire sortir une bulle d'air, ou une goutte d'eau qui y est entrée. Comme donc pour produire les tumeurs proprement dites, il faut que les fluides passent d'un vaisseau capillaire dans l'autre, & qu'ils ne peuvent s'insinuer dans ceux qui sont pleins, qu'ils ne surmontent l'élasticité & la contractilité naturelle des vaisseaux, il s'ensuit qu'ils ont à vaincre une résistance considérable, & qu'elle devient encore plus grande, lorsque les parties solides organiques sont offensées, & obligées de se plier ou de se rompre, pour prendre une nouvelle figure & une nouvelle situation. On voit donc par là, que les parties organiques de notre corps résistent au changement de leur figure, de leur situation & de leur volume.

23. SCHOLIE. Il y a dans les parties de notre corps deux sortes de forces résistantes, savoir, celle par laquelle nos fibres résistent à tout ce qui tend à les allonger, & font effort pour se

raccourcir, on lui donne le nom d'*élasticité* ou de contractilité; & l'autre, celle qui les empêche de se rompre lorsqu'on les allonge, & on l'appelle *ténacité*. L'observation nous apprend que ces forces sont de diverse nature, & l'on remarque en effet que les chairs des animaux, des femelles, sur-tout lorsqu'elles sont vieilles, sont peu élastiques, quoique très-tenaces, de sorte qu'à cela seul on peut distinguer aisément la chair de brebis de celle du mouton. On remarque encore que les cuirs, quoique mous & flasques, & presque sans élasticité, sont néanmoins extrêmement tenaces, au lieu que le verre est très-élastique & fort fragile; par où l'on voit qu'il y a beaucoup de différence entre l'élasticité & la ténacité.

24. Ces deux forces, toutes choses étant d'ailleurs égales, sont dans les parties de même diametre, comme les quarrés de ces mêmes diametres, ou comme le nombre des fibres, de sorte que la résistance est d'autant plus grande, que les parties sont plus grosses.

25. SCHOLIE I. La ténacité absolue des parties du corps humain varie sui-

vant le tempérament, l'âge & le sexe. Elle est plus grande dans les animaux adultes & vieux, ainsi que les Cuisiniers le savent; elle est moindre dans les jeunes qu'on engraisse, qu'on nourrit délicatement, & qui font peu d'exercice. La peau, les ligamens, les tendons, les membranes ont plus de ténacité que les autres parties molles. Les parties les plus molles & les plus tendres sont, le cerveau, le cervelet, la moelle épiniere, la rate : le poumon & la vessie sont mous & tenaces; les arteres, les intestins, la matrice, les reins sont fermes & tenaces; le pancréas & le foie sont durs & fragiles.

26. SCHOLIE II. Une courroie coupée en long dans la peau d'un homme vingt-quatre heures après sa mort, & qui a une ligne quarrée de section, peut soutenir sans se rompre plus de deux cents livres, comme je l'ai éprouvé moi-même.

La ténacité du ventricule de l'homme, ainsi que M. *Hales* & moi l'avons éprouvé, ne passe pas trente livres; mais celle des arteres est très-grande.

Si l'on prend un pied de veau de quatre pouces de circonférence, en ſuppoſant que l'épaiſſeur du perioſte ſoit d'une demi-ligne, ſa ſection tranſverſale ſera de douze lignes; or elle a ſoutenu, ſuivant l'expérience 22 de M. *Hales*, rapportée dans l'*Hémaſtatique*, quatre cents trente-une livres avant de ſe rompre, au lieu que la ſymphiſe ſeule, dépouillée de ſon périoſte, n'en a ſoutenu que cent dix-huit, quoique ſa ſurface fût de cent quatre-vingt-deux lignes; d'où l'on voit que la ténacité de la ſymphiſe eſt 3. 6 fois plus petite que celle de la peau.

27. Les réſiſtances des fibres aux forces qui tendent à les rompre, ſont en raiſon ſimple de leur denſité.

28. Les parties ſont d'autant plus denſes, qu'elles contiennent un plus grand nombre de fibres de même eſpece dans un eſpace déterminé. Par exemple, la raiſon pour laquelle la chair du muſcle eſt moins denſe que celle du tendon, eſt que ſa ſection tranſverſale contient moins de fibres longitudinales que ſon tendon. En effet, l'expérience nous apprend qu'il faut moins d'effort pour rompre un faiſceau de chair muſculaire, qu'un faiſceau de tendons de même diametre, & la raiſon

en eſt qu'il y a un plus grand nombre de fibres à rompre dans un tendon, que dans un faiſceau de chair de même épaiſſeur.

29. L'expérience nous apprend que le ventre du muſcle a la même ténacité que ſon tendon, & que les muſcles ſe rompent auſſi facilement dans leur ventre que dans le tendon, parce qu'ils contiennent tous deux un même nombre de fibres également fortes.

30. On apprécie la flexibilité & la ductilité des fibres directement par le plus ou moins d'allongement qu'elles ſouffrent inverſement & par la force de la puiſſance qui tend à les allonger; d'où il ſuit que la contractilité des chairs & des tendons eſt d'autant moindre, que la même force les allonge davantage dans un eſpace de temps limité.

La contractilité des parties de notre corps eſt en raiſon inverſe de leur longueur.

32. En effet, l'expérience nous apprend qu'une même force allonge d'autant plus les cheveux, les cordes des inſtrumens, les lanieres de peau, que leur longueur naturelle eſt plus grande, & que par conſéquent ils forment un

arc d'autant plus grand ſous la force qui les plie : or, plus les cordes s'allongent par les mêmes poids, moins elles ont de contractilité ; donc la contractilité des parties eſt en raiſon inverſe de leur longueur naturelle.

33. Si l'on allonge un cheveu long d'un pied de la longueur de deux lignes par le moyen d'un poids d'une once, il ne s'allongera que d'une ligne s'il eſt deux fois plus court & qu'il ſoit tiré par le même poids.

34. La contractilité des parties du corps humain eſt proportionnée à leur tenſion.

35. Cette propoſition eſt vraie, quoiqu'on la combatte dans les Ecoles ; car ſi l'on allonge une laniere de peau humaine en y attachant ſucceſſivement différens poids, l'on verra qu'après s'être allongée autant que ſa nature le lui permet, plus on s'efforce de l'allonger davantage, & plus il faut de force pour le faire, ou, ce qui revient au même, plus elle fait d'effort pour ſe raccourcir. Mais cet effort qu'elle fait pour ſe raccourcir, n'étant autre que ſa contractilité ou ſon élaſticité, il s'enſuit que la contractilité des parties

eſt proportionnelle à leur tenſion.

36. On dit tous les jours dans les Ecoles que les fibres ainſi tendues perdent leur ton, & cependant on les ſuppoſe encore tendues, ce qui eſt contradictoire. En effet, dès qu'une fibre perd ſon ton, elle ſe lâche ou elle ſe rompt; & dans l'un & l'autre cas, il n'y a plus de tenſion, ou du moins elle n'eſt plus la même, & par conſéquent il reſte également vrai que l'élaſticité des fibres augmente à proportion que leur tenſion eſt plus forte.

37. *Expérience.* J'ai meſuré dans un cadavre récent une laniere de peau longitudinale de la longueur de trois pouces, & parallele à l'axe du bras, que j'ai marqués avec trois lignes noires; je l'ai enſuite diſſéquée & détachée du reſte de la peau. Elle s'eſt raccourcie d'elle-même d'un pouce; mais l'ayant enſuite ſuſpendue, elle s'eſt allongée par ſon propre poids juſqu'à 28. 3 lignes; il ſuit de cette expérience que la force de contractilité qui réſide dans un cadavre peut raccourcir un morceau de ſa peau d'un tiers de ſa longueur naturelle.

38. *Expérience.* J'ai pris dans un au-

tre cadavre & en usant des mêmes précautions, trois lanieres d'égale largeur, & dans la même direction du corps. Avant la dissection, la premiere avoit 93 lignes; la deuxieme, 70, & la troisieme, 46; & après qu'elles ont été détachées, elles ont eu 71. 2, 53. 6, 35. 6.

Il suit de là, comme il est aisé de s'en convaincre pour peu qu'on y fasse attention, que les raccourcissemens des lanieres de même largeur, sont proportionnels à leurs longueurs naturelles.

39. Il suit encore de là que la contractilité de la peau varie dans les différens cadavres; car dans le premier, la contraction étoit à la longueur comme 1 à 3, & dans ce cas-ci, comme 3 à 10, ou comme 1 à 3. 3; mais il faut avouer que dans des mesures aussi délicates, il peut aisément se glisser une erreur d'une demi-ligne.

40. *Expérience.* Ayant pris une laniere de 36 lignes, mais qui s'étoit raccourcie à deux pouces par la dissection, j'y ai attaché un poids, qui lui a fait reprendre sa premiere longueur de 36 lignes. J'y ai ensuite attaché des poids égaux dans des intervalles pareil-

lement égaux, & elle s'eſt allongée, comme il eſt marqué dans la table ſuivante. La laniere avoit 6 lignes de large, & je l'avois tirée d'un cadavre humain.

41. *Poids ſuſpendus.*	*Allongement en lignes décimales.*
1.	4.
2.	7.
3.	9.
4.	10.
5.	12.
6.	13.
7.	15.
8.	18.
9.	19.
10.	19.
11.	20.
12.	21.
13.	23.

Poids suspendus.	*Allongement en lignes décimales.*
14.	24.
15.	24.
16.	25.
17.	26.
18.	27.
19.	27.
20.	28.

42. Ayant suspendu à cette laniere un poids de 134 drachmes, elle ne s'est allongée au-delà de trois pouces que d'un douzieme de sa longueur naturelle.

43. Les premiers poids ont produit un plus grand allongement dans la laniere, qu'après qu'elle a été tendue davantage ; le premier, qui étoit de 633. 3 grains, l'a allongé de quatre parties décimales d'une ligne, au lieu qu'un poids décuple ne l'a point allongée de 40 parties décimales, mais seulement de 19 ou 20 de ces parties, de

ſorte qu'elle s'eſt deux fois moins allongée ; un poids 20 fois plus grand ne l'a pas allongée de 80 parties, mais de 28, de ſorte que ſon allongement a été alors preſque trois fois moindre que l'augmentation du poids.

44. Les lanieres de peau humaine s'allongent à la vérité par le moyen des poids qu'on y append, mais en moindre raiſon que les poids ou les forces qui agiſſent ſur elles; de maniere que pour les allonger du double, il faut une force décuple, & pour les allonger ſept fois davantage, une force vingt fois plus grande.

45. *Expérience.* J'ai attaché des cheveux & des crins à une planche verticale, & y ai ſuſpendu des poids, & au bout de quelque temps, je ne les ai trouvés allongés que d'un vingt-cinquieme; ils ont reſté dans cet état auſſi long-temps que le thermometre & le barometre ont été fixes, mais ils s'allongeoient lorſqu'il ſurvenoit de l'humidité & de la chaleur, & ſe raccourciſſoient dès que le temps ſe mettoit au ſec & au froid.

46. Il réſulte de cette expérience, que j'ai répétée pluſieurs fois, que les

fibres étant une fois diſtendues par une force quelconque, ſe lâchent d'elles-mêmes dans la ſuite du temps; car les fibres ne s'allongent en ſoutenant toujours le même poids, que parce qu'elles deviennent plus lâches.

47. Il ſuit encore que les fibres ſimples des animaux, quand elles ne ſont pas torſes, ſe relâchent lorſque l'air eſt chaud & humide, & ſe raccourciſſent lorſqu'il eſt froid & ſec.

48. On voit par là d'où vient que la douleur du phlegmon diminue avec le temps d'elle-même, quoique le temps ne change point, & c'eſt parce que les fibres ſe relâchent.

49. On voit encore d'où vient que la douleur que cauſe la tenſion des parties augmente lorſqu'il fait froid & ſec, & diminue à l'aide des fomentations chaudes & humides.

50. On ne ſauroit lire avec trop d'attention les expériences que le Docteur *Brian Robinſon* à faites touchant la vertu qu'ont les remedes de relâcher ou de tendre les fibres. Elles ſe trouvent dans ſon Traité de l'*Economie animale*, & je les aurois inſérées ici, ſi j'avois eu occaſion de le faire moi-même.

51. *Expérience.* J'ai pris l'artere carotide d'un chien nouvellement tué, & j'ai mesuré dans sa longueur 27.7 lignes, mais elle n'a eu que 12 lignes après qu'elle a été détachée du corps. Je l'ai ensuite allongée par le moyen d'une machine, jusqu'à ce qu'elle ait cassé dans le milieu; mais un peu avant de se rompre, elle avoit 55 lignes, ou le double de sa longueur naturelle. J'ai répété deux fois la même expérience sur des arteres & des veines.

52. COROLLAIRE. Avant de pouvoir rompre une artere en l'allongeant peu à peu pendant quelques minutes, il faut employer une force suffisante pour doubler sa longueur; cette force est très-grande, mais très-difficile à déterminer. Comparez les expériences (26.)

53. Il suit encore qu'une artere peut s'allonger sans se rompre dans un temps très-court, quoique sa section devienne quadruple de ce qu'elle étoit naturellement, vu, comme je l'ai expérimenté moi-même, qu'on peut allonger du double les fibres circulaires, avant qu'elles cassent.

54. J'ai fait la même expérience sur

la peau & sur l'artere carotide. Elles avoient dans le cadavre, avant l'extension, trois pouces, que j'eus soin de marquer avec de l'encre. Elles s'allongerent jusqu'à 6 pouces, & elles casserent; & leurs morceaux se raccourcirent si fort, qu'ils n'avoient ensemble que trois pouces, ce que je n'aurois pu croire avant l'expérience.

55. Il ne s'ensuit pas de là que les fibres ni les vaisseaux conservent leur élasticité, après avoir été tendues autant qu'elles peuvent l'être, à moins qu'on n'ait égard au temps employé à les distendre; car il est certain que si la distension dure assez de temps pour que le suc nourricier puisse remplir les interstices que les fibres distendues laissent entr'elles, la fibre se relâche, & fait un moindre effort pour se contracter, comme cela paroît par l'incision qu'on fait aux anciens anévrismes.

56. *Expérience.* Ayant pris un cadavre récent & un animal en vie, je fis à l'un & à l'autre avec le même instrument des plaies égales, les unes transversales, & les autres longitudinales, ou dans la direction des membres, & j'observai que les levres des plaies s'é-

loignerent l'une de l'autre, d'abord fort promptement, & ensuite plus lentement, jusqu'à ce qu'elles fussent en équilibre. L'ouverture de la plaie longitudinale étoit à celle de la transversale dans le rapport de 5 à 12.

57. COROLLAIRE. Les plaies s'ouvrent proportionnellement à la tension des fibres qui ont été coupées, & par conséquent la tension des fibres longitudinales de la peau est à celle des transversales dans le rapport de 12 à 5, c'est-à-dire de plus du double. J'ai une fois observé dans les arteres que la tension étoit la même dans les fibres transversales, que dans les longitudinales.

58. *Expérience*. Ayant pris un chien, je lui découvris des deux côtés le muscle extenseur de la jambe, je lui en coupai un avec des ciseaux, l'animal vivant, il se raccourcit du tiers. J'avois déterminé sa longueur avec des aiguilles que j'avois fichées dans les tendons à égale distance dans les deux muscles. J'essayai la même chose dans l'autre muscle après que l'animal fut mort, ou une heure après que le cœur eut cessé de battre, & la rétraction fut entiérement la même.

59. Ceux-là donc se trompent qui prétendent que l'élasticité cesse du moment que l'animal expire, & ce sentiment loin d'être fondé sur l'expérience, est une erreur hasardée pour appuyer leur systême.

60. *Expérience d'Alexandre Steward*, que j'avois faite plusieurs années avant lui dans l'amphithéâtre du Docteur *Davisard*. Je disséquai dans un chien vivant, l'artere, la veine & le nerf qui les accompagnent dans le cou, je fis la même chose dans la jambe, & liai leur faisceau dans différens endroits avec du fil. La distance entre les ligatures étoit de 27. 7 lignes; je coupai leur faisceau en travers, & voici ce que j'observai,

L'artere coupée avoit	12 lignes.
La veine,	13. 3.
Le nerf,	24. 5.

61. Je fis la même expérience avec des faisceaux semblables, pris dans le bras & la jambe d'un homme ascitique qui avoit les pieds enflés, & qui étoit mort depuis neuf jours, chaque faisceau avoit 6 pouces avant que je le coupasse;

Mais l'artere coupé avoit	4 p.	1 lign.	
La veine,	4.	1.	
Le nerf,	5.	3.	5.

62. Il suit de la premiere expérience que dans les animaux vivans, la tension de l'artere est à celle du nerf, comme 15. 7. à 3. 2.

La tension de l'artere à celle de la veine, comme 15. 7. à 14. 4.

La tension de la veine à celle du nerf, comme 14. 4. à 3. 2.

63. Il suit de la seconde que la tension de l'artere est à celle du nerf dans un cadavre, comme 23. à 8. 5.

Celle de la veine à celle du nerf, comme 23. à 8. 5.

Celle de l'artere à celle de la veine, comme 23 à 23.

64. COROLLAIRE. Dans ce cadavre, le nerf eut au bout de neuf jours la même élasticité que dans le chien vivant.

65. COROLLAIRE. Dans les anciens cadavres, les arteres & les veines se relâchent davantage à cause de leur tunique musculaire. Les muscles dans ces mêmes cadavres, ont à peine la douzieme partie de leur élasticité naturelle.

66. SCHOLIE I. Comme les paysans ont la plante du pied extrêmement dure & calleuse, les plaies qu'on y fait

ne s'ouvrent point, ou presque point. La même chose arrive à celles des jambes affectées depuis long-temps d'un œdeme, la peau se replie en dedans & s'affaisse, à cause que la sérosité qui la soutenoit, & qui remplissoit les cellules adipeuses, s'écoule.

67. SCHOLIE II. La plaie que l'on fait dans les chairs a la figure d'un coin, elle est plus large dans la peau, elle se retrécit à mesure qu'elle pénetre, & les levres de la plaie se courbent.

68. Lorsqu'on allonge la carotide ou une laniere de peau également large dans toute son étendue, en la saisissant avec des crochets, les bords perdent aussi-tôt leur parallélisme, & sont moins éloignés dans le milieu de la longueur que dans les extrémités, je veux dire que les bords s'arquent en dedans. Un morceau de l'aorte ainsi allongé est devenu deux fois plus étroit dans le milieu que dans les extrémités peu de temps avant de se rompre, & il n'est pas difficile de découvrir la raison mécanique de ce phénomene.

69. COROLLAIRE. Lorsqu'on allonge des vaisseaux, des nerfs, ou tels autres conduits, leurs fonctions se re-

trécissent dans le milieu de leur longueur à proportion que l'on fait plus d'effort pour les allonger, & lorsque cet effort augmente à un certain point, ils peuvent devenir quatre fois plus étroits.

70. Si l'on prend les fibres longitudinales pour la *chaîne*, & les transversales pour la *trame*, pour me servir des mêmes noms que les Tisserands, la chaîne dans l'homme est beaucoup plus tendue que la trame.

71. Si l'on tend également une toile en tous sens, les interstices augmenteront proportionnellement à la surface de la toile. Que si la chaîne est plus tendue que la trame, ou réciproquement, les interstices ne seront point quarrés, mais oblongs.

72. Lorsque les vaisseaux viennent à se dilater, les pores ou les interstices doivent conserver leur figure naturelle, parce que les fibres longitudinales ne sont pas plus tendues que les transversales; mais il n'en est pas de même des tumeurs de la peau.

73. *Expérience*. J'ai pris la vessie urinaire d'un jeune homme mort depuis peu, & y ai adapté un tube de verre

divisé par pouces & demi-pouces, pour pouvoir la remplir d'eau. Elle s'est aussi-tôt enflée ; au point que la hauteur de l'eau contenue dans le tube égaloit la hauteur de la vessie dans son sommet, ce qui, selon moi, est la plus grande dilatation que puisse souffrir la vessie dans un homme sain. J'y ai versé ensuite autant d'eau qu'il en falloit pour qu'elle s'élevât d'un pouce & demi au-dessus de ce point, & j'ai entouré la vessie d'un fil de 145 lignes de long, dont les deux extrémités se touchoient; il est devenu trop court, & il s'en falloit cinq lignes que ses extrémités se joignissent. J'ai continué à y verser de l'eau jusqu'à la hauteur de trois pouces, & les extrémités du fil se sont écartées de douze lignes & demie, & ainsi successivement, comme on le voit dans la Table suivante.

Hauteurs de l'eau dans le tube.	*Augmentation de la circonférence de la vessie.*
1. p. $\frac{1}{2}$	5. lign.
3.	12. 5.
4. $\frac{1}{2}$	16.
6.	19.
7. $\frac{1}{2}$	21.
9.	23.
10. $\frac{1}{2}$	24.
12.	26.
13. $\frac{1}{2}$	26. 5.
15.	27. $\frac{1}{2}$
16. $\frac{1}{2}$	28. $\frac{1}{2}$
18.	29. 5.
19. $\frac{1}{2}$	30. $\frac{1}{2}$
21.	31. $\frac{1}{2}$
22. $\frac{1}{2}$	33.
24.	34.
25. 5.	35.
27.	36.
28. 5.	37.
30.	38.
31. 5.	39.
34.	40.

Et pour lors la vessie s'est crevée.

74. COROLLAIRE. La petite circonférence de la veſſie, c'eſt-à-dire, ſa circonférence tranſverſale, avoit lorſqu'elle fut remplie, & avant de ſe diſtendre, 145 lignes; elle augmenta dans la premiere expérience de 5 lignes, dans la ſeconde de 12. 5, dans la troiſieme de 16, & ainſi de ſuite. Mais comme les volumes ſont en même raiſon que les cubes des circonférences, ces augmentations furent :

Volumes.	*Forces.*	*Différences.*
1. 491.	1.	
3. 652.	2.	2. 124. 26.
4. 915.	3.	3. 868. 12.
5. 359.	5.	4. 488. 12.
5. 979.	10.	5. 048. 11.
6. 539.	15.	5. 586.
7. 077.	20.	

75. On voit par cette table que les volumes augmentent avec les forces qui les diſtendent, mais que les premieres augmentations ont éte plus conſidérables que les ſuivantes, de ſorte que lorſqu'une force, par exemple, produit 21 d'augmentation, une force

double ne donne point une augmentation de 42 , mais de 38 ; une force triple, ne donne point une augmentation de 63, mais de 44 ; une force quadruple, non point de 84, mais de 50, & une quintuple, non point de 105, mais de 55, ou de la moitié plus petite.

76. Il y a toute apparence que les accroiſſemens des longueurs des fibres ſuivent le même ordre que les ordonnées d'une courbe logarithmique dont les abſciſſes ſont repréſentées par les forces diſtendantes ; mais il faudroit répéter pluſieurs fois les expériences, & y employer plus de ſoin, pour voir ſi elles s'accordent avec la théorie.

77. Une cauſe interne ne ſauroit occaſionner des tumeurs dans les gros vaiſſeaux artériels, parce que, comme le démontre M. *Hales* dans ſon *Hémaſtatique*, leur ténacité ſurpaſſe de vingt fois la plus grande force du ſang qui y circule. *Hæmaſtat. experim.* 22.

78. Mais il n'en eſt pas de même des vaiſſeaux capillaires, parce que la ténuité & la laxité des parois des vaiſſeaux décroît à proportion que la ſomme des périphéries des rameaux du

même tronc est plus grande que la périphérie du tronc. Comme donc la somme des circonférences excede de beaucoup celle du tronc, à cause de la quantité infinie de vaisseaux capillaires qui en sortent, il s'ensuit que la pression du sang étant la même, les vaisseaux capillaires doivent souffrir une beaucoup plus grande dilatation que les grosses arteres. Voyez *la Théorie du pouls & de la circulation*, *imprimée à Montpellier en 1752. art. 44. 47.*

79. La raison pour laquelle ces vaisseaux, nonobstant leur foiblesse, résistent à la pression du sang dans un sujet sain & ne s'enflent point, est, que la pression latérale du sang agit d'autant moins sur eux, qu'ils sont plus foibles que leurs troncs (théorie du pouls §. 60. 72.) Lors, au contraire, qu'ils viennent à s'obstruer, comme le sang artériel agit alors sur eux avec la même force qu'il agiroit sur les troncs obstrués & qu'ils sont infiniment plus lâches & plus flexibles que ces derniers, il faut nécessairement qu'ils se dilatent à un point extraordinaire, comme le montrent l'observation & la *théorie du pouls*, §. *109 & suivans*.

80.

80. Si un morceau de chair également flexible par-tout, & parsemé de vaisseaux capillaires, vient à être tuméfié par le sang qui dilate ces derniers, il augmente de volume sans changer de figure. Mais s'il est enfermé dans une capsule flexible qui s'oppose à sa dilatation, pour lors la capsule prend une figure sphéroïdale, parce que ses parois résistent moins à son expansion du côté où elles sont applaties, & s'éloignent par conséquent plus du centre que les parties saillantes; & l'equilibre n'a lieu, que lorsque toutes les parties sont également éloignés du centre, ou que le corps est devenu sphérique. La même chose arrive aux parties du corps humain, aux muscles, aux glandes, qui sont enveloppées de leur membrane cellulaire, aussi l'observation nous apprend-elle qu'elles prennent une figure sphérique, lorsqu'elles viennent à se tuméfier.

81. Lorsqu'il n'y a de dilatés que les vaisseaux de la membrane cellulaire qui sont sous la peau, alors, comme le fluide qui les engorge, peut se répandre dans les environs à cause de la communication latérale des cellules,

la tumeur ſe répand en tout ſens, & prend la figure du membre affecté, & non point une figure ſphérique, ainſi qu'on en a la preuve dans l'œdeme & dans l'emphyſeme. Il arrive la même choſe aux vaiſſeaux réticulaires de la peau, ou de telle autre membrane, à cauſe de la communication qu'ils ont les uns avec les autres ſur le tiſſu de la membrane par leur entrelacement réticulaire, & c'eſt ce qui fait que la tumeur, quoique dure, eſt toujours ſuperficielle, comme il arrive dans l'éryſipele.

82. On voit que le ſiege de l'engorgement phlegmoneux n'eſt pas le même que celui des engorgemens éryſipélateux & œdémateux. Le premier eſt dans un eſpace ſolide, qui ne reçoit le ſang que par un petit nombre d'arteres diviſées en une infinité de rameaux, d'où il reflue enſuite dans un petit nombre de veines, ce qui fait que la tumeur prend la figure d'une ſphere ou d'un ſphéroïde; au lieu que les derniers ſont dans un même plan réticulaire de vaiſſeaux ou de cellules qui ne peuvent preſque point s'élever.

83. Les Géometres nous appren-

nent qu'une toile tendue & également chargée dans tous ſes points, ſe courbe pour légere que ſoit la force qui la charge, & cela à proportion que la preſſion augmente; & que ſi on lui donne la forme d'un ſac, & qu'on la diſtende par le moyen d'un fluide, elle prend la figure d'une ſphere ou d'une ellipſe (Bernoulli *de motu muſcular.* Herman *Phoronom.* &c.) & il revient au même que le ſac ſoit rempli d'eau ou d'éponges remplies d'eau, car la preſſion latérale occaſionnée par le gonflement des éponges ſera la même par-tout, & c'eſt cette égalité de la preſſion qui fait prendre à la tumeur une figure ſphérique, lorſque la réſiſtance eſt égale par-tout.

84. On voit par là d'où vient que lorſqu'il ſe fait un engorgement dans un petit trônçon de quelque viſcere, comme du poumon, du foie, quelque polyhedrique qu'il ſoit, ce tronçon s'enfle & prend la figure d'une ſphere, ſavoir, parce qu'il eſt formé de petits vaiſſeaux capillaires qui reçoivent le ſang d'un ſeul tronc, & le verſent dans une ſeule veine, & que chaque lobe eſt enfermé dans une capſule cellulaire,

comme l'anatomie nous l'apprend, ce qui fait que le ſang peut ſe répandre dans les rameaux voiſins enfermés dans cette capſule, mais non point au dehors, de maniere qu'il lui arrive la même choſe qu'au ſac polyhedrique rempli d'éponges mouillées, lequel prendroit une figure ſphérique, à moins qu'il ne fût entouré d'autres ſacs dont la force & la dilatation augmentaſſent également.

85. On peut conclure de là, ſi je ne me trompe, que les tumeurs ſphéroïdes ſont celles, dont la ſubſtance eſt enfermée comme dans un ſac, ou dans un kyſte, comme le ſont toutes les glandes & les viſceres compoſés de glandes, au lieu que les tumeurs éryſipélateuſes & œdémateuſes ſe forment dans des vaiſſeaux ou des cellules étendues comme une toile, & qui par conſéquent ne ſont bornées par aucune enveloppe.

86. Les veines ſituées à égale diſtance du cœur, ont non ſeulement deux fois plus de capacité que les arteres qui les accompagnent, mais, comme nous l'apprend l'obſervation, elles ont leurs fibres circulaires beaucoup

plus ductiles que les arteres ; ce qui fait qu'à raison de la ténuité de leurs parois, les veines dont le diametre est égal à celui des arteres, peuvent être distendues par la force du fluide qui y circule un tiers de plus que les arteres (Théorie du pouls, §. 17 jusqu'à 20.) il suit de-là que les tumeurs formées dans les visceres qui ont beaucoup de veines, peuvent grossir davantage que dans ceux qui sont composés d'arteres, & se dilater considérablement, lorsque l'engorgement passe des arteres dans les veines, ainsi qu'il paroît arriver dans l'odontalgie catarreuse ; en effet, dès que la matiere est cuite, & qu'elle devient fluide, les joues s'enflent, & la douleur s'appaise, parce que les veines sont d'un tissu plus lâche & moins sensible que les arteres.

87. Les parties ont d'autant plus de peine à se tuméfier, qu'elles ont plus de contractilité (prop. 1. n. 23); & comme cette contractilité est d'autant plus grande (§. 24.) que les parois des vaisseaux & des conduits ont plus d'épaisseur, il s'ensuit que plus les membranes que l'on veut distendre sont épaisses, moins leur enflure est grande,

Par exemple, il eſt certain qu'il ſe forme quelquefois des congeſtions conſidérables dans les conduits oſſeux, qui ne peuvent vaincre la réſiſtance que leur oppoſent les parois, & de là vient qu'il ne ſe forme aucune tumeur; au-lieu que la moindre preſſion latérale ſuffit pour dilater conſidérablement les vaiſſeaux lymphatiques.

88. Plus les membranes qui entourent les vaiſſeaux & les viſceres ſont denſes & compactes, plus il faut de force pour ſurmonter leur contractilité, & pour les tuméfier; & de là vient que les arteres de même épaiſſeur que les veines, ayant deux ou trois fois plus de fermeté que ces derniers, réſiſtent davantage à la preſſion interne, & ont plus de peine à ſe tuméfier.

89. Il s'enſuit donc que les réſiſtances que les parties oppoſent à leurs intumeſcence, ſont en raiſon compoſée de l'épaiſſeur & de la denſité des membranes qui compoſent leur maſſe & leurs vaiſſeaux, & qui les enveloppent. Comme donc la rate eſt celui de tous les viſceres qui eſt le moins contraint, & que ſon tiſſu eſt extrême-

ment lâche & mou, elle peut devenir d'une grosseur immense, autant que la capacité du bas-ventre peut le permettre. Les poumons sont resserrés à un certain point par la poitrine, mais leurs lobes sont d'ailleurs assez libres & d'un tissu extrêmement ductile; car pour peu qu'ils soient tiraillés, ils peuvent devenir deux fois plus longs qu'ils ne le sont naturellement : d'où il suit qu'étant engorgés, ils peuvent se tuméfier considérablement.

90. Toutes choses étant d'ailleurs égales, l'enflure de la partie est d'autant plus grande entre les limites de sa ténacité, qu'on fait plus d'effort pour la distendre; mais cette enflure croît cependant en moindre raison que les forces qui la distendent (75.)

91. Si un viscere grossit au commencement du double à l'aide d'une force comme 2, il ne peut grossir du triple que par le moyen d'une force cinq fois plus grande ou comme 10, ainsi qu'on le voit par la table (74); d'où il suit qu'un viscere étant une fois tuméfié, il ne peut se tuméfier davantage sans des douleurs atroces, vu qu'il faut une force beaucoup plus grande que celle

qui répond à cette nouvelle intumeſcence; & comme cette force éprouve une réſiſtance égale, & que la diſtenſion ne peut augmenter que les douleurs n'augmentent à proportion, la tumeur une fois formée ne ſauroit augmenter dans les vaiſſeaux de même eſpece, qu'il n'en réſulte des douleurs très-violentes.

92. La dureté & la rénitence de la partie augmentent à proportion que la tumeur groſſit, eu égard aux parties qui ſe diſtendent. Car la tumeur croît en moindre raiſon que les forces qui cauſent la diſtention ; & comme la diſtention augmente en raiſon directe de la force diſtendante, & en raiſon inverſe de l'allongement, il s'enſuit que ſi la force diſtendante augmente en plus grande raiſon que l'allongement des fibres, la dureté & la rénitence de la partie doivent augmenter.

93. SCHOLIE. Lorſque la fibre s'allonge proportionnellement à la force qui agit ſur elle, ſa tenſion eſt moins grande que ſi elle s'allongeoit en moindre raiſon, comme chacun peut aiſément le concevoir.

94. Plus la fibre approche du dernier

terme de ſa tenſion, plus elle approche auſſi de celui de ſa ténacité qui eſt le même, & par conſéquent plus la dureté & la rénitence de la tumeur qui ſe forme, ou ce qui eſt le même, ſa tenſion augmentent, plus la rupture & l'hémorragie qui en eſt la ſuite ſont à craindre, & il en réſulte une inflammation ſyſtrophique, & même un ſphacele.

95. Pour prévenir dans ce cas le ſphacele, il faut prévenir la rupture des vaiſſeaux par des émolliens; il eſt vrai que la tumeur groſſira, mais la rupture ſera moins à craindre que lorſque les fibres conſervent leur rigidité & leur tenſion, & que la force diſtendante continue d'agir.

Un autre moyen de prévenir le ſphacele en pareil cas, c'eſt d'affoiblir la force diſtendante par des ſaignées réitérées & par une diete légere.

96. Lors donc que les tumeurs phlegmoneuſes ou éryſipélateuſes font craindre une gangrene, il eſt doublement plus ſûr d'amollir les fibres par des potions & des fomentations délayantes, & de diminuer la force du ſang qui cauſe la diſtention, par une

diete légere & des évacuans, que d'employer seulement l'un ou l'autre secours.

97. On appelle remedes répercussifs ceux qui en condensant les fibres & coagulant les fluides, empêchent les tumeurs inflammatoires de grossir. Cependant, comme l'accroissement de la tumeur inflammatoire, tant que les forces distendantes du sang subsistent, est moins dangereux que sa rupture, & que ces remedes rendent son extension plus difficile, il s'ensuit que les répercussifs sont extrêmement nuisibles dans le cas en question.

98. Il suit du corollaire 46 que la tension des fibres du corps humain diminue d'elle-même avec le temps, de maniere que la tension & la douleur du phlegmon, à moins qu'elles n'augmentent journellement, diminuent & deviennent plus supportables. Il vaut donc mieux attendre, lorsqu'on le peut, & empêcher que la tension n'augmente; car le temps améliore l'état du malade, lors sur-tout qu'on emploie les remedes convenables.

99. Il suit du corollaire 47 que l'air

chaud & humide relâche les fibres ; & comme la relaxation eſt ſouvent utile dans le phlegmon, il faut faire humer au malade un air chaud & humide, ou, ce qui revient au même, appliquer ſur la tumeur des fomentations chaudes & émollientes.

100. L'expérience nous apprend que les parties du corps humain peuvent s'enfler à un point extraordinaire ſans en ſouffrir & ſans ſe détruire, pourvu que l'expanſion ſe faſſe peu à peu, ainſi qu'on le voit dans la groſſeſſe, l'aſcite, le bronchocele &c. Mais à proportion que la partie engorgée s'enfle, les interſtices des tuniques ſe dilatent (71), & pourvu que la tenſion ne croiſſe point à proportion, elles croiſſent comme le tout ; or les vaiſſeaux venant à ſe dilater, les fluides qui les engorgeoient, trouvant le paſſage plus libre, continuent leur cours, & c'eſt la premiere voie qui conduit à la réſolution. Les orifices des vaiſſeaux excrétoires de la peau, & les interſtices des vaiſſeaux étant une fois dilatés, les matieres diſſoutes peuvent s'écouler, ſe diſſiper par la tranſpiration, ce qui détruit l'engorgement, &

c'eſt la ſeconde voie de procurer la réſolution.

101. Il ne faut pas toujours craindre que les parties, qui ont été extraordinairement diſtendues ne reprennent point leur premier volume après que l'engorgement eſt détruit ; car l'expérience nous apprend que les parties ſont extrêmement ductiles & élaſtiques, vu qu'il y a certains viſceres, la matrice, par exemple, qui peuvent acquérir mille fois plus de volume ſans perdre leur élaſticité, ſe dilater de temps en temps extraordinairement, & ſe reſſerrer de nouveau.

102. Il y a cependant des parties dans le corps humain, comme les mamelles, la peau des aînes, des parties génitales, du viſage, des paupieres, ſi peu élaſtiques, qu'après s'être facilement dilatées & allongées, elles ne reprennent plus aiſément leur premier ton, de maniere que les Anatomiſtes les diſtinguent aiſément des autres en y enfonçant l'aiguille, comme on le pratique à l'égard des cadavres dont on a ôté les entrailles & dont on recoud la peau ; car j'ai remarqué aſſez ſouvent que les parties dont on a parlé ci-deſſus

ſont plus aiſées à percer, que la peau du dos, des bras & des autres parties.

103. Les tumeurs qui ſe forment dans les parties du corps humain qui étoit auparavant ſain, ſont occaſionnées le plus ſouvent par l'effort des parties fluides, qui dilatent & gonflent les parties contenantes.

104. Les tumeurs ſont cauſées par les fluides enfermés dans les vaiſſeaux ou réſervoirs, & ceux-ci, tant qu'ils conſervent leur élaſticité, font effort pour ſe contracter; mais lorſqu'ils viennent à s'enfler, ils ſe portent en dehors de tous côtés: comme donc il n'y a que les fluides qu'ils contiennent qui puiſſent les preſſer ainſi dans tous les ſens, il s'enſuit que les fluides ſont les ſeuls inſtrumens qui puiſſent occaſionner une pareille enflure.

105. On remarquera cependant que le poids ſeul des fluides ne ſauroit occaſionner ces ſortes de tumeurs, la colonne du fluide qui preſſe deſſus n'étant point aſſez haute pour leur imprimer la force néceſſaire pour cet effet, à moins que les parties continentes ne perdent toute leur élaſticité. Il faut donc chercher la force de ces fluides dans une autre ſource.

106. Il y a dans les premieres voies des fluides extrêmement élastiques & disposés à se raréfier, savoir, l'air, le vent, qui peuvent se raréfier par la chaleur, la putréfaction, la fermentation, au point de distendre considérablement les membranes ambiantes, témoins la tympanite, les rapports, l'emphyseme, la pneumatose, &c. On doit donc attribuer les tumeurs flatueuses à la force expansive de l'air. Il y en a d'autres qui ne reconnoissent pour cause que la force du sang, ou l'action de la lymphe, comme le phlegmon, l'œdeme. Or comme ces fluides n'ont aucun ressort sensible, à moins qu'ils ne soient échauffés, & qu'alors même ils augmentent à peine de la deux-centieme partie de leur volume; on ne sauroit attribuer les tumeurs un peu considérables à leur raréfaction; mais seulement à l'action du cœur, sur-tout à celle du sang & de la lymphe, qui est capable de gonfler les vaisseaux & les membranes qui les revêtent, & de former des tumeurs considérables.

107. Le sang en circulant, distribue le suc nourricier dans les différentes parties du corps; or les excroissances

font formées par un ſuc nourricier trop abondant qui s'y attache & ſe durcit; & quoique ce ſuc par ſa ténacité ſe convertiſſe en chair & en os, ce n'eſt cependant que par l'action du cœur qu'il ſe porte dans les parties & qu'il les diſtend; par conſéquent ce n'eſt qu'aux forces impulſives du cœur que l'on doit attribuer cette eſpece de tumeurs, non point en tant que cauſe, mais ſeulement comme principe. Si l'on entend avec *Hippocrate* par parties *contenues* les fluides, & par *contenantes* les parties ſolides ou membraneuſes, il eſt évident que les fluides doivent agir pour qu'il puiſſe ſe former des tumeurs dans les parties contenantes d'un homme ſain.

108. Lorſque la force des parties contenues excede la contractilité & la réſiſtance des parties contenantes, il ſe forme une tumeur, & elle n'a pas d'autre cauſe que cet excès.

109. La *cauſe* eſt ce qui fait concevoir l'exiſtence actuelle d'une choſe, & le *principe* ce qui nous la fait ſeulement concevoir comme poſſible (*Pathol. method. n. 15.*), ou bien, la cauſe eſt ce qui produit un effet, de maniere

que celui-ci cesse, dès qu'elle est ôtée (*Mariotte*, *Essai de Logique*), & elle n'est censée telle qu'autant que l'effet entier lui est proportionnel. (*Wolf. Mechan.* §. 24.)

110. Cela étant ainsi, il est certain qu'il y a un combat continuel entre les parties contenantes & les parties contenues du corps humain, & la preuve en est que, pour peu que la résistance des parties contenantes diminue, celles-ci s'élevent aussi-tôt en forme de tumeur; ainsi, lorsqu'on empêche la pesanteur de l'air d'agir sur une partie en y appliquant une ventouse, cette partie s'enfle aussi-tôt, & lorsqu'on coupe la tunique externe d'une artere, & qu'on diminue sa force, les autres tuniques se dilatent & forment un anévrisme, &c. Au contraire, la force, l'élasticité & la pression des parties contenantes venant à augmenter par le froid, un spasme, une pression & par des astringens, elles se resserrent; au lieu que tant que l'équilibre subsiste entre les parties contenantes & les parties contenues, les unes & les autres conservent leur volume. Or comme on dit de deux puissances qui restent en repos

par l'oppoſition & l'égalité de leurs forces, qu'elles luttent l'une contre l'autre, & qu'elles s'équilibrent, nous pouvons dire auſſi que les parties contenantes & les parties contenues du corps humain ſont dans une lutte réciproque & continuelle.

111. Comme donc les parties contenantes reſtent en équilibre avec les contenues tant que les unes ni les autres n'augmentent ni ne diminuent, & que leurs forces ſont égales, il s'enſuit qu'elles ne ſauroient ſe tuméfier. Lors, au contraire que la force par laquelle les parties contenues ſe portent au dehors, ſurmonte la réſiſtance de celles qui les contiennent, il faut néceſſairement que celles-ci s'élevent & ſe tuméfient; & comme la cauſe efficiente eſt ce qui fait concevoir l'exiſtence actuelle d'une choſe, que celle-ci ne peut exiſter que l'autre n'exiſte auſſi, ni ceſſer, qu'elle ne ceſſe auſſi-tôt; il eſt évident que ce n'eſt que l'excès de la force des parties contenues ſur celles des contenantes qui eſt la cauſe des tumeurs.

112. On comprend aiſément encore que la tumeur doit augmenter à pro-

portion que la force qui diſtend les parties contenantes eſt plus grande, & l'emporte ſur leur réſiſtance, quelle que ſoit leur force abſolue, & quelque petite que puiſſe être l'énergie des contenues, d'où il ſuit que la tumeur ou l'effet ſera toujours proportionnel à cet excès de forces.

113. Il eſt évident auſſi que ſi les parties contenantes ſe dilatent à un point & avec une vîteſſe qui les réduiſe au dernier terme de leur ténacité, & qu'elles ſe rompent, alors l'action des contenues ceſſe, & les fluides qui en ſortent, n'agiſſent plus ſur des membranes que la rupture a détruites, & n'exercent plus aucune force ſur elles. Mais comme il ne ſauroit y avoir aucun excès de force là où il n'y a ni action ni force mutuelle; il s'enſuit que le vaiſſeau, l'anévriſme, ou telle autre tumeur venant à s'ouvrir, les fluides n'étant plus retenus par les ſolides, la tumeur doit s'évanouir auſſi-tôt.

114. Dans les excroiſſances, les ſquirres & les autres tumeurs de cette eſpece, la tumeur continue lors même que la peau ſe rompt, parce que les

parties dont la tumeur est composée ne sont point fluides, comme celles dont on a parlé jusqu'ici, mais plutôt solides à cause de leur viscosité & de leur adhérence avec leurs petits vaisseaux; or ces parties ne sont point poussées en dehors avec une force suffisante pour élever la tumeur, lorsqu'elles sont devenues squirreuses ou solides; & comme les forces qui les chassent au dehors sont trop foibles pour surmonter leur inertie & leur poids, les parties squirreuses & endurcies restent telles qu'elles sont, vu que c'est une loi qu'un corps reste dans son état jusqu'à tant que quelque force supérieure l'oblige d'en sortir. De plus, si l'on considere le squirre comme composé d'autant de tumeurs qu'il contient de vaisseaux, & que la partie squirreuse étant une fois endurcie, les fluides épaissis résistent par leur propre viscosité à l'élasticité des vaisseaux, & n'ont plus assez de force pour les distendre davantage, on comprendra que la tumeur ne doit point augmenter, mais rester dans l'état où elle est. A l'égard de ce que j'ai dit, que les corps restent dans leur état, à moins que quelque force extérieure ne les oblige d'en sortir, je n'en sais point d'autre raison que la loi de l'Univers, ou la volonté constante & immuable de l'Être suprême.

115. On appelle *effet* en général un phénomene quelconque en tant qu'il est produit par sa cause, & par conséquent il n'est autre qu'un changement; d'où il suit que là où il n'y a point de changement, il n'y a point d'effet, & que là où il n'y a point d'effet, il n'y a point de cause. On ne doit donc point regarder comme des effets les choses dans lesquelles on n'apperçoit aucun changement, ni assigner d'autre cause de la persévérance des corps dans leur état, tant qu'aucune force extérieure ne les oblige point d'en sortir, que la loi établie dans l'Univers. Voyez les *Principes Mathém. de Newton*, *liv. 1.*

126. Il n'y a point de changement dans les corps, sans mouvement; la cause du mouvement est appellée *force motrice*, (*Wolf. 137. Cosmol.*) & c'est elle qui fait concevoir la tumeur comme possible; d'où il suit que la force motrice est le principe de toute tumeur, qu'elle ne peut exister, & qu'on ne peut concevoir qu'elle puisse se former sans ce principe.

C'eſt ce qui fait que je ne puis trop m'étonner de la doctrine des modernes, qui ſe diſant Mécaniciens, & voulant tout expliquer dans la Médecine par le mécaniſme, n'aſſignent point pour la cauſe des tumeurs, ni le mouvement, ni l'effort du ſang, mais ſeulement ſon adhérence & ſa ſtagnation; ce que tous les Mécaniciens ne peuvent traiter que d'abſurdité parfaite.

117. La ſtagnation eſt un défaut de mouvement progreſſif, ou le repos des colonnes de ſang qui doivent circuler dans les vaiſſeaux. Mais puiſque c'eſt une loi établie dans l'Univers que les corps qui ſont en repos ne changent jamais d'état, ni encore moins celui des parties voiſines, à moins qu'ils n'y ſoient forcés, & que s'ils en changent ce n'eſt que parce qu'ils ſe meuvent, puiſqu'on ne peut concevoir aucun changement dans les corps que par le mouvement; il s'enſuit que la ſtagnation n'eſt point la cauſe de l'enflure des parties, ni par conſéquent celle des tumeurs.

118. La ſtagnation d'un fluide dans un vaiſſeau n'empêche point que d'autres cauſes ne puiſſent déplacer les par-

ties voisines, & occasionner des tumeurs. Mais comme il n'y a pas moins de différence entre la cause & le principe, qu'entre l'acte & la puissance, & que la conséquence de la puissance à l'acte ne sauroit avoir lieu; il peut très-bien se faire que le principe de la tumeur existe, sans que celle-ci ait lieu, je veux dire, que le principe ne suffit point pour produire une tumeur.

119. Il n'y a point de source d'erreurs plus féconde dans la Médecine, que cette confusion des causes & des principes, & les Médecins auroient dû l'éviter avec d'autant plus de soin, que toute la théorie de leur Art ne roule que sur la connoissance des causes des maladies. *Galien* prétend que c'est de la connoissance seule des causes & des principes, qu'on doit tirer les indications curatives, & que c'est ce qui distingue les Dogmatiques des Empyriques. Si l'on confond indistinctement le principe avec la cause, il n'y a rien qu'on ne puisse assigner pour cause d'une maladie, vu qu'il n'y a presque rien qui ne puisse nous la faire concevoir comme possible. *Démocrite* attribuoit la phrénésie à un transport

de bile dans le cerveau. *Polybe*, gendre d'*Hippocrate*, regardoit le vent ou l'air comme la cause de toutes les maladies (*libro de flatibus*), & cependant il n'y a personne aujourd'hui qui ne reconnoisse la fausseté de ce sentiment. Que si la cause est ce qui fait concevoir une chose comme possible, ou ce qui concourt en quelque maniere que ce soit à la faire exister; il est certain dès lors, que la bile est la cause de la phrénésie, & l'air celle de toutes les maladies. Or ce que je dis de la bile, un autre le dira des saburres, du sang, de l'urine, du fluide nerveux; de sorte que la Médecine n'aura pas plus de certitude que l'Astrologie & l'Alchimie.

120. Il est vrai que la stagnation des fluides est le principe des tumeurs, parce que le sang ne peut s'arrêter, pendant que la circulation continue, qu'il ne résiste avec la même force qui le fait arrêter, à celui qui le suit; ce qui l'oblige à s'écarter de l'axe du vaisseau, & à se jeter sur ses parois, ainsi que nous l'apprenons de l'hydraulique; car l'action latérale des fluides est d'autant plus grande, qu'ils trouvent plus de résistance & qu'on les pousse avec

plus de force. Mais cette ſtagnation eſt ſeulement l'occaſion qui fait que le ſang ſe jette ſur les parois, & ce n'eſt que la force qui pouſſe le ſang contre celui-ci qui doit paſſer pour cauſe efficiente; & cela eſt ſi vrai, que, comme je l'ai pluſieurs fois obſervé, ayant lié une fois les arteres carotides d'un chien vivant, une autre fois l'aorte dans ſon trajet par le bas-ventre, & une autre fois l'artere inteſtinale du même animal, quoique les uns ayent vécu un jour, & les autres pluſieurs ſemaines, je n'ai cependant apperçu aucune tumeur ſenſible entre le cœur & la ligature, ſoit parce que la preſſion latérale qui agit ſur les arteres, lorſque les forces du cœur n'augmentent point, ne doit être comptée pour rien eu égard à la réſiſtance des parois des arteres, ſoit parce que ces animaux par crainte ou à cauſe de la douleur (ils ne pouſſoient aucun cri, & l'un d'eux avoit un tremblement continuel), avoient leurs forces vitales plus foibles qu'à l'ordinaire. Il n'en eſt pas de même des petits vaiſſeaux qui ſont obſtrués, par les raiſons mécanique dont j'ai parlé (78); car la preſſion latérale, quoique la même que dans les grands,

grands, rencontrant une moindre résistance de la part des parois qui sont plus lâches & plus minces, surmonte leur élasticité, d'où s'ensuit la tumeur par la théorie que je viens d'établir.

121. Mais quoiqu'une obstruction précédente soit très-souvent le principe des tumeurs, il est aisé de démontrer qu'il survient tous les jours des tumeurs sans obstruction, ce que les modernes regarderont comme un paradoxe. Je vais donc les convaincre de cette vérité; & comme les expériences sont plus aisées à entendre que les raisons tirées de l'hydraulique, c'est par elle que je commencerai.

J'ai adapté perpendiculairement dans l'urétere d'un cadavre, tout près des reins, un tube de quelques pieds, dans lequel j'avois soin de verser de l'eau; elle s'est aussi-tôt insinuée dans la vessie, & quoique son sphincter eût perdu son ton, & fût, comme l'on dit, paralytique, & que les muscles des cadavres conservent une partie de leur élasticité, la vessie s'est enflée peu à peu, & il n'en est pas sorti une goutte par l'uretre, qu'après qu'elle a été considérablement distendue. Lors même que l'eau ſortoit par l'uretre, la veſſie ne s'eſt point dégonflée; & qui plus eſt, ayant employé un tube plus haut, l'eau s'eſt écoulée en plus grande quantité & avec plus de vîteſſe par l'uretre, & la veſſie eſt devenue en même temps plus dure & plus enflée. On voit donc que ce n'eſt point le ſéjour du fluide qui a fait augmenter la tumeur, puiſque le tube étant plus haut, l'eau ſortoit de la veſſie avec plus de vîteſſe, bien loin d'y ſéjourner.

122. J'ai réitéré pluſieurs fois la même expérience ſur le poumon, en adaptant dans l'artere pulmonaire un tube rempli d'eau chaude. L'eau s'étant répandue dans les veines & dans les bronches, en a tellement emporté le ſang, que le poumon étoit auſſi blanc que la neige. Perſonne ne dira que ces vaiſſeaux fuſſent alors plus engorgés que dans l'état de ſanté; cependant y ayant fait couler de l'eau par le moyen d'un tube de trois pieds de hauteur, le poumon qui étoit d'abord ſi fort affaiſſé, qu'il occupoit à peine la quatrieme partie de la cavité de la poitrine, s'eſt enflé au point de la remplir entiérement, & même de l'excéder,

quoique l'eau ſortît à plein jet par les veines pulmonaires & par la bouche ; & qui plus eſt, m'étant ſervi d'un tube de ſix pieds de hauteur, l'eau s'écouloit plus vîte que le ſang ne circuloit dans le poumon, pendant la vie de l'animal.

123. Il paroît évidemment par là, que les parties peuvent ſe tuméfier, lors même que les vaiſſeaux ſont libres, & que les fluides circulent avec plus de vîteſſe, & c'eſt vouloir être aveugle en plein jour que de le nier : on ne peut pas être inſtruit avec la même évidence par des expériences faites ſur l'homme vivant ; mais tous les Médecins ſavent qu'un exercice violent, la courſe, par exemple, engorge les poumons & les fait enfler, comme la dyſpnée & l'hémoptyſie qui en eſt quelquefois la ſuite le prouvent ; les jambes s'enflent lorſqu'elles ont été reſſerrées par le froid ; les ſouliers, les bagues, les colliers deviennent plus étroits le ſoir, ce qui a ſouvent obligé à relâcher les boucles qui le matin ne nous ſerroient point trop.

124. L'Hydraulique & l'Anatomie nous apprennent que le ſang étant

poussé avec force dans les ramifications des arteres, son frottement contre les vaisseaux augmente proportionnellement à la force de celui qui le pousse, ou comme le quarré de la vîtesse imprimée; & en effet, la réaction du fluide qui précede, sur celui qui suit, est d'autant plus forte, que l'action de ce dernier est plus grande : il n'y a point de novice Physicien qui ne sache que l'eau que l'on presse légérement avec la main, cede & ne fait presque aucune résistance, mais qu'étant frappée fortement, elle résiste comme feroit un corps dur, & c'est là la raison pour laquelle les pierres & les boulets qui effleurent obliquement la surface de l'eau, se réfléchissent de même que s'ils donnoient contre un corps dur, au lieu qu'ils la pénetrent, lorsque leur mouvement est moins violent.

125. On voit par là que le sang qui se trouve dans les vaisseaux ne peut être poussé par celui qui lui succede, qu'il ne lui résiste, ce qui l'oblige à se jeter sur les parois, quoique le premier continue son cours; car les corps qui se meuvent résistent à leur accélération, comme *s'Gravesande* le prouve parfai-

tement. Les pierres plattes que l'on jette de biais ſur la ſurface d'une riviere dans le ſens du courant, rejailliſſent autant que celles que l'on jette de travers, pourvu que leur mouvement ſoit plus rapide que celui de l'eau.

126. Il ſuit de là que pour que le ſang agiſſe avec plus de force ſur les parois des vaiſſeaux, il ſuffit qu'il y ſoit pouſſé avec plus de force.

127. Les modernes ſe voyant ſerrés de près, diſent pour derniere reſſource que cette impétuoſité du ſang ne fait qu'augmenter le battement des gros vaiſſeaux, & ne ſauroit occaſionner une tumeur conſtante; que cela ſuffit pour tuméfier tout le corps, mais non point pour faire enfler la partie.

128. Mais cette réponſe eſt futile, vu que l'action du cœur venant à augmenter, le ſang circule avec plus de vîteſſe, ſoit dans la diaſtole des arteres, ſoit dans leur ſyſtole; car les arteres après s'être dilatées lorſque la preſſion du ſang ſur elles vient à ceſſer dans la diaſtole du cœur, réagiſſent plus fortement ſur le ſang, & le chaſſent avec plus de force; ſa vîteſſe dans

l'un & l'autre temps, quoiqu'inégale, est toujours plus grande que la vîtesse ordinaire, & comme celle du sang ne peut augmenter que les parties ne s'enflent du moins un peu, il s'ensuit qu'elles doivent demeurer enflées tant dans le temps de la systole, que dans celui de la diastole, ce qu'il falloit d'abord prouver.

129. Venons maintenant à l'autre partie de la réponse. Il conste par les observations du fameux *Haller*, qu'il y a dans le corps certaines brides nerveuses, qui s'allongent ou se raccourcissent au gré de l'ame (que ce soit volontairement ou naturellement, peu importe), ce qui fait que les vaisseaux artériels qu'elles environnent deviennent plus ou moins larges. Prenons maintenant l'orifice de l'artere mésaraïque, dont le diametre est de trois lignes, & supposons que les brides venant à s'allonger, son diametre soit de quatre lignes; il est certain que le sang circulera dans ses rameaux avec plus de vîtesse qu'auparavant. Pour en sentir la raison, on observera que le sang en passant du tronc dans les rameaux, rencontre dans la totalité des rameaux,

un eſpace plus large ; d'où il ſuit qu'il eſt plus preſſé dans les troncs que dans les rameaux, témoin ſon rejailliſſement, lorſque le tronc eſt percé; car il rejaillit dix fois plus loin qu'il ne le fait lorſque ce ſont les rameaux qui le ſont, ainſi que le prouvent les expériences hydrauliques de MM. *Carré* & *Mariotte*. On voit par ces expériences que la dépenſe d'eau qui ſe fait avec la même force par différens ajutages, eſt plus grande qu'elle ne devroit l'être proportionnellement à leur grandeur, parce que le frottement contre la circonférence ſur laquelle la colonne du fluide frotte, eſt plus grande dans les petits vaiſſeaux que dans les grands, eu égard au volume d'eau qu'ils contiennent; l'ajutage augmentant un peu, la dépenſe augmente en plus grande raiſon que proportionnellement aux ajutages, c'eſt-à-dire, qu'elle perd moins par le frottement, qu'elle ne perdoit lorſque les ajutages étoient plus petits. Par exemple, M. *Carré* obſerve (Mémoire de l'Académie des Sciences, année 1705) que la dépenſe qui ſe fait par un ajutage de 2 lignes 2 tiers de diametre, est double de celle qui se fait par un ajutage qui a 2 lignes de diametre, quoique ces ajutages ne soient point dans le rapport de 72 à 36, mais dans celui de 64 à 36.

130. On voit donc que les brides d'une artere venant à s'allonger, & les troncs voisins à se resserrer, le sang circule avec infiniment plus de vîtesse dans l'artere déterminée, sans que la force du cœur augmente; d'où vient que certaines parties s'échauffent, s'enflamment & s'enflent, tandis que d'autres deviennent pâles & froides. Cela se remarque sur-tout dans les passions & les maladies de l'ame. Dans la honte, par exemple, les brides qui entourent l'artere maxillaire étant lâchées, & les arteres axillaires se resserrant par le moyen du nerf récurrent, le sang que le cœur y envoie se porte presque tout au visage, & communique une chaleur & une rougeur subite aux joues, parce que le sang afflue avec plus de vîtesse dans les artérioles cutanées. Il arrive la même chose dans la passion qu'excite la pitié, le visage pâlit, mais il survient une chaleur & un tintement d'oreilles. Dans l'attaque d'apoplexie,

la tête & le visage sur-tout s'enfle pour l'ordinaire, il devient rouge, il se bouffit jusqu'à devenir livide; on y sent une grande chaleur, les yeux saillent hors de la tête, &c. tandis que les extrémités inférieures sont transies de froid & se retirent.

131. On a même observé des fievres partielles, entr'autres une fievre d'un bras, dont *Bonnet* fait mention (*in sepulchreto de febrib.*) dont on ne peut rendre raison que par ce mécanisme. On ne peut nier que dans le phlegmon & le panaris, la chaleur, l'enflure & la pulsation ne soient plus fortes dans le bras affecté que dans l'autre; mais comme on ne peut attribuer ces symptomes à la stagnation du sang, comme je l'ai montré fort au long dans la Dissertation qui est à la fin de mon *Hémastatique*, il faut leur assigner pour cause l'accélération du sang dans la partie déterminée.

132. Les principes des tumeurs sont ou une pression trop forte des parties contenues sur celles qui les contiennent, ou la réaction moins forte de celles-ci sur les premieres.

133. En effet, la pression des parties

contenues sur celles qui les contiennent venant à augmenter, il peut arriver qu'elles surmontent la résistance des parties contenantes, lorsque par exemple les forces de celles-ci n'augmentent point pareillement & réciproquement. Ces choses suffisent donc pour faire sentir la possibilité des tumeurs, & par conséquent, selon la définition (109) elles en sont les principes.

134. COROLLAIRE. Comme dans l'état morbifique, par exemple, dans la cachexie, l'ascite, la chlorose, la réaction des solides est extrêmement foible, & que la pesanteur des fluides reste la même; il peut arriver que la lymphe, qui est plus fluide qu'à l'ordinaire, se sépare du sang, se jette sur les parties qui ont le plus de pente, surmonte leur contractilité, & y cause une tumeur froide, molle, pâle, indolente, & qui conserve l'empreinte des doigts, ce qui est une espece d'œdeme.

135. COROLLAIRE. Si la lymphe, la graisse, la mucosité s'arrêtent dans leurs vaisseaux, à cause de l'union des parties affluentes avec celles qui y

ſont déjà, & que les vaiſſeaux ne puiſſent réſiſter à la force avec laquelle ces molécules s'approchent les unes des autres, non plus qu'à celle de la colonne ſuivante qui les preſſe, & que la petiteſſe des rameaux qui ſortent de ces vaiſſeaux, ne permette point à ce fluide viſqueux de paſſer plus avant, il augmentera & s'accumulera dans cet endroit; & s'il ſe convertit en ſuc nourricier, & qu'il ſe durciſſe, il occaſionnera une excroiſſance, ſinon un ſquirre, ou une tumeur dure, indolente, pâle de même couleur que la peau, & ſans élaſticité. Si les vaiſſeaux lymphatiques ont été extraordinairement dilatés par une phlogoſe antécédente, ou par une contuſion, ou qu'à l'occaſion de la rupture des vaiſſeaux ſanguins, le ſang ſe ſoit extravaſé dans les cellules, comme ils n'ont preſque plus d'élaſticité, le ſang s'y arrêtera, y croupira, & dans le premier cas, la partie engorgée ſera rouge, & dans le ſecond livide. Telles ſont la meurtriſſure, l'ophthalmie invétérée froide, les taches livides qu'on appelle *vibices*, &c.

136. Si la tumeur eſt circonſcrite,

chaude, rouge, douloureuse, pulsative, & tendant à la suppuration, c'est un *phlegmon*. Si elle occupe plus d'espace, ou si une grande partie de la tumeur est rouge, extrêmement douloureuse, uniforme, & qu'elle blanchisse lorsqu'on la presse, c'est une *érysipele*; si elle est rouge, étendue, prurigineuse, farineuse, inégale & écailleuse, c'est une *herpe*, ou une *dartre*. On trouvera plusieurs autres genres & especes de tumeurs à la fin de ma Pathologie. Ces dernieres sont ordinairement appellées chaudes, à cause de la chaleur extraordinaire qui les accompagne; les premieres, de même que l'emphyseme & le carcinome, sont appellées froides.

137. Les tumeurs chaudes ont pour cause l'affluence du sang dans des vaisseaux souvent obstrués, dont la force est plus grande que leur élasticité naturelle; les froides viennent au contraire de ce que la contractilité des vaisseaux est moindre que la force naturelle des fluides qui y affluent.

138. La chaleur est proportionnelle à l'action des particules ignées, & cette action est la même dans la ma-

chine humaine, que l'action mutuelle des fluides & des solides. Et comme la réaction est proportionnelle à l'action, la chaleur est pareillement proportionnelle à l'intensité de leur réaction, lorsque la quantité de fluide igné est la même. Comme il est nécessaire pour que la chaleur devienne plus grande qu'à l'ordinaire, que la réaction des fluides & des solides soit plus forte que la réaction naturelle, & qu'elle ne peut augmenter qu'autant que la vîtesse des fluides augmente, sans que l'élasticité des solides diminue; il s'ensuit que la cause des tumeurs chaudes n'est autre chose que l'accélération du mouvement du sang dans des vaisseaux trop foibles pour y résister.

139. Lorsqu'il se fait un engorgement dans les vaisseaux capillaires, pourvu que le sang ne perde rien de sa vîtesse naturelle, la vîtesse respective entre les colonnes suivantes, & la colonne obstruée augmente (Théorie du pouls, 114. 123;) & si cette vîtesse devient plus grande, non seulement il en résulte une tumeur, mais encore un frottement plus considérable,

auquel le degré de la chaleur ſera proportionné.

140. Si l'élaſticité des vaiſſeaux & des membranes ambiantes diminue, & que l'impulſion des fluides qui s'y portent reſte la même, ou quand même elle diminueroit, pourvu que cette diminution ſoit toujours moindre que celle de l'élaſticité des parties contenantes, l'action mutuelle diminuera, & par conſéquent la chaleur ſera moindre qu'à l'ordinaire; d'où s'enſuivra ce qu'on nomme le *froid*, & tel eſt le principe des tumeurs *froides*.

141. L'expérience nous apprend que les molécules du ſang que l'on fait ſécher & qu'on jette dans le feu, s'enflamment, ce que ne font pas les parties de la lymphe. D'ailleurs la vîteſſe ordinaire du ſang, même dans les plus petits vaiſſeaux, eſt plus grande que celle de la lymphe dans ſes vaiſſeaux lymphatiques, parce qu'ils ſont plus éloignés du cœur, & que la ſomme de leurs capacités eſt plus grande que celle des arteres ſanguines d'où elles partent. Or comme l'action des particules ignées eſt toujours comme le quarré de la vîteſſe du fluide qui les contient, en

ſuppoſant l'action ſur les ſolides, & leur réaction conſtantes, il s'enſuit que le ſang eſt plus diſpoſé à s'échauffer que la lymphe; & de là vient que les tumeurs rouges ſont ſouvent chaudes, au lieu que les tumeurs lymphatiques ou pâles ſont froides ordinairement.

142. La maladie eſt un concours de ſymptomes notables liés entre eux, c'eſt-à-dire, qui dépendent du même principe, ainſi que la Pathologie nous l'apprend. Les maladies dont les ſymptomes ſont une chaleur violente, la douleur, une fievre aiguë, ou, ſi elles ſont externes, la rougeur & la tenſion, ont des ſymptomes qui dépendent du même principe d'inflammation, & qui par conſéquent ſont liés entr'eux; d'où vient qu'on les appelle *maladies inflammatoires*, & ce qu'on a dit juſqu'ici ſert à éclaircir leur théorie. Il en eſt de même des maladies cachéctiques, qui comptent parmi leurs ſymptomes des tumeurs œdémateuſes, ſquirreuſes, lépreuſes, aſcitiques, froides & ſouvent indolentes, qu'il eſt aiſé d'expliquer par la théorie que je viens de donner de ces ſortes de tumeurs.

143. Les kistes, ou les tumeurs enkistées n'ont pas toutes les mêmes causes. Les unes, comme l'anévrisme, les varices, la tympanite, l'ascite, la pneumatocele dépendent de causes mécaniques; les autres comme l'abcès, le spina ventosa, &c. de causes physiques, telles que la dissolution, la putréfaction, l'érosion, qui seules suffisent pour causer un abcès, une suppuration, la carie. A l'égard des anévrismes, des varices, &c. il faut en chercher la cause dans l'effort des fluides, qui surmonte la contractilité des vaisseaux & des réservoirs qui les contiennent, & on la déduit aisément des principes mécaniques. Quant à la pratique générale & spéciale de ces maladies, ceux qui voudront s'en instruire, peuvent consulter *Heister*, *Platner*, &c.

CLASSE PREMIERE.

VICES, OU AFFECTIONS *SUPERFICIELLES.*

ON donne vulgairement à ces maladies l'épithete de *Chirurgicales*, parce qu'elles font de peu d'importance, & qu'on en confie la cure aux Chirurgiens, ou parce qu'on ne peut les guérir fouvent fans une opération manuelle ; mais comme elles font entretenues quelquefois par le vice du fang, elles exigent auffi alors les fecours de la Médecine. Comme je traite de tout ce qui concerne leur cure dans l'hiftoire des maladies plus férieufes, je m'arrêterai peu à la théorie & à la pratique de ces affections fuperficielles;

ceux qui auront envie d'en ſavoir davantage, n'ont qu'à conſulter les Auteurs qui en ont traité plus au long, entr'autres, *Heiſter*, *Petit*, &c.

ORDRE PREMIER.

TACHES.

LA Tache eſt un changement de couleur dans la partie, ou une altération de la couleur qui nous eſt ordinaire lorſque nous ſommes en ſanté. Les Phyſiciens prétendent que la variété des couleurs dépend de l'épaiſſeur & de la denſité de la peau, & des lames de l'épiderme; mais cette théorie n'eſt pas encore aſſez développée, ni les principes des couleurs aſſez connus, pour pouvoir nous être de quelque utilité dans la pratique, & c'eſt ce qui fait que nous déduiſons ordinairement la théorie des taches de la couleur des fluides qui teignent la peau ou l'épiderme; leur couleur jaune, de la bile; leur rougeur, du ſang; leur blancheur, de la lymphe prédominante. C'eſt ainſi encore que nous déduiſons les différens degrés des couleurs de l'altération ou de la consistance de l'humeur donnée, comme la lividité dans l'échymose, d'un sang coagulé; la couleur jaune dans la même échymose, du même sang plus délayé; car l'expérience nous apprend que lorsqu'on trempe un linge dans de l'eau où l'on a délayé quelques gouttes de sang, il se teint d'une couleur jaune; nous attribuons la blancheur du cristallin dans la cataracte, celle de la cornée dans l'amblyopie à l'épaississement de la lymphe, parce qu'elle blanchit en s'épaississant. Ceux qui sont versés dans la Physique, mépriseront cette théorie comme grossiere & imparfaite; mais il est inutile d'en savoir là-dessus plus que le peuple, d'autant plus qu'une autre théorie ne rend pas la pratique plus sûre.

Les genres des taches se réduisent à six, savoir, la taie, le morphée, la rousseur, la couperose, l'envie, l'échymose. Les autres décolorations, telles que les pétéchies, la chlorose, l'ictere, les phlegmasies & les différentes especes de fievres, sont comprises dans le nombre des maladies graves.

I. *LEUCOME* ou *Taie.*

Le leucome eſt une tache qui ſe forme ſur la cornée.

La membrane albuginée de l'œil jaunit dans la jauniſſe, noircit dans l'ictere noir, & dans l'échymoſe de cette partie; au lieu que la cornée blanchit dans le leucome, jaunit ou perd ſa tranſparence, ce qui ſuppoſe qu'elle prend quelque couleur.

Comme la tranſparence ſuppoſe une homogénéïté parfaite, il faut néceſſairement que la gravité ſpécifique de la lymphe qui nourrit la cornée dans l'état de ſanté, ſoit la même que celle des lames dont elle eſt compoſée; d'où il ſuit que l'on doit attribuer l'opacité qui accompagne le leucome à l'hétérogénéité; & comme les fluides s'alterent plus aiſément que les ſolides, il y a lieu de croire que les fluides qui arroſent la cornée perdent dans le leucome leur gravité naturelle. On ſait que la chaleur épaiſſit & blanchit la lymphe, & la cauſe de l'opacité eſt alors, qu'à meſure que la lymphe s'exhale, quantité de particules d'air prennent ſa place; car l'air étant mille fois plus léger que nos fibres & nos fluides, il ne peut s'y insinuer, qu'il n'en résulte une hétérogénéité, qui, selon l'épaisseur des lames, réfléchit confusément tous les rayons de lumiere, ce qui cause la blancheur, ou en laisse passer quelques-uns à travers, d'où vient la couleur grisâtre, comme dans le nuage.

1. Le *Leucoma nephelium*, appellé par les François *ombrage*, *nuage*, par les Latins *nebula*, & par les Grecs *achlys* & *ægys*. L.

Est une tache transparente de la cornée, qui fait qu'on voit les objets comme à travers un nuage ou de la fumée, ce qui est cause qu'on les voit confusément. On la distingue en regardant l'œil obliquement, de l'opacité de l'humeur aqueuse dans l'obscurcissement de la vue, qui accompagne la mydriase, la cataracte lactée rompue, & la cataracte cristalline naissante. On la divise en *achlys* & *ægys*, selon le degré de l'obscurité, mais le plus ni le moins ne change point l'espece. Le leucome differe de l'albugo, en ce que la tache dans celui-ci est entiérement opaque, d'un blanc de craie, & quelquefois un peu éminente.

Cette taie est causée souvent par une ophthalmie variolique ou humide, par un excès de chaleur, une brûlure, par exemple. Les esprits acides, tels que celui de nitre, de vitriol, les alcalins, comme l'huile de tartre, les collyres âcres, rendent la cornée opaque. L'esprit de vin ne produit point cet effet, quoiqu'il épaississe la lymphe.

On excite le nuage par art, & il a son utilité dans la mydriase, lorsque l'ophthalmie est interne, pour empêcher que le trop grand jour ne blesse la rétine.

Le nuage est plus aisé à guérir que l'albugo, & il cede aux remedes doux. Il se dissipe souvent de lui-même dans les enfans à mesure qu'ils avancent en âge. Les remedes les plus propres à le guérir sont le suc de mourron bleu ou rouge, que l'on met dans l'œil deux fois par jour pendant quelques semaines; celui de la chausse-trape & de bleuet est aussi fort bon. Le sucre candi en poudre suffit quelquefois pour le dissiper. Comme le vin émétique n'offense point les yeux, on peut en mettre quelques gouttes dedans avec succès; la vapeur de l'anis & du fenouil est aussi fort bonne.

2. *Leucoma albugo*, en François *tache blanche*. Lorſqu'elle reluit, les Grecs l'appellent *paralampſis*, les Latins *margarita*, les François *perle*. L. On la diſtingue en *albugo de ſaint Yves*, qui eſt rouge ſur les bords, douloureuſe & par conſéquent enflammée, & en *albugo* des autres Auteurs, qui eſt un peu éminente, d'un blanc de craie, & ſans inflammation.

Ses principes ſont les mêmes que ceux du nuage, excepté qu'ils ſont plus énergiques, comme l'ophthalmie, le chémoſis, l'hypoſphagma, la brûlure de la chaux, &c. Elle prive entiérement, de la vue, parce qu'elle couvre la moitié de la cornée, & qu'elle eſt épaiſſe & très-blanche. On la guérit difficilement, lors ſur-tout qu'elle eſt invétérée. Ne la confondez point avec l'onglet, la cataracte, l'hypopyon, l'empyeſis.

On guérit le leucome de ſaint Yves, en commençant par l'ophthalmie qui l'accompagne. Voyez ſaint Yves, *Traité des maladies des yeux*.

Quelques uns prétendent qu'il faut racler le leucome vulgaire, ce qui ne convient que dans le drapeau (*pannus*) dans le cas où le leucome eſt accompagné de beaucoup d'humidité. *Wolhouſe* conſeille les fumigations fréquentes faites avec l'aloès, la myrrhe, le maſtic, les baies de genievre, que l'on jette ſur des charbons ardents, & dont on conduit la fumée dans l'œil avec un entonnoir. *Mauchart* veut, & je crois que cela eſt plus ſûr, que l'on reçoive la vapeur de ces médicamens, de même que celle de l'hyſope, du ſerpolet, de l'origan, du romarin, du caffé, de la racine de valériane, de la graine de fenouil, que l'on fait bouillir avec un peu de camphre dans de l'eau ou dans du vin, ou dont on fait un collyre; on peut auſſi s'en laver les yeux, & cela me paroît plus ſûr encore.

A l'égard des collyres ſecs, on les prépare avec des coques d'œufs calcinées & réduites en poudre très-ſubtile, avec l'iris de Florence, l'agaric blanc, le tartre d'urine. Les collyres trop âcres ſe font avec le fiel de poiſſon, de taureau, l'axonge de vipere, le ſafran de métaux réduit en poudre, l'huile de buis, de cartes, que l'on édulcore avec du miel. La poudre de vitriol, de verd-de-gris ne vaut rien; cependant

cependant on s'en sert souvent en les faisant dissoudre dans une grande quantité d'eau. On peut employer pour le même effet & de la même maniere le suc d'eufraise & d'éclaire.

Boerhaave recommande l'usage réitéré de l'aquila alba, & des cathartiques, pour dissoudre la lymphe, & dissiper le leucome.

3. Le *leucoma cicatrix*, en Grec *oule*, en François *cicatrice*; c'est une espece qui succede à la guérison d'une plaie, d'un ulcere, d'un abcès à la cornée. Celle qui reste après une plaie, se dissipe presque toujours d'elle-même, témoin ceux à qui l'on extrait la cataracte en incisant la cornée; car la cornée a cela de propre, que les plaies ni les abcès n'y laissent aucune cicatrice. Il n'en est pas de même de l'ulcere ni de l'onglet, car l'inflammation & l'acrimonie du pus laissent dessus une grande tache blanche.

On se sert pour la guérir des mêmes remedes que pour l'albugo; mais il est rare qu'on y réussisse. Pour prévenir les cicatrices de la cornée que laissent les pustules de la petite vérole, il faut avoir soin de faire infuser du safran avec un peu de camphre, & d'en mettre tous les jours quelques gouttes dans les yeux.

4. Le *leucoma gerontoxon* de Mauchart *de maculis corneæ*, appellé par les Latins *arcus ſenilis*, L. eſt une tache en forme d'arc, ou circulaire, blanche pour l'ordinaire, qui ſe forme autour de la cornée, & qui n'obſcurcit point la vue; ayant dans le milieu un petit cercle tranſparent. Elle eſt ordinairement cauſée par des puſtules qui ſe forment entre les lames de la cornée, qui crevent en dedans, & qui rendent ſa circonférence opaque. J'en ai vu une, & telle eſt ſouvent l'origine du cératocele ou hernie de la cornée: cette eſpece de leucoma paſſe pour incurable.

Voyez les autres taches, telles que l'hypoſphagma, l'hypohema, le nuage lacté, l'onglet, l'hypopyon, le diapyeſis, l'elcoma, & l'ophthalmie phlyctenoïde, dans les eſpeces de vue obſcure & d'ophthalmie. Toutes ces maladies cauſent à la vérité une tache ſur la cornée; mais comme elles ſont moins une affection ſimple qu'une vraie maladie, on peut conſulter ce que je dis du caligo ou *vue obſcure* & de la cataracte à la Classe V, & de l'ophthalmie à la Classe VII.

II. MORPHÉE, *Vitiligo*.

C'est une tache composée d'un grand nombre d'autres plus petites, avec affaissement de la peau, qui vient indistinctement sur toutes les parties du corps, mais qui ne les affecte pas toutes en même temps. Les trois premieres especes ne s'observe presque plus aujourd'hui.

1. *Vitiligo alphus*, *Morphæa alba*, des Arabes, *Alguada* d'Avicenne, *Tom. 2. pag. 244. Lepre des Juifs*. C. C'est une tache de couleur pâle, ou blanche, composée de quantité d'autres qui sont discretes & non confluentes. Elle gagne les parties voisines à mesure qu'elle vieillit, elle s'écaille & cause une certaine âpreté, laquelle est très-grande dans la lepre qui serpe. La cure en est impossible, lorsqu'en piquant la partie avec une aiguille, elle ne rend point de sang; autrement elle est possible, mais extrêmement difficile. L'alphus de la tête ne change point la couleur naturelle des cheveux.

2. *Vitiligo leuce; albara* d'Avicenne; *Leuce* des Grecs; *Boneti ſepulchretum*, *Tom.* 1. *pag.* 764. C. La couleur eſt plus blanche que dans l'alphus, & les poils de la partie affectée ſont blancs; mais ils tombent dans la ſuite, & la partie reſte raſe, au cas qu'elle fût couverte de poil auparavant. Le vice gagne dans la peau qui eſt deſſous, ce qui fait qu'elle ne rend point de ſang lorſqu'on la coupe, & l'on ne peut la guérir lors ſur-tout que le poil de la partie eſt tombé. Avicenne l'appelle *albaras*, lorſque le vice pénetre juſqu'aux os. Ce mal a été obſervé dans des phthiſiques par *Ballonius Parad.* 39.

3. *Vitiligo melas* Gorræi *definit. de alphi ſpeciebus. Morphæa nigra* Avicennæ, *Tom.* 2. *pag.* 244. *cap.* 20. C.

Cette tache n'eſt pas par grappes; elle eſt compoſée d'un petit nombre d'autres diſcretes, écailleuſes, de couleur noirâtre. On l'appelle *albara nigra*, lorſque cette couleur pénetre dans les chairs juſqu'aux os.

Curation. On commencera par ſaigner le malade, & par lui preſcrire une diete de bon ſuc, après quoi on le purgera avec l'épithyme, l'agaric, les myrobolans noirs, le polypode, le stœchas, auxquels on joindra les figues & les raisins secs. On fera prendre tous les jours au malade du petit lait dans lequel l'on aura fait infuser de l'épithyme. *Avicenne* veut qu'on mette une drachme d'épithyme sur un poinçon de petit lait. On emploie aussi avec fruit les bains, de même que le collyre doux composé avec l'épithyme; on y joint les synapismes & les onguens dépilatoires, qu'on applique sur la partie affectée, jusqu'à ce que l'épiderme se détache, ce que l'on réitere par intervalles. *Voyez* Avicenne *de curâ morphææ nigræ & albaræ nigræ.*

4. *Vitiligo hepatica*, *Chaleur du foie*; *Maculæ Lepaticæ* de Sennert; *Leberflecke* de Solenandre; *Ephelis* de Celse. L.

On reconnoît cette maladie à de grandes taches d'un jaune noirâtre, qui n'affectent point, comme les lentilles, les parties découvertes; mais celles qui sont cachées, comme les aines, le dos; elles sont larges comme la main, & elles reviennent souvent périodiquement après une fievre tierce, quarte; elles se joignent à la nostalgie ou maladie du pays, &

elles font lever l'épiderme par petites écailles.

On les guérit 1°. par le moyen des cathartiques ; 2°. d'une diete choisie & par l'usage de bons alimens qui ne soient ni âcres ni salés ; 3°. par des bouillons légérement incisifs & diurétiques faits avec des herbes hépatiques, telles que les capillaires, l'aigremoine, la cuscute, la chicorée, &c. 4°. par les frictions réitérées de la partie ; 5°. les bains ; 6°. les synapismes appliqués sur la partie, & qu'on retire lorsqu'ils ont fait leur effet, ou avec un cataplasme de savon fondu, &c. Voyez Sennert, *de maculis hepaticis*, *lib.* 5. *part.* 3. *sect.* 1. *cap.* 8.

III. *Rousseur*, *Ephelis.*

Ce sont des taches noirâtres, lisses, confluentes qui viennent au visage, aux mains, aux jambes, & rarement aux parties couvertes. Les éphelides sont des taches acquises, au lieu que les envies sont des taches naturelles, & c'est en quoi elles different les unes des autres.

1. *Ephelis à sole, hâle; Nigredo à sole.*

Sennert *de cutis vitiis*, *lib.* 5. *pag.* 3. *Ephelis*; en Grec *apo tou eliou*, parce qu'elles ſont cauſées par le Soleil. L.

Cette tache noirâtre differe des autres, en ce qu'elle n'eſt point diſcrete, mais continue ; elle vient au printemps, & les enfans qui s'expoſent au ſoleil y ſont fort ſujets.

On s'en garantit avec des paraſols & des gants, &c. L'épiderme que le ſoleil a brûlé, ſe détache avec le temps. Les filles de Montpellier ſe ſervent d'oxycrat pour diſſiper cette noirceur ; d'autres de pâte d'amandes ameres ; d'autres d'eau roſe avec un peu de camphre ou de gomme de ceriſier diſſoute dans du vinaigre, ou bien elles ſe frottent avec des feuilles de ceriſier récentes.

2. *Ephelis gravidarum.* Sennert, *ibid. cap.* 2. Ephélides des femmes groſſes; L.

Ce ſont des taches noirâtres, diſcretes, larges comme la main qui viennent au front des femmes groſſes & des filles qui ſont opilées. Elles diſparoiſſent dès que les ordinaires reprennent leur cours.

On les diſſipe en ſe lavant avec une

décoction de baie de laurier, avec du miel, ou avec une émulsion de graine de chanvre, ou avec le suc de racine de buglose, &c.

3. *Ephelis lentigo. Taches de rousseur, lentilles.* L.

C'est une tache confluente composée de plusieurs autres qui ressemblent aux lentilles par leur couleur & leur grandeur, & qui, de même que la rousseur, affecte les parties exposées au soleil, quoiqu'elle affecte aussi les filles qui n'y vont point, qui augmente en été, & qui diminue l'hiver. Les personnes qui ont la peau blanche & délicate, sur-tout *les blondes* & *les cheveux ardens*, y sont extrêmement sujettes.

On emploie, pour effacer les lentilles, l'eau de fleur de sureau, celle de feves distillée, la pâte d'amandes ameres, & de graine de chou. *Ballonius* observe que les personnes sujettes aux lentilles sont cacochymes, & que les ulceres qu'elles ont sont de mauvais caractere.

4. *Ephelis ab igne. Taches de brûlure.* L.

Ces taches sont causées, ou par une

brûlure, & elles sont jaunâtres, noirâtres, & quelquefois cicatrisées, & elles ne s'effacent jamais, on ne peut que les farder, ou bien par une chaleur excessive qui brûle l'épiderme, comme sont celles qui viennent aux cuisses & aux jambes des femmes qui se servent de chauffettes en hiver.

5. *Ephelis lutea. Ephélide jaune*, ou *couleur ictérique des enfans. Color icterodes infantum*, Junckeri. B.

C'est une tache jaune ictérique, qui affecte une ou deux parties, à laquelle les enfans nouveaux nés sont sujets.

6. *Ephelis scorbutica. Ephélide scorbutique.*

C'est une tache livide de la largeur de la main, qui vient aux jambes, aux lombes, & aux autres parties, & qui accompagne souvent la maladie du pays. Elle appartient au scorbut, de même que l'*ephelis vibex*, ou les *vibices* aux échymoses.

IV. GOUTTE-ROSE, COUPEROSE, Rougeurs; *Gutta rosacea.*

Ce sont des taches rousses en forme de gouttes, & peu élevees, qui viennent au viſage ; elles ſont quelquefois raboteuſes, & elles durent long-temps. C'eſt par la durée qu'on diſtingue la couperoſe de l'éryſipele.

1. *Gutta roſacea ſimplex* ; *taches hépatiques*. Verduc, *Pathol. tom. 1. pag.* 192. Turner & les François l'appellent *goutte-roſe* ſimplement. L.

Ce ſont des taches raboteuſes, éminentes, rouges, confluentes, qui viennent le plus ſouvent au viſage, quelquefois au bras, au cou, à la poitrine, ſans deſquamation, & ſans démangeaiſon conſidérable. Elles forment ſouvent des tubercules ſur le nez des ivrognes. On les guérit difficilement ; il faut employer les remedes qui adouciſſent l'acrimonie, & qui appaiſent l'efferveſcence du ſang, tels que les bouillons rafraîchiſſans, antiſcorbutiques, le petit lait, le laitage, les aigrelets, les bouillons d'écreviſſes, de cloportes. On en vient enſuite aux topiques, tels que les coquillages diſſous dans le jus de citron ; les coſmétiques, tels que le lait virginal, les pommades, &c.

2. *Gutta roſacea herpetica. Couperoſe dartreuſe*. Sennert, *cap. 6. ſ. 1. lib. 5.* L.

On la connoît à la démangeaiſon,

aux puſtules ſquameuſes qui défigurent le viſage, le nez.

On la guérit comme la dartre. Voyez ſur cette eſpece *Gabelchover.*

3. *Gutta roſacea ſyphilitica. Couronne de Vénus.* Elle vient ſur-tout au front & aux tempes. C.

Ce ſont des puſtules rouges comme des boutons de roſe, dures, calleuſes, circulaires, peu élevées, ulcérées à leur pointe, ſeches, ſans pus, quelquefois humides, fluentes, ſquameuſes, furfuracées, jaunes, qui viennent aux levres, au nez, plus ſouvent au front, aux tempes & derriere les oreilles, où elles forment comme un *chapelet*, ce qui fait qu'on l'appelle vulgairement ainſi. Aſtruc, *des maladies vénériennes, liv. 4. chap. 1. n. 4.*

Ces puſtules ſont un ſigne de vérole confirmée, & elles demandent le même traitement.

4. *Gutta roſea febrilis; couperoſe fébrile.* Meſerey, *tom. 2. n. 241.* B.

Dans les fievres malignes on obſerve quelquefois une couperoſe, dans laquelle le nez devient pourpré, brun, noirâtre, gonflé, puſtuleux; ces ſymptomes annoncent ordinairement une mort prochaine ; de vingt-cinq malades dans qui cet Auteur les a observés, à peine en a-t-il pu échapper un ou deux ; il survient ordinairement une gangrene qu'il faut traiter par des aromatiques, & non par des scarifications.

V. *ENVIE*, *Nævus.*

On appelle *envies* certaines taches que les enfans apportent en naissant. On les attribue vulgairement aux envies que les femmes ont eues dans les premiers temps de leur grossesse ; elles sont quelquefois élevées au dessus du niveau de la partie.

1. *Nævus sigillum ; nævus lenticularis*, Sennert, le *sein*, L. Est une tache noirâtre, ronde, petite, seule ou accompagnée de plusieurs autres, qui a quelquefois du relief, comme une verrue. Ces taches sont quelquefois unies, elles n'ont rien de nuisible, & quelquefois elles vont si bien au visage, que les filles qui n'en ont point, les imitent avec des mouches.

2. *Nævus maternus*, Sennert, L. P. Ce sont des taches qu'on apporte en naissant, qui disparoissent ou diminuent

dans certains temps, & qui reviennent dans d'autres, & qui ressemblent toujours, à ce qu'on prétend, à ce que la mere a désiré avec ardeur pendant sa grossesse, & qu'elle n'a pu obtenir. Elles représentent des poissons, des figues, des mûres, de la chair de sanglier; & dans la saison où les figues, les mûres, les fraises sont dans leur maturité, elles sont d'une couleur plus vive, & elles grossissent dans les filles dont les regles sont supprimées. Les Allemands prétendent qu'on les fait disparoître, en appliquant dessus la main d'un cadavre humain, au moment que la personne qui les a ne s'y attend point.

VI. *ECHYMOSE*, *Echymoma.*

C'est une tache noirâtre, ou d'un rouge noirâtre ou livide, qui jaunit avec le temps, qu'on n'apporte point en naissant, qui n'est point inégale, mais unie, ou peu éminente, & solitaire.

1. *Echymoma ab ictu, livor.* Sennert. *Meurtrissure, contusion;* en Latin, *sugillatio;* en Grec, *pelidne;* chez les

Auteurs, *echymosis.* D. Elle differe des autres especes, en ce qu'elle est causée par un corps contendant qui frappe la partie, en quoi elle differe du *vibex*.

On la connoît encore à la douleur, à l'inflammation, à la plaie, &c. dont elle est quelquefois accompagnée, & elle est causée par un épanchement de sang dans le tissu cellulaire, dont la couleur perce à travers la peau ou l'épiderme.

On la guérit par le moyen d'une saignée copieuse ou réitérée, de potions résolutives chaudes, & par des fomentations de même nature, par exemple, avec de la pariétaire pilée avec de l'eau de vie, du vin chaud. Lorsque la contusion est légere, il suffit souvent d'appliquer dessus un morceau de papier trempé dans l'eau froide, ou de l'onguent blanc de Rhasis. Dans le cas où l'on appréhende la gangrene, on applique dessus de l'eau de vie camphrée, de l'eau de la Reine de Hongrie, du savon de Venise dissous dans de l'urine, du vin ou de l'eau de vie, & l'on emploie même les scarifications. Voyez là-dessus *Heister. Chirurg. de contusione, cap. 15. & de la saignée qui est suivie d'une échymose.*

2. *Echymosa melasma* Galen. en Latin, *nigror*, L. Est une espece d'échymose opiniâtre, fixe, ordinaire aux vieillards, qui vient principalement aux jambes, sans aucune cause évidente, en quoi elle differe de la premiere espece. Les femmes dont les ordinaires cessent y sont également sujettes.

3. *Echymoma vibex*, vulgairement *vibices*. A.

Ce sont des taches pourprées qui viennent naturellement dans les maladies aiguës, telles que le typhus, la peste, la petite vérole; elles sont longues comme celles que laissent les coups de fouet, & elles demandent le même traitement que les maladies aiguës.

4. *Echymoma scorbuticum.* Echymose scorbutique. C.

Outre les petites taches jaunes, le scorbut est accompagné de vergetures & de lentilles noirâtres ou livides aux jambes, aussi-bien que de taches de la largeur de la main, noirâtres ou livides aux jambes, aux lombes & au dos.

5. *Echymoma à compressione.* Echymose par compression. D.

Lorsque les malades restent longtemps appuyés sur les fesses, le coccyx, le dos dans les maladies aiguës ou chroniques, ces parties noirciſſent, s'excorient par la compreſſion qu'elles ſouffrent, l'épiderme & la peau ſe gangrenent, & le mal fait ſouvent des progrès en profondeur.

On les guérit, 1°. par le changement de ſituation, & en mettant des oreillers ſous la partie, pour diminuer la compreſſion; 2°. en appliquant deſſus du vin dans lequel on a fait bouillir des roſes de Provins, que l'on met ſur la partie; 3°. par des remedes propres à prévenir la gangrene.

6. *Echymoma hypopyon* de Paul Æginette, L. ou l'*hypophthalmia* d'Hippocrate, eſt une affection légere, très-différente de l'hypopyon.

7. *Echymoma palpebrarum.* Echymoſe des paupieres.

L'*Echymoma hypoſphagma* d'Æginette, *echymoma palpebrarum*, *ſugillatio*; *Echymoſe des paupieres.* L. L'*hæmalops* d'Hippocrate doit être rangé parmi les caligo, (vue obſcure.)

8. L'*Echymoma hyponychon*; *ſubunguium* de Sennert, *lib. 5.* ne differe point de la premiere eſpece.

Les autres eſpeces de taches appartiennent au caligo (vue obscure) dans les dysesthésies, aux pétéchies dans les maladies exanthémateuses, & aux décolorations dans les cachectiques.

ORDRE SECOND.

ELEVURES, *EFFLORESCENCES*, *Efflorescentiæ.*

ELLES different des taches, en ce que, indépendamment du changement de couleur, la peau est élevée & couverte de phlyctenes, de bourgeons, de boutons, & d'autres semblables vices cutanés.

Les *pustules* ou *bubes*, (*pustulæ*) sont de petites tumeurs d'une ligne environ de diametre, dont la pointe suppure, & qui rendent du pus ou qui s'écaillent.

Les *boutons*, (*papulæ*) en Grec *elcydria*, different des pustules, en ce qu'ils ne suppurent point, mais qu'ils rendent une espece d'humeur ; ils tombent dans la suite par écailles furfuracées.

Les *phlyctenes*, (*phlyctenæ*) sont de

petites tumeurs d'une ligne de diametre, tranſparentes, remplies d'eau ou de ſéroſité. Elles ſe deſſechent après qu'elles ont percé, & elles s'excorient.

Les *Bourgeons*, (*vari*) ſont des tumeurs dures, colorées, opiniâtres, qui ſubſiſtent long-temps ſans ſuppurer ni s'écailler, de même que les tubercules ſquirreux. Les Grecs les appellent *ionthoi*.

Toutes ces affections ſont compoſées d'un certain nombre de petites tumeurs ſemblables, & elles ont beaucoup de rapport avec les maladies exanthémateuſes inflammatoires, telles que la petite vérole, la miliaire, la rougeole, &c. de même qu'avec les maladies cachectiques, telles que la gale, la lépre, le *pian*, la teigne, &c. mais elles ſont de trop peu d'importance pour les mettre au rang des maladies.

VII. *DARTRE*, ou *DERTRE*, ou *HERPE*, *Herpes*.

La dartre eſt un amas de boutons, ou une efflореſcence compoſée de quantité de petites tumeurs rouges prurigineuſes, qui tombent par écailles comme du ſon, ou par croûtes ; ce qui eſt aſſez rare.

1. Dartre farineuſe ; dartre ſeche. *Herpes ſimplex*, Sennert, L. P. Elle eſt formée par des boutons rouges pruri-gineux qui ont peu de relief, qui ne s'excorient point, ni ne tombent point par croûte.

Elle differe des autres en ce qu'elle eſt facile à guérir, tant que le vice ne réſide que dans la partie, & n'infecte point la maſſe du ſang. Elle eſt cauſée par une matiere âcre, qui n'ayant pu s'évacuer par la perſpiration, s'amaſſe dans les glandes ſébacées de la peau & du viſage, fermente & acquiert une plus grande acrimonie,

Les Empyriques la guériſſent ſouvent avec des remedes alcalins, tels que l'huile de tartre par défaillance, l'huile de cartes, de linge, de bois brûlé, laquelle eſt rougeâtre, âcre, amere ; on la délaye avec la ſalive d'un jeune homme à jeun, & on en oint la partie.

2. Dartre encroûtée ; *Herpes ſerpigo* Turneri. 2. *ſpecies de morbis cutaneis*, *cap. 5. Formica ambulatoria* Celſi. L.

Les boutons ſont malins, corroſifs,

entaſſés circulairement, poignants & accompagnés d'une grande démangeaiſon. Ces boutons gagnent les parties voiſines, & ſont extrêmement opiniâtres. Ils rendent ſouvent une humeur ténue & âcre; mais ils ne ſe réſolvent ni ne viennent à ſuppuration. La ſenſibilité & l'acrimonie ſont plus grandes que dans la dartre farineuſe.

Cette eſpece exige des remedes lixiviels & adouciſſans, comme la dartre miliaire, auſſi-bien que des topiques lénitifs, tels que le cérat de Galien, ou l'onguent roſat, auquel on joint une dixieme partie de ſoufre ou de benjoin, ou un douzieme de mercure précipité blanc.

3. Dartre miliaire; *Herpes miliaris* Sennerti, *lib. 5. cap. 17.* Turner. *ſpecies 3.* *Amati Luſitani*, *cent. 11. cur. 37.* Frid. Hoffmanni, *tom. 2. pag. 426.* L.

Suivant Sennert, cette eſpece conſiſte dans des hydatides ou petites véſicules de la groſſeur d'un grain de millet, & ſuivant Turner, dans des petits boutons confluens, qui viennent au cou, aux lombes, à la poitrine, aux cuiſſes, ils ſont enflammés tout autour, & accompagnés d'une petite fievre.

Lorſqu'ils viennent à crever, il ſe forme à leur extrémité une petite croûte ronde, jaune, ſemblable à un grain de millet, ce qui leur a fait donner leur nom. La pointe du bouton blanchit, lorſqu'il vient à ſuppuration; mais le pus eſt viſqueux, cruſtacé. Lorſqu'on applique deſſus des onguens, la matiere qui s'exhale par la perſpiration, de même que l'onguent s'attachent aux linges, & venant à ſe détacher de la peau pour peu qu'on remue, l'épiderme s'excorie, ce qui cauſe des douleurs fort incommodes. La ſenſibilité, l'acrimonie & l'ardeur ſont plus grandes que dans la dartre encroûtée.

La curation de la dartre encroûtée, de même que celle de la miliaire, ſe réduit à adoucir le ſang & à le calmer. Pour cet effet, on commencera par la ſaignée & la purgation, après quoi l'on preſcrira au malade des bouillons de poulets, de grenouilles, dans leſquels on mettra quelques écreviſſes ou quelques cloportes, de la racine d'énule, de patience, des feuilles de chicorée, de becabunga, de creſſon d'eau, de fumeterre, d'oſeille, &c. & on en continuera l'uſage. On lui fera prendre auſſi le petit lait mêlé avec le ſuc de ces plantes pendant un temps conſidérable; après quoi on lui preſcrira alternativement les bains & la diete blanche. Mais rien n'eſt meilleur que de purger le malade pendant trois jours, & avant de lui faire prendre les bains, avec les eaux aigrelettes de Walls, ou telles autres ſemblables; mais il faut le faire dans une ſaiſon convenable, & cela vaut infiniment mieux que tous les topiques. Le malade doit uſer d'alimens inſipides & rafraîchiſſans, de fruits charnus bien mûrs, & ne boire que de l'eau; il faut qu'il renonce au caffé, au chocolat, & aux liqueurs ſpiritueuſes; & à l'égard des topiques, le plus sûr peut-être eſt de n'uſer que de ceux qui empêchent la peau de s'attacher au linge, tel que le cérat de Galien, que l'on renouvellera deux fois par jour. Pour calmer l'ardeur, on emploiera la liqueur de Saturne, ou ſon ſel, que l'on mêlera avec le cérat, prenant garde cependant de ne point répercuter entiérement la ſanie, qui eſt d'autant plus dangereuſe, que le mal eſt plus invétéré. De là vient qu'on doit uſer avec précaution des topiques acides & répercuffifs que les Auteurs recommandent, dans lefquels il entre du vinaigre, du mercure, de l'alun, & autres chofes femblables.

4. Dartre rongeante. *Herpes efthiomenos* Galen. *Herpes exedens vel depafcens* Turneri, *fpec.* 4. *Herpes* Galen. *Method. med. cap.* 17. C. Elle differe de l'éryfipele ulcéré, en ce qu'elle n'ulcere que la peau, au lieu que l'éryfipele ronge les chairs lorfqu'il vient à s'ulcérer. Cette efpece demande l'ufage des remedes internes dont j'ai parlé à l'article de la dartre miliaire, mais il faut les continuer plufieurs mois, & baffiner pendant ce temps-là l'ulcere avec de l'eau d'orge & du miel, ou de l'eau aigrelette tiede; on couvre enfuite la partie avec le cérat de Galien, ou avec un onguent compofé avec la cérufe & la litharge. On eft fouvent obligé d'en venir à des remedes plus forts, tels que le précipité blanc, l'æthiops minéral, le verd-de-gris, les efcarotiques, qui procurent une fuppuration louable, que l'on guérit par les moyens ordinaires.

5. Dartre vérolique; *Herpes fyphili-*

ticus. Herpes venereus, Aſtruc. *lib.* 4. C. On ne la connoît que par les ſignes véroliques qui l'accompagnent, ſoit que la dartre ſoit ſimple, & vienne aux oreilles, & ſur la partie de la tête qui eſt couverte de cheveux, ſoit qu'elle ſoit rongeante. Elle marque une vérole confirmée; elle réſiſte aux remedes ordinaires, & elle ne cede qu'au mercure ou à tel autre ſpécifique dont on ſe ſert pour guérir la vérole. C'eſt pourquoi, après avoir employé les remedes généraux qui précedent les frictions, tels que la ſaignée, la purgation, l'uſage des bains & du laitage pendant trente à quarante jours, &c. il faut en venir aux frictions mercurielles, & joindre aux onguens l'uſage des préparations mercurielles douces, telles que l'æthiops, l'aquila alba, le précipité blanc. Quelques-uns recommandent les pilules de Belloſte, & elles ne ſont point à mépriſer.

6. La jarretiere; *Herpes periſcelis* des Grecs; *Zona & zoſtora* de quelques Auteurs. L. C'eſt une dartre farineuſe, ſeche, ſimple, qui vient à l'endroit du jarret, où l'on met les jarretieres.

7. Le collier. *Herpes collaris.* L.

Le

Le collet que nos Eccléſiaſtiques portent, étant teint avec une compoſition où il entre de la chaux, leur cauſe ſouvent une dartre au cou. On la diſtingue des autres eſpeces qui affectent cette partie, en ce qu'elle eſt de figure circulaire comme le collet. Cette eſpece prouve que la dartre peut venir d'une cauſe externe, & on la guérit en ôtant la cauſe.

8. Dartres boutonnées. *Herpes puſtuloſus.* L.

C'eſt un aſſemblage de puſtules diſcrettes, rarement confluentes, de la groſſeur d'un pois environ, d'un rouge noir, accompagnées d'un prurit extrêmement douloureux, diſperſées ſur le cou, ſur les mamelles, &c. leur pointe ſe noircit promptement, perd le ſentiment, & tombent en gangrene ſeche. On guérit cette affection avec le cérat de Galien, ou bien on fait tomber la croûte gangreneuſe en y appliquant du beurre frais.

9. Ceinture dartreuſe. *Herpes zoſter; zona ignea.* Fr. *Hoffm. tom. 2. pag. 426. Zona Ruſſelli de uſu aquæ marinæ, p. 124. The ſingles English.*

C'eſt une dartre d'un mauvais caractere, qui attaque principalement la poitrine, & qui eſt accompagnée de cardialgie, de chaleur morbifique, de l'inflammation & de l'ulcération douloureuſe de la peau; elle eſt formée d'un aſſemblage de petites puſtules tranſparentes, qui entourent la poitrine en forme de zone, de la largeur de la main. Voyez *Severinum de abſceſſibus*, *l. 4. c. 9. Tulpium*, *l. 3. Langium*, qui a vu cette eſpece de tartre être la ſuite d'un ulcere de la jambe guéri trop tôt.

VIII. *EPINYCTIDE*, *Epinyctis.*

L'épinyctide eſt un amas de phlyctenes d'un rouge noirâtre, de trois ou quatre lignes de diametre, qui viennent principalement aux jambes, & qui cauſent des douleurs poignantes, ſur-tout pendant la nuit.

1. *Epinyctis vulgaris.* Epinyctide vulgaire. B. P.

A en juger par le premier coup d'œil, ce ſont des puſtules groſſes & larges, mais elles me paroiſſent des phlyctenes peu éminentes, accompagnées d'une chaleur brûlante pendant la nuit, dont la pointe s'ouvre & répand de la sanie, & qui diminuent le matin. Elles deviennent plus rouges vers le soir. Elles causent une petite fievre, des anxiétés, des insomnies, & une espece de maladie qui dure plusieurs jours.

On les guérit par la saignée, une diete rafraîchissante, les purgatifs antiphlogistiques, & les bouillons émolliens. On applique sur la partie un cataplasme émollient composé avec la fleur de mauve, la graine de lin, & autres choses semblables. Après que la douleur a cessé, l'épiderme se détache par petits morceaux. C'est aux autres à voir si elles appartiennent aux éruptions, car ces genres ne sont point encore assez déterminés.

2. *Epinyctis pruriginosa, malum cutaneum singulare.* D. Billebaut. Vandermonde 1756. *pag.* 340. Epinyctide prurigineuse, maladie cutanée singuliere. L.

Ce sont des taches d'un rouge vif qui viennent aux bras & aux jambes, qui se manifestent au sortir du lit avec une démangeaison incommode, qui disparoissent le soir lorsqu'on se couche, & qui durent des années entieres. J'ai connu une femme, à laquelle, après qu'elle eut accouché, il vint de pareilles taches d'un pouce ou d'un demi-pouce de diametre, accompagnées d'une démangeaison insupportable. Elles disparurent lorsqu'elle fut grosse, & elles continuerent depuis, elles disparoissoient le soir, & elles revenoient le matin. Le mot d'*épinyctide* est dérivé d'*épi* avant, & *nyctis* nuit, parce qu'elles paroissent principalement pendant la nuit.

Je ne dis rien du *therminthe*, parce que je ne le connois point; mais je le crois du même genre que l'épinyctide, peut-être n'est-il qu'un furoncle étendu.

IX. *ERUPTION*, *Psydracia.*

Galien dit qu'on définit l'éruption (*psydracium*), une effervescence qui survient dans diverses parties du corps, & qui est accompagnée d'une rougeur considérable. Il donne à entendre ailleurs que ce sont des vésicules ou des phlyctenes; mais il arrive souvent que l'effervescence commence par une rougeur accompagnée d'une dureté, qui fait détacher l'épiderme de la peau, de sorte que celle-ci est creuse, vuide, ou pleine d'une sérosité jaune. Je joindrai à cette espece celles qui suivent.

1. La *porcelaine* de Montpellier. *Psydracia porcellana; Rosa saltans* d'Avicenne, B. On ignore si c'est l'*essera* de Sennert.

Cette maladie consiste dans des efflorescences discretes, d'un pouce ou plus de diametre, qui viennent subitement à la poitrine, aux bras & aux autres parties couvertes, qui s'en vont & qui reviennent; elles sont rouges, répandues & nombreuses.

Cette affection est rarement accompagnée de la fievre; elle attaque indistinctement les personnes de tout âge & de tout sexe, celles principalement d'un tempérament vif & bilieux, & elle se guérit en peu de jours par résolution, à l'aide d'une diete légere, rafraîchissante, & en cas de besoin par la saignée; mais jamais par suppuration, excoriation, ni évacuation.

2. Piqûres de guêpes, cousins, &c. *Psydracia à vespis.* B.

La piqûre des cousins, des abeilles, des guêpes est suivie d'une élevure d'un rouge couleur de rose, érysipélateuse ; & accompagnée d'une douleur poignante très-vive ; & si l'on examine l'efflorescence avec attention, on apperçoit un point dans lequel l'aiguillon de l'insecte est souvent enfermé.

M. de Réaumur prétend qu'il n'y a pas de meilleur remede pour la piqûre des abeilles, que de bassiner à plusieurs reprises la partie avec de l'eau froide. Les Paysans ont coutume de frotter la partie avec trois différentes herbes. Ceux qui ont la vue bonne ont soin de retirer l'aiguillon ; mais la douleur est causée par un venin acide corrosif, qui s'insinue dans la partie avec l'aiguillon. La piqûre de la guêpe, du frêlon, du cousin, du moucheron, produit le même effet.

3. Eruption causée par l'ortie. *Psydracia urticata.* B.

L'ortie est armée de piquans très-subtils & venimeux, qui causent des éruptions poignantes & érysipélateuses.

Le phaséole prurigineux de l'Amérique, cause pendant quelques heures une démangeaison insupportable, & ses piquans sont si subtils, qu'ils échappent à la vue.

Les artichauts ſont auſſi armés de piquans ; mais ils ne ſont point venimeux.

4. Cirons. *Pſydracia ab acaris, ſyrones vulgò.* B.

On donne le nom de ciron auſſi-bien au bouton qu'à l'inſecte qui le cauſe. Cet inſecte s'inſinuant dans la peau des mains & des pieds, y excite des puſtules rouges, prurigineuſes, qui s'ulcerent. Mais indépendamment de cette eſpece, il y a pluſieurs autres inſectes qui nous attaquent, & qui cauſent diverſes effloreſcences. De ce nombre ſont la fourmi rouſſe, la fourmi rouge, le morpion, le pou ordinaire, la punaiſe de lit, la puce, & quantité d'autres, dont les piqûres reſſemblent ſouvent ſi fort aux effloreſcences ſpontanées, que les Médecins ne ſavent qu'en penſer, ſurtout lorſque les malades ont été piqués de ces inſectes pendant leur ſommeil, & qu'ils ignorent la cauſe de ces éruptions. On peut voir parmi les cachectiques & les lépreux un grand nombre d'autres maladies occaſionnées par les inſectes.

On tire les cirons avec la pointe d'une aiguille, & l'on baſſine la partie avec du vin ou du vinaigre dans lequel on a fait dissoudre un peu de nitre, ou de sel marin, ou bien on se sert d'une lessive de cendre ordinaire. On applique ensuite dessus un onguent amer composé avec de l'absynthe, la tanaise, la myrrhe, ou l'aloès, & si le mal est opiniâtre, on y joint une dixieme partie de mercure.

5. Bourgeons. *Psydracia achne Aëtii*, *Achna*; *Vari* Sennerti, *lib. 5. cap.* 23. *Jonthos* en Grec. L.

Les *bourgeons* du visage, si l'on en croit Sennert, ont beaucoup de rapport avec les éruptions. On appelle ainsi de petites tumeurs rouges, dures, opiniâtres, qui suppurent rarement, qui ne causent ni douleur, ni démangeaison, & qui défigurent seulement le visage. Ils different essentiellement des tubercules du front, dont j'ai parlé aux articles de la goutte-rose vérolique, de même que de la lepre, qui se manifeste par l'enrouement, l'enflure du visage, & par des tubercules rouges.

On les attribue à l'usage des alimens grossiers. Il y a des enfans qui les conservent jusqu'à l'âge d'adolescence, & qui n'en ont plus dans la suite.

Je laisse à décider s'ils appartiennent à la goutte-rose, de même que ceux des personnes adonnées au vin. On peut voir pour les remedes qui leur conviennent, Sennert, *cap.* 23. *lib.* 5. *pag.* 1.

6. Eruption diurne. *Psydracia diurna.* Billebaut, *Journal de Méd. Nov.* 1756. L.

On a vu une femme, qui depuis l'enfance jusqu'à l'âge de vingt-quatre ans, étoit sujette à des taches rouges, luisantes, accompagnées de prurit, d'une chaleur âcre, d'une tumeur superficielle, qui après un certain temps avoit un pouce d'étendue. Ces taches se répandoient le matin sur tout le corps, & disparoissoient le soir.

X. ECHAUBOULURE, *Hydroa.*

On appelle ainsi des exanthemes de la grosseur d'un grain de millet, qui paroissent tout à coup sur la peau. Les pustules sont confluentes, passageres, détachées & phlycténoïdes.

1. Echauboulure ou échaubouillure. Les Languedociens les appellent *cambroul*, *ébullition de sang.* Sennert, *hydroa sudamen*, *sudamina*; les Grecs, *ecsesmata* & *idroa.*

Ces exanthemes viennent au dos, à la poitrine, aux bras, & plus souvent aux jambes. Ils sont nombreux, rouges, poignans & très-douloureux. Les jeunes gens & les personnes d'un tempérament chaud, y sont fort sujets, sur-tout en été.

Cette affection demande un régime rafraîchissant, & elle se guérit d'elle-même. On peut cependant bassiner les exanthemes avec de l'eau de rose ou de plantin, dans laquelle on a fait dissoudre un ou deux grains de camphre. Ils cedent aussi aux bains domestiques, souvent aussi ils ne deviennent que plus nombreux. Ces pustules se dessechent enfin, & tombent.

2. *Hydroa alba.* Echauboulure blanche. B.

La peau est sujette en été à des échauboulures pareilles aux premieres; elles sont de même couleur que la peau, transparentes, vésiculaires, de la grosseur d'un grain de millet, poignantes, pleines de sérosité, passageres, & semblables aux miliaires.

Le froid, lorsqu'il est subit, irrite aussi la peau, & fait naître sous l'épiderme de petites vessies moindres qu'un grain de millet. Les François appellent la peau qui eſt dans cet état, *peau de poule.*

3. Echauboulure ſymptomatique, *hydroa ſymptomatica.* B.

C'eſt un aſſemblage de puſtules rouges, avec démangeaiſon, qui ſortent avec la ſueur dans pluſieurs maladies, comme dans la rachialgie végétale; cette ſueur ſent alors l'acide.

ORDRE TROISIEME.

PHYMATA.

LES *Phyma*, auxquels on donne vulgairement le nom de *tumeurs*, ſont des protubérances notables, ſouvent ſeules, occaſionnées par une ſtagnation des fluides dans les plus petits vaiſſeaux. Ils different des *taches* & des *exanthemes*, qui n'ont que peu ou point de relief, mais plutôt de la rudeſſe, à cauſe des inégalités de la peau; des *kyſtes*, qui ſont formés par un amas de fluide dans les gros vaiſſeaux, d'où vient leur fluctuation; des *excroiſſances*, dans leſquelles les chairs ſont aussi dures que les os; des *descentes*, qui sont causées par le déplacement des parties solides. Les Galénistes ont mis mal à propos toutes les protubérances au rang des *phyma*, pour se conformer à la division qu'ils ont faite des humeurs, auxquels ils attribuoient les différentes especes des tumeurs; d'où vient qu'ils en ont exclu l'emphyseme, parce qu'ils n'ont pu rapporter l'air à la pituite, à la bile, à la mélancolie, ni au sang.

Les phyma se terminent par résolution, desquamation, décortication, suppuration, induration, gangrene, ou ramollissement.

La meilleure terminaison, lorsque la matiere morbifique n'est point venimeuse, est la *résolution*; lorsqu'elle l'est, c'est la *suppuration* ou l'eschare, que l'on excite par le moyen du feu, ce qui est une espece de sphacele sec. La *desquamation* a lieu à l'égard de plusieurs exanthemes, tels que la rougeole, la dartre. La *croûte*, qui est une suppuration desséchée, dans les affections accompagnées de pustules, comme la petite vérole, la teigne; la *décortication* dans l'érysipele, la rougeur du visage, &c.

XI. *ERYSIPELE*, *Erythema*.

L'Eryſipele eſt une maladie dangereuſe, accompagnée d'une fievre aiguë, au lieu que l'*erythema* n'eſt accompagné d'aucune fievre ni d'aucun ſymptome notable. C'eſt une tumeur ſuperficielle, ſolitaire, étendue, d'un rouge couleur de roſe, qui diſparoît quand on la preſſe avec le doigt, unie, à moins que les phlyctenes ne la rendent inégale, accompagnée d'une chaleur âcre & brûlante, & de démangeaiſon, qui ne tend point d'elle-même à ſuppuration, mais à la ſéparation de l'épiderme.

1. Eryſipele commun, *erythema ſpontaneum*. B.

C'eſt une tumeur éryſipélateuſe occaſionnée par une cauſe interne. Il differe de la dartre, en ce qu'il eſt paſſager, au lieu que celle-ci eſt opiniâtre ; qu'il eſt uniforme, au lieu que la dartre eſt couverte de boutons ou de puſtules rouges. Il ſe manifeſte ſouvent en forme de criſe à l'occaſion d'un froid léger, au quel la chaleur ſuccede ; il eſt de la largeur environ d'un écu, ou il vient autour des plaies. Il eſt cauſé par une matiere âcre, un ſang fluide, ou, comme on dit, bilieux, qui s'amaſſe dans les vaiſſeaux réticulaires de la peau, & jamais dans les glandes. De là vient que la rougeur diſparoît, lorſqu'on preſſe la partie avec le doigt, & qu'elle revient dès que la preſſion ceſſe, ce qui marque qu'il n'y a aucune ſtagnation de ſang. Toutes les membranes du corps ont leurs vaiſſeaux capillaires diſpoſés en forme de réſeau, & ce réſeau eſt le ſiege de l'éryſipele, ou cutané ou intérieur. La matiere du dernier eſt d'autant plus mauvaiſe qu'elle a plus d'acrimonie; ſi la ſéroſité acrimonieuſe s'épanche ſous l'épiderme, il ſurvient une phlyctene, qui ſe détache par croûte en ſe deſſéchant, ce qui forme un éryſipele cruſtacé.

Hippocrate emploie le mot *d'erythema* dans les coaques & les épidémiques, pour déſigner toute rougeur éryſipélateuſe. Celle qui vient autour du nez, indique, ſelon lui, un flux de ventre abondant. *Duret* rend ce mot par ſuffuſion éryſipélateuſe.

La nature guérit ſouvent toute ſeule cette eſpece d'éryſipele. La matiere âcre, réſoute par la chaleur, s'évacue par la perſpiration ; ſa partie la plus épaiſſe s'en va lorſque la peau s'écaille. Il eſt donc du devoir du Médecin, de favoriſer cette excrétion, de l'aider, en commençant par les remedes généraux, tels que la ſaignée & les cathartiques. Il arrive ſouvent que le ſang qu'on tire au malade ſe fige dans la palette, & cela eſt très-fréquent dans le phlegmon ; le plus ſouvent encore un caillot jaunâtre & ſéreux ſurnage. L'éryſipele affecte plus ſouvent le viſage que les autres parties. Il faut s'abſtenir des répercuſſifs froids ; les ſubſtances âcres & chaudes augmentent la douleur & l'ardeur ; les liquides, quoique tiedes au commencement, ſe refroidiſſent en peu de temps, & peuvent devenir nuiſibles, de ſorte qu'il vaut mieux renoncer aux topiques. On peut cependant appliqner ſur la partie un linge trempé dans une décoction de fleurs de ſureau & d'eau, ou dans du vin trempé. Les potions délayantes & diaphorétiques facilitent la perſpiration, pourvu qu'elles n'ayent aucune âcreté. L'épiderme ſe détache par lambeaux au bout de quelques jours, & l'éryſipele se guérit. *Voyez* touchant l'érysipele ce que j'en dis à la classe des maladies inflammatoires exanthémateuses.

2. Brûlure. *Erythema ambusto.* Heister. Chirurg. *lib.* 4. *cap.* 13.

Tous les fluides bouillants, les solides que l'on a fait rougir ou chauffer à un certain degré, le feu, le soleil même, lorsqu'il est au méridien, & qu'on augmente sa force avec une loupe ou un miroir ardent, brûlent selon leur degré de chaleur & leur durée ; & selon que la partie est plus au moins sensible, il en résulte divers phénomenes, comme une brûlure, une eschare, un ulcere, un sphacele, &c.

Cet érysipele differe du commun, en ce qu'il est causé par un principe évident ; savoir par l'application d'un corps brûlant. Les particules ignées qui s'insinuent dans la peau, enflamment le sang, raréfient la lymphe ; de là les phlyctenes, les empoules, la rougeur excessive de la peau, la douleur aiguë, les tumeurs étendues.

Comme les particules ignées s'attachent plus fortement aux corps froids & denses, qu'à ceux qui sont chauds & raréfiés, on soulage la partie en l'expoſant à un air froid. Godefroy veut qu'on trempe la partie dans l'eau froide à différentes repriſes, & qu'après que la douleur eſt appaiſée, on applique deſſus un liniment fait avec de la ceruſe, de l'huile & du blanc de baleine. Lorſqu'il n'y a point d'excoriation, je me ſers de vin tiede pur ou trempé, ou de ſuc d'oignon, ou d'encre, ou de ſubſtances huileuſes, par exemple; d'huile battue avec de l'eau, juſqu'à ce qu'elle ait acquis une certaine conſiſtance. Il ne faut point percer les phlyctenes, on rendroit la douleur beaucoup plus vive; & au cas qu'elles s'ouvrent d'elles-mêmes, on ne doit appliquer deſſus que des émolliens, tels que le blanc d'œuf battu avec de l'huile d'olive, de lin ou d'amande douce, la pulpe d'une pomme cuite, la bouillie d'orge, de riz, &c.

Au cas qu'il y ait un ulcere ou une eſchare, conſultez la claſſe des ulceres & du ſphacele. Lorſque la brûlure eſt conſidérable & fort étendue, il convient d'uſer d'alimens légers & rafraîchiſſans, de potions dans leſquelles on aura délayé de l'eſprit de ſel, indépendamment des narcotiques, de la ſaignée, & des autres précautions uſitées en pareil cas, lorſque la vie du malade eſt en danger. Lorſque la brûlure affecte les yeux, elle peut priver de la vue de pluſieurs façons; ſi c'eſt le cou, elle peut rendre la tête immobile. La brûlure cauſée par l'huile bouillante, la chaux vive, par des métaux fondus, eſt infiniment plus dangereuſe que celle de la paille, du chaume, de l'eſprit de vin, &c.

Enfin, le danger de la brûlure eſt proportionné, 1°. à l'intenſité de la chaleur; 2°. à la groſſeur & à la dignité de la partie affectée; 3°. au temps pendant lequel le feu a été appliqué. L'intenſité de la chaleur eſt d'autant plus grande, que le corps brûlant eſt plus denſe & plus échauffé, & la durée de l'action du feu d'autant plus conſidérable, que le corps ardent, par exemple, l'huile bouillante, eſt reſtée plus long-temps attachée à la partie.

3. Feu volage. *Erythema volaticum; maculæ volaticæ* Sennert; *Æſtus volaticus*. Eſt-ce le *der ilug* de *Gabelchover?* L.

Les enfans à la mammelle ont ſouvent au viſage des éryſipeles opiniâtres rouges, uniformes, circulaires, de la grandeur d'une petite piece de monnoie, leſquels ſe fixent autour des joues, des levres. J'ai ſouvent vu au milieu de la tache une ouverture ſeche & noirâtre.

Lorſque ces taches ſe couvrent de croûte, différent-elles de la croûte de lait ? Sennert avoue n'en auoir jamais vu, & il tient pour mortelles celles qui viennent autour de la bouche, des yeux, des oreilles ; mais Verduc prouve clairement que cela eſt faux. Nous n'avons point encore d'hiſtoire exacte de cette maladie. Lorſqu'elle n'eſt accompagnée ni de chaleur ni de rougeur, c'eſt une goutte-roſe. Celles que j'ai vues n'avoient point de croûte, & par conſéquent elles différoient de la croûte de lait.

4. Engelure, mule aux talons. *Erythema pernio.* L. On appelle ainſi une enflure rouge, unie, prurigineuſe, opiniâtre qui vient ſur-tout en hiver aux extrémités, comme aux mains, aux pieds : elle eſt accompagnée de chaleur, quelquefois d'excoriation, & elle ne ſe termine ni par ſuppuration, ni par deſquamation. Quant à l'engelure du nez, voyez *Biblioth. med. Mangeti*, *t.* 3. *pag.* 492.

Elle eſt entretenue par l'acrimonie du ſang, & elle eſt excitée par la chaleur ſubite que l'on procure aux pieds & aux mains lorſqu'il fait froid ; car les parties que l'on chauffe par degrés ſont moins ſujettes aux engelures. La matiere âcre, dont la perſpiration a été interceptée, occaſionne la rougeur, la chaleur & la démangeaiſon que l'on reſſent, & cette derniere augmente par la chaleur du lit.

Lorſque les engelures ne ſont point ouvertes, on les guérit parfaitement, en arroſant fréquemment la partie avec de l'eſprit de ſel, qui détruit l'acrimonie alcaline de la matiere morbifique ; mais lorſqu'elles ſont excoriées, il faut appliquer deſſus un emplâtre mucilagineux. On peut ſubſtituer à l'eſprit de ſel la ſolution d'alun ; les fomentations aromatiques faites avec du vin rouge, les aſtringens toniques ; la décoction de baies de genievre, de châtaigne, &c. Il y a pluſieurs Médecins qui conſeillent d'appliquer ſur l'engelure une rave cuite, une peau de lievre, de la neige, de la ſaumure. *Voyez* Tiſſot, *Avis au Peuple*, *ch.* XXX. *n.* 462.

5. *Erythema intertrigo.* Ecorchure éryſipélateuſe. L.

C'eſt une rougeur qui vient aux cuiſſes & au périné des enfans, & qui eſt occaſionnée par l'urine dont leurs langes ſont teints; les enfans à la mamelle y ſont très-ſujets, elle leur cauſe des inquiétudes & des inſomnies, & elle eſt ſouvent accompagnée d'excoriation dans les plis que forment les parties.

On la guérit en répandant deſſus deux fois par jour de la céruſe en poudre; d'autres y appliquent de la vermoulure de ſaule carié; mais il faut outre cela tenir les langes bien nets, les mettre ſouvent à la leſſive, & les bien rinſer dans l'eau pour empêcher qu'ils ne les bleſſent.

6. *Erythema paratrima*, *paratrima* Græcis. B.

C'eſt une rougeur qui vient au derriere de ceux qui vont à cheval, aux pieds des voyageurs, aux mains des ouvriers, au dos des malades, laquelle eſt cauſée par la contuſion ou la compreſſion continuelle des parties : elles s'excorient, elles deviennent douloureuſes, elles s'attachent aux hardes & au linge, & lorſqu'on vient à changer de ſituation on ſent des douleurs violentes au coccyx; cette rougeur devient quelquefois livide, & est suivie de la gangrene. Cette espece est passagere, & elle se dissipe dès que le principe procatartique est ôté, à moins qu'elle ne dépende d'un principe interne, & alors il survient une gangrene seche, qu'on rend souvent mortelle par un mauvais traitement, plutôt que par l'omission des remedes.

On guérit l'écorchure superficielle des pieds de ceux qui voyagent, en appliquant dessus des feuilles d'aune vertes, & en cas d'excoriation, du suif fondu.

Quant à celle du coccyx, on la fait cesser, en mettant des oreillers sous les reins & les cuisses du malade, & en bassinant la partie avec une décoction de feuilles de roses de provins dans du vin, avec de l'eau-de-vie camphrée, &c.

7. Erysipele gangreneuse; *Erythema gangrænosum.* D. Quesnay, de la gangrene; A.

Cette espece est d'un rouge moins vif, qui dégénere promptement en lividité; il se forme autour de la partie gangrénée un cercle de couleur rouge, qui est l'avant-coureur de le gangrene;

la partie n'eſt point tuméfiée & ne tend pas à la ſuppuration ; quoiqu'un peu ferme, elle conſerve l'impreſſion du doigt, ſi on la preſſe. Les plaies d'armes à feu, les plaies contuſes ſont ſujettes à cette eſpece d'éryſipele ; elle attaque auſſi des parties où il n'y a point de plaie ; elle n'eſt au reſte accompagnée ni de tenſion, ni de chaleur conſidérable ; ſa cure eſt la même que celle de la gangrene dont elle eſt un ſymptome. *D. Queſnay de la Gangrene, pag. 40, 325, 333.* elle ſurvient auſſi quelquefois aux piqûres venimeuſes.

8. Feux du viſage. *Erythema volans* Tulpii, *lib. 3. obſerv. 97.* B.

Cet accident paſſager accompagne ſouvent l'affection hyſtérique & la ſuppreſſion des regles. C'eſt une rougeur, accompagnée de chaleur, qui, de temps en temps, s'éleve ſubitement depuis la poitrine juſqu'au viſage, & diſparoît peu de temps après ; elle excite quelquefois une légere ſueur accompagnée de vertige.

9. Eryſipele occaſionné par une piqûre. *Erythema à puncturâ.* B.

Les piqûres venimeuſes, telles que celles des abeilles, des guêpes, des coufins, des frêlons, &c. font naître une efpece d'éryfipele, fur-tout aux paupieres & aux autres parties de la face. Si ces parties ont été piquées, le fuc venimeux infinué dans la plaie par l'aiguillon fiftuleux de ces infectes, fait élever une tumeur rouge, unie, fuperficielle, tachetée avec un grand nombre de puftules, qui excitent des douleurs aiguës, la fievre, l'infomnie, la convulfion; ces fymptomes ne font pas mortels, ils difparoiffent en peu de jours.

M. de *Réaumur* qui a éprouvé différens remedes contre ces fortes de piqûres, prétend qu'il n'y en a pas de meilleur, que de baffiner la partie affectée avec de l'eau froide, qu'on renouvelle continuellement.

M. *Tiffot*, *Avis au Peuple*, *n.* 284, confeille 1°. de retirer d'abord l'aiguillon de l'animal, s'il eft refté; 2°. d'appliquer fur la partie du fuc de cerfeuil, de perfil, ou de l'herbe à Robert, ou d'y appliquer des flanelles trempées dans l'infufion tiede de fleurs de fureau, dans laquelle on peut délayer un peu de thériaque; ou de couvrir le mal avec un cataplafme de mie de pain, de de lait, de miel & d'un peu de thériaque ; 3°. de faire prendre quelques bains de jambes ; 4°. de faire boire de l'infuſion de fleurs de ſureau nitrée. Les Payſans emploient en forme de cataplaſme les trois premieres herbes qu'ils rencontrent, de quelque eſpece qu'elles ſoient.

XII. ŒDEME, *INFILTRATION*, *ENFLURE*, Œ*dema.*

On appelle ainſi une tumeur étendue, froide, pâle, molle, indolente, occaſionnée par un épanchement de ſéroſité dans le tiſſu cellulaire, à cauſe de ſon défaut de circulation dans les vaiſſeaux lymphatiques.

1. Œdeme commun, œdématie, infiltration, *œdema flaccidum.* L.

Cette eſpece conſerve quelque temps l'impreſſion du doigt, ce qui prouve qu'elle eſt cauſée, non-ſeulement par un amas de lymphe dans le tiſſu cellulaire, mais encore par le relâchement des parties fibreuſes, que la lymphe humecte & dont elles s'imbibent, ce qui détruit leur élaſticité, les rend molles & preſque inſenſibles.

Lorſque cette tumeur œdémateuſe affecte les pieds, les jambes, les cuiſſes, ou un grand nombre de parties à la fois, on appelle cette maladie *œdématie*; & ſi elle affecte généralement tout le corps, *anaſarque*. Ce ſymptome accompagne ſouvent l'hydropiſie de bas-ventre, de poitrine, la cachexie, la chlòroſe, l'empyeme, la phthiſie invétérée, la groſſeſſe & les autres maladies chroniques. *Voyez* pour ce qui concerne l'anaſarque, la claſſe des maladies cachectiques.

2. La criſtalline, *œdema criſtallinum*. C.

C'eſt une tumeur œdémateuſe de la verge & des parties génitales, cauſée par un virus vérolique; elle demande le même traitement que la vérole. Voyez ci-deſſous le mot *hydrocele*, à l'article de l'*oſchéoncele*. La criſtalline attaque le plus ſouvent le prépuce, qui s'enfle & devient tranſparent comme du criſtal. Voyez *Cockburn*, *libr. de Gonorrhæa*; eſt-ce la carie *Ant. Muſæ*? Eſt-ce le taroli des Italiens? Voyez la cure dans *Cockburn*, *cap. 6*.

3. *Œdema perioſtæi*, Petit, *maladies des os*, *des ſignes de l'exoſtoſe*, *pag. 438*. *T. 2*. C.

Lorque la tumeur qui affecte les parties a la même couleur que la peau, qu'elle est indolente, ou presque indolente, circonscrite, solitaire, & qu'elle est immédiatement située sur les os, comme dans la partie antérieure du tibia, on juge que c'est un œdeme du périoste, lors sur-tout que la peau vacille & remue, & qu'elle ne retient point la marque du doigt lorsqu'on la presse; mais lorsque la pression est forte, l'impression paroît aussi-tôt, elle se manifeste peu au-dehors, mais on sent au tact la dépression du périoste.

4. *Œdema serpentina*, que les Provençaux appellent *serpentine*, est un œdeme qui vient aux pieds des enfans qui naissent; mais j'ignore l'étymologie de ce mot. On la guérit en appliquant des linges chauds sur la partie, & en donnant à l'enfant de la confection d'hyacinthe. On ne connoît point encore les principes de cette maladie.

5. *Œdema hystericum* Sydenhami, *epist. de hysteria*; Raulin, *de morbis vaporosis*; gonflement hystérique, L. 1°. il affecte les deux jambes, savoir les péronés; 2°. il ne descend ni aux pieds ni aux tarses, & ne commence point

par eux, comme le gonflement ordinaire; 3°. il ne conserve point l'impression du doigt; 4°. il n'affecte que les hystériques.

6. *Œdema variolosum*. Bouffisure. A. C'est une tumeur œdémateuse qui affecte le visage & les paupieres dans la petite vérole confluente, lorsque le ptyalisme cesse, & qui est suivie d'une tumeur critique aux mains. Cette tumeur est souvent parsemée de pétéchies dans la petite vérole maligne. *Voyez* au sujet de l'œdeme qui succede à la rougeole, le mot *Phlegmatie.*

7. *Œdema lacteum.* Infiltration laiteuse, lait répandu. *Voyez les Mémoires de Chirurgie de Paris, tom. 2.* C.

Les accouchées & les femmes enceintes sont sujettes à cette maladie; mais les dernieres plus rarement que les autres. Elle gonfle le tissu cellulaire; elle est accompagnée de douleur, & elle affecte principalement les aînes. Elle se guérit par la saignée, les diurétiques & les fomentations résolutives. Voyez les articles de la douleur des mamelles & de la sciatique causées par le lait.

8. Œdeme urineux. *Œdema urinosum.* Raulin, *Observations de Médecine, pag.*

199. Cet œdeme étoit venu à la ſuite d'une rétention d'urine.

9. *Œdema purulentum.* Œdeme purulent, Haller, *Phyſiolog. lib. 1. pag. 14 & 154.* C.

XIII. *EMPHYSEME, BOURSOUFFLURE, Emphyſema.*

L'emphyſeme eſt une tumeur flatueuſe, étendue, élaſtique, de même couleur que la peau, qui, quand on la comprime, fait une crépitation comme le parchemin ſec.

Celui qui accompagne les plaies de la poitrine, eſt cauſé par l'air qui s'eſt inſinué dans le tiſſu cellulaire de la peau. On peut auſſi l'exciter par art, en ſoufflant avec un ſoufflet dans le tiſſu cellulaire, ainſi que l'ont fait autrefois des Bouchers ſur le corps d'un ſoldat; mais ce dernier appartient à la Pneumatoſe, de même que l'emphyſeme des animaux que l'on enferme dans la machine pneumatique. *Haller* expoſe dans ſa Phyſiol. *lib. 8. ſect. 5. art. 6.* les maladies dans leſquelles l'emphyſeme peut avoir lieu. Ces maladies ſont la gangrene, la dyſſenterie des bœufs, la petite vérole, le rachitis, l'affection hyſtérique, le ſcorbut, la ſuppreſſion des lochies, &c. & le plus ſouvent les plaies de la poitrine. Voyez la *Bouffiſſure* dans la dixieme claſſe.

1. *Emphyſema ſpontaneum.* Emphyſeme ſpontané. C.

Il differe de la tympanite & du météoriſme, en ce qu'il a ſon ſiege dans la peau, & que l'air eſt enfermé dans le tiſſu cellulaire. L'air ſe ſépare du ſang, ou par un mouvement de putréfaction, d'où vient, comme l'obſerve Pringlius, que toutes les chairs qui ſe corrompent flottent ſur l'eau; ou par la fermentation, qui a lieu dans l'état morbifique. Voyez les Expériences de Mrs. Hales & Cotes, *de aëris productione.*

L'emphyſeme ſe guérit par la deſtruction ou l'évacuation de l'air. L'air ſe détruit ou perd ſon élaſticité au moyen de la vapeur qui s'exhale du corps de l'animal, comme le prouvent les expériences de Mayow & de Hales; de maniere qu'il ſe diſſipe par la ſeule chaleur de la partie, à moins que la cauſe qui le produit ne ſubſiſte. Rien n'eſt meilleur pour hâter ſa deſtruction que les ſachets remplis d'herbes & de ſemences aromatiques & carminatives, telles que le fenouil, l'aneth, le cumin, l'abſynthe, la camomille, le laurier, cuits dans du vin avec de la fleur de ſureau. Voyez la *Pathologie* de Verduc, à l'article de l'*Emphyſeme*, *pag. 140. art. 5.* Voyez auſſi la *Pneumatoſe* à l'article des *maladies cachétiques*; la douleur des mamelles, à celui des *maladies de douleur*, l'oſchéoncele flatueuſe, ci-deſſous, &c.

XIV. *SQUIRRE*, *Skirrus.* Scirrhoſis, *Cælii Aureliani.*

On définit ordinairement le ſquirre une tumeur dure, rénitente, indolente; il affecte le foie ou la rate; mais cette définition eſt trop générale, & l'on ne doit point confondre avec le ſquirre les écrouelles, les bubons, ni encore moins les excroiſſances calleuſes, dures, oſſeuſes, les verrues, les eſcharres, les ſcléríſmes. Je réduirai donc ce genre aux eſpeces ſuivantes, laiſſant à ceux qui en ſavent plus que moi à déterminer plus exactement les autres.

1. Squirre au foie. *Skirrus hepatis.* C.

Le ſquirre a lieu, à ce qu'on prétend, toutes les fois que l'on ſent ſous les tégumens de l'hypocondre droit, une réſiſtance plus grande qu'à l'ordinaire, conſtante, avec diminution du ſentiment, ou ſans autre douleur que celle que cauſent le poids & l'augmentation de la partie.

Lorſque la réſiſtance eſt petite, mais conſtante & ſans douleur, on appelle la maladie *obſtruction* du foie, ou ſquirre imparfait. Lorſqu'il n'y a point de tumeur, mais ſeulement une dureté, qui, au rapport de Bonnet, a ſouvent lieu, quoique le volume de la partie diminue; on l'appelle *ſclériſma*, tumeur rénitente; mais le Médecin ne peut diſtinguer le ſquirre des viſceres du *ſcléiſme* qu'après que le cadavre eſt ouvert, vu qu'on ignore le volume des viſceres, & qu'on ne peut connoître au tact ſi la dureté affecte le viſcere, ou totalement, ou ſeulement en partie.

Ce que les Anciens nous diſent de l'épaiſſiſſement de l'humeur mélancolique & pituiteuſe, eſt une fable & une preuve de leur ignorance dans la Phyſique. Toutes les fois que j'ai diſſéqué le foie ou la rate des ſujets morts de phthiſie, que l'on avoit ſoupçonné être affectés d'un squirre, à cause de leur dureté, j'ai seulement trouvé leurs chairs plus denses, ainsi qu'il arrive à la chair de cochon salée, ou à celle que l'on fait sécher à la fumée, & leurs visceres n'étoient point enflés ; d'où il suit que cette dureté peut venir de toute autre cause que de l'amas ou de la congestion d'une humeur étrangere. Il suffit pour la causer, 1°. que les fluides contenus dans les vaisseaux s'épaississent & deviennent plus visqueux ; 2°. que les vaisseaux soient plus resserrés & plus nombreux, ou que les fluides s'écoulent du viscere avec plus de lenteur & de difficulté ; une seule de ces causes suffit pour endurcir le viscere.

Le foie est souvent affecté d'un squirre à la suite de l'hépatite, de l'ictere, de la fievre quarte, de l'ascite, comme on peut le voir aux articles de ces maladies. Je considere ici le squirre simple, non point comme un principe des maladies, mais comme un vice ou un symptome de l'altération des qualités, dont la curation est la même que celle du squirre suivant.

2. Squirre à la rate. *Skirrus lienis.* C.

Il consiste dans la résistance & souvent dans l'enflure de la région hypocondriaque gauche : cette tumeur s'étend quelquefois au long & au large ; elle ne cause d'autre sensation que celle d'une pesanteur incommode, qui dure long-temps. Lorsque la dureté de la région de la rate est peu considérable, on appelle ce vice *une obstruction de la rate.* Elle cause pour l'ordinaire différentes maladies, telles que le gonflement de la rate, la fievre quarte, l'ictere noir, l'ascite, la cachexie, dont je parlerai en son lieu.

Il est difficile de connoître le principe du squirre de la rate & du foie. On prétend vulgairement qu'il est occasionné par un sang épais, visqueux & plein de tartre, mais cette théorie est fort aventurée ; car il ne s'ensuit pas de ce que le foie est plus ferme que la rate, & celle-ci plus que les poumons & le cerveau, qu'il s'amasse des humeurs crasses & visqueuses dans le foie ; car la dureté des visceres est souvent occasionnée par leur pression mutuelle, sans pour cela que les humeurs soient épaissies. C'est de quoi je traiterai aux articles des maladies du foie, de la rate & du bas-ventre.

Littre (*Histoire de l'Académie Royale des Sciences*, *1700.*) a observé une rate squirreuse, dont le volume n'étoit pas augmenté ; mais qui étant putréfiée, ne pesoit qu'une once & demie. Il arrive cependant plus souvent, que le volume de la rate augmente, sans que ce viscere acquiere plus de dureté. On a vu des rates qui pesoient plus de 20, & même plus de 30 livres, quoique ce viscere ne pese guere en état de santé, qu'une demi-livre. *Morgagni*, *epist. XXXVI. 18.*

3. Loupe, glande, tumeur scrophuleuse, squirreuse. *Skirrus lupia*, *Glandula* Avicenn. *Lupia* Castelli. L.

C'est une tumeur dure, indolente, solitaire, de même couleur que la peau, & qui se forme sous elle dans différentes parties du corps. Elle differe des écrouelles, en ce qu'elle est seule, qu'elle grossit peu à peu, & qu'elle vient aux articles des genoux, des mâchoires, autour de la tête & ailleurs. Elle differe des excroissances, par exemple, du sarcome, parce qu'elle est causée par un amas d'humeurs, & non point par un excès de nourriture dans la partie. La glande differe de la loupe, en ce qu'elle n'eſt point enkyſtée, à moins qu'elle ne devienne telle par la ſuite ; elle dégénere quelquefois en cancer. Lorſqu'elle eſt petite on lui donne le nom de *glande*, & elle ne tend point à ſuppuration.

XV. PHLEGMON, *Phlegmone*.

Le phlegmon eſt une tumeur ronde, dure, accompagnée de rougeur, de chaleur & de pulſation, qui vient d'elle-même à ſuppuration. Ce mot vient de *phlego*, je brûle, j'allume, j'enflamme. Il differe des puſtules inflammatoires, par exemple, de la petite vérole, &c. en ce que la tumeur eſt ſeule & beaucoup plus groſſe ; du bubon, de la parotide, du panaris, de l'ophthalmie, parce qu'il n'a point de ſiege déterminé.

Il eſt cauſé par une abondance de ſang arrêté & accumulé par fluxion dans les vaiſſeaux de la partie tuméfiée, & arrêté dans les glandes ou la membrane cellulaire ; car ſi cet engorgement ſe formoit dans les ramifications des vaiſſeaux, la tumeur ne ſeroit ni ronde, ni circonſcrite, mais répandue de même que l'éryſipele.

1. Phlegmon des mamelles, vulgairement appellé *poil*. Voyez *l'article de la douleur des mamelles.*

2. *Phlegmone oculi*. Plegmon de l'œil. Voyez *Ophthalmie interne*.

3. *Plegmone teſtis*, vulgairement *gonorrhée tombée dans les bourſes*. A.

Elle eſt ainſi appellée du principe auquel elle eſt due. Outre les remedes généraux, tels que la ſaignée, la diete légere, les fomentations émollientes & réſolutives, elle exige ceux qui détruiſent le virus vérolique.

4. *Phlegmone muſculorum, tumor phlegmonodes*; Phlegmon, tumeur phlegmoneuſe des muſcles. A.

Ce phlegmon n'a ni figure, ni groſſeur déterminée. Il eſt ordinairement dû à des principes procatartiques, tels qu'une fracture, une contuſion, une plaie : il exige des remedes réſolutifs, tels que les ſaignées réitérées, ſuivant l'étendue de la tumeur, la violence des ſymptomes, les forces, l'âge du malade, de même qu'une diete légere, rafraîchiſſante & humectante, les cataplaſmes émolliens faits avec les feuilles de mauves, de violettes, d'oseille; les bubes de lis, la mie de pain cuite avec du lait, le safran, la graisse récente, la moelle des animaux, l'huile, la pulpe de guimauve. Ces remedes diminuent la douleur, la chaleur & la tension, rendent le sang fluide, relâchent les vaisseaux, les membranes affectées de contractions spasmodiques, & rétablissent la circulation. Si malgré ces remedes, le phlegmon vient à suppuration, ou dégénere en sphacele, on n'a qu'à voir les remedes que j'indique pour les apostemes, le sphacele, &c.

5. *Phlegmone axillaris;* vulgò *bubo axillaris*; Bubon des aisselles. *Voyez* Bubon.

6. *Phlegmone testiculi;* Plegmon du testicule. River. *Observat. 39. cent. 2. & observat. 2. observat. comm.* L.

XVI. *BUBON, Bubo.*

Le bubon est une tumeur, partie squirreuse & partie phlegmoneuse, accompagnée d'une douleur sourde & à peine lancinante, de chaleur, de rougeur, & d'une moindre rénitence que le phlegmon, qui vient ordinairement aux glandes des aînes. Elle eſt auſſi lente à venir qu'à s'en aller, & elle empêche de marcher juſqu'à un certain point.

Il eſt cauſé par l'abondance du ſang, & par le ralentiſſement de la circulation dans les vaiſſeaux lymphatiques des glandes à cauſe de leur engorgement. Il differe du bubonocele en ce qu'il a ſon ſiege dans les glandes des aînes, au lieu que l'autre a le ſien dans l'anneau des muſcles épigaſtriques & de pouppart; ſans compter que le bubonocele vient tout à coup, & que le bubon eſt lent à ſe former, que le premier eſt ſouvent ſuivi du miſerere, & que le bubon n'eſt point ſujet à cet accident.

1. Bubon; *Bubo ſimplex*. D.

Les Grecs l'appellent *inguen*, parce qu'il vient aux aînes. On l'appelle ſimple, parce qu'il n'accompagne ni la fievre, ni la peſte, ni la vérole. On le guérit de même que le phlegmon, mais ſur-tout avec des réſolutifs.

2. Poulain; *Bubo ſyphiliticus*, Aſtruc, *lib*. 3. *cap*. 5. *Cambuca* de Paracelſe. C.

Le poulain eſt produit immédiatement ou au bout de quelques jours par un commerce impur, ou par la ſuppreſſion d'une gonorrhée; c'eſt là ſa premiere cauſe. Celui qui vient ſimplement de l'infection invétérée du ſang, eſt appellé poulain de la ſeconde eſpece. Ils ſont tous deux ou plegmoneux, ou œdémateux, ou ſquirreux, mais de différente groſſeur. Les uns ſont gros comme un œuf de pigeon, les autres comme le poing. Le phlegmoneux eſt plus aiſé à réſoudre, & vient plutôt à ſuppuration; l'œdémateux ſe réſout & ne ſuppure point; le ſquirreux réſiſte aux réſolutifs & ne ſuppure jamais. Il differe des autres eſpeces par ſon principe. Il eſt un ſigne infaillible de vérole, & il demande le même traitement.

Si le bubon ſyphilique eſt ſquirreux, on y appliquera, pendant le temps des frictions, une emplâtre de vigo avec le mercure; s'il s'enflamme, on le couvrira d'un cataplaſme de mie de pain & de lait; lorſque le pus eſt formé, on doit l'ouvrir, & ſi le pus eſt louable, appliquer ſur l'ulcere de l'onguent baſilicum, auquel on ajoutera du digeſtif, ſi le pus eſt ſanieux & peu abondant; ſi l'ulcere eſt calleux, on emploiera le cauſtique.

3. Bubon ſcrophuleux ; *Bubo ſtrumoſus*. C.

Il differe des autres eſpeces par les ſignes ſcrophuleux qui ſe manifeſtent au cou, au méſentere, lorſque ceux du bubon vérolique & peſtilentiel manquent. *Voyez* ce qui concerne les écrouelles à l'article des maladies cachectiques. Je doute qu'on ait vu de bubon ſcorbutique, vu que les modernes qui ont écrit de cette maladie, entr'autres Lindius, ne font nulle mention de ce ſymptome.

4. Bubon peſtilentiel ; *Bubo peſtilens*. A. C'eſt une tumeur critique qui vient aux aînes des peſtiférés, & qui annonce leur guériſon.

Il faut quelquefois l'ouvrir & le faire ſuppurer, quoiqu'il ne ſoit pas mûr, pour évacuer le virus peſtilentiel. *Voy.* le mot *Peſte*. Claſſ. 3.

5. Les croiſſances ou croiſſans ; *Bubo creſcentium*. B. C'eſt une tumeur douloureuſe, rénitente, de même couleur que la peau, qui vient aux aînes des jeunes gens qui grandiſſent, & qui les fait maigrir. Elle ſe réſout d'elle-même, & elle n'a rien de dangereux.

6. *Bubo ſcorbuticus* ; Bubon ſcorbutique. *Voyez* Peſte ſcorbutique.

7. *Bubo axillaris* ; Bubon axillaire. Il eſt critique dans la rougeole. Hatté, *Journal de Médecine*, *Mai 1755.*

XVII. *PAROTIDE*, *Parotis*, *Oreillon.*

Elle differe du bubon en ce qu'elle affecte les glandes ſituées derriere les oreilles. C'eſt une tumeur ſquirreuſe & phlegmoneuſe de la glande parotide, qui eſt long-temps à ſuppurer ; ſes variétés ſont les mêmes que celles du bubon, mais ſes eſpeces ne ſont pas ſi nombreuſes.

1. Parotide ſimple ; *Parotis benigna.* B. Elle n'eſt accompagnée ni de fievre, ni d'aucun autre ſymptome notable.

2. Parotide fébrile ; *Parotis febrilis.* D. Elle ſurvient dans les maladies aiguës & dans la peſte, ou d'une maniere critique ou ſymptomatique, & elle cauſe ſouvent la ſurdité. Elle ſurvient auſſi dans la pleuréſie maligne. *River. cent. 1. Obſ. 72.* Elle eſt critique dans la fievre miliaire, *Journal de Médecine*, *Mai 1755*, ainſi que dans les maladies des priſons, *Pringle*, *tom. 2. chap. 6.* Voyez la cure dans la *Suette des Picards.*

XVIII. *FURONCLE*, *CLOU*, *Furunculus*.

C'eſt une tumeur cutanée inflammatoire, qui s'éleve en pointe, dure, d'un rouge tirant ſur le noir; dans le milieu de laquelle on trouve, après qu'elle eſt venue à ſuppuration, un petit paquet de fibres qui n'ont pu ſe réſoudre. Il y a des furoncles de la groſſeur & de la figure d'un œuf de pigeon, il y en a d'autres plus gros & d'une figure ſphéroïde.

Le paquet de fibres qu'on trouve dans l'axe du furoncle qui s'abſcede, s'appelle *bourbillon*.

Ses eſpeces ou ſes variétés ſont:

1°. Le clou ordinaire; *furunculus dothien*, Galen. B. Celui-ci exige le même traitement que le phlegmon, mais il eſt plus dur & plus rond.

2. Le furoncle therminthe; *furunculus therminthus*, Gorræi *definit*, eſt, ſuivant Oribaſe, une eſpece de phyma, ſurmonté d'une puſtule noire, qui, étant ouvert, eſt écailleux au-deſſous, & qui, lorſqu'on l'ouvre, eſt rempli de pus. Cette deſcription eſt très-obſcure.

3. *Furunculus*, appellé par les Grecs *phygethlon*, & par les Latins *panus* & *panis*, eſt un furoncle éryſipélateux, large, qui a ſon ſiege dans les glandes cutanées, qui vient rarement à ſuppuration, & qui eſt accompagné d'une douleur & d'une chaleur brûlante. Nous n'avons encore aucune hiſtoire exacte de cette maladie.

XIX. CHARBON, *Anthrax.*

Le Charbon eſt une tumeur qui a pour l'ordinaire ſon ſiege dans les chairs, dont la pointe eſt couverte d'une puſtule griſe, ſphacelé en dedans, dont le tour eſt rouge & douloureux, & qui venant à s'excorier ou à s'abſcéder, gagne les parties voiſines, & devient d'un rouge extrêmement vif.

Pline & Celſe nous en donnent une diſcription fort exacte. Lorſqu'il établit ſon ſiege ſur le cou ou dans la gorge, qu'il n'eſt accompagné ni d'enflure ni de douleur, que la puſtule ou l'épiderme eſt livide, & la chair noirâtre, il y a ſphacele; & alors le malade languit, il tombe dans l'aſſoupissement, son pouls est foible, rare, & il meurt en peu de temps. Lorsque le charbon est moins malin, il se forme autour de la pustule une tumeur phlegmoneuse, accompagnée d'une petite fievre; & lorsque la tumeur est ouverte, & qu'on écarte ses lèvres, on apperçoit un ulcere d'un rouge noirâtre, sec, chaud, brûlant, qui gagne les parties voisines.

Le charbon est une maladie très-fréquente chez les pauvres gens qui vivent dans la mal-propreté, qui se nourrissent de viande de mouton mort de cette maladie, qui travaillent leur laine, & qui fondent leur graisse pour en faire de la chandelle; ce qui fait que les Bouchers, les Corroyeurs & les chandeliers y sont souvent sujets.

On appelle rarement les Médecins pour traiter cette maladie; les gens de la campagne ont leurs spécifiques, appliquent dessus un caustique, & prétendent l'avoir guéri.

1. Le Charbon simple; *Anthrax simplex*, A. est celui qui n'est point pandémique, mais sporadique; il a beaucoup de relief, & il est accompagné de la fievre & de légers symptomes.

Sa cure consiste à appliquer sans délai sur sa pointe sphacelée un caustique, tel que la pierre infernale, pour détruire le virus gangreneux, qui peut ronger les parties voisines, ou rentrer & occasionner les symptomes les plus funestes, comme la syncope, le délire, &c. On prescrit rarement la saignée; mais elle ne sauroit nuire lorsque le pouls est fort. Il faut cependant hâter la chute de l'escharre, & la suppuration pour évacuer le virus & purifier le sang, à quoi contribuent les suppuratifs ordinaires, & prescrire au malade des remedes internes propres à accélérer la circulation, au cas qu'elle languisse, à l'entretenir si elle est modérée, & à augmenter la perspiration.

2. Charbon pestilentiel; *Anthrax malignus.* A. Voyez l'article de la peste, à la classe des maladies exanthémateuses.

3. Le mal des ardens; *Anthrax persicus. Pruna & ignis persicus* Avicennæ. *Voyez* l'Histoire de France de Mezerai. C'est une espece de peste. *Le feu Saint Antoine.* Voyez l'Histoire de Philippe I. année 1090. A.

Le mot *carbo* désigne un bois brûlé

& réduit en charbon, & celui de *carbunculus* une pierre précieuse, & ils valent par conséquent moins que celui d'*anthrax*.

4. *Anthrax tarantatus*, appellé *malvat* par les Languedociens. A.

C'est suivant P. Borelli, *centur.* 2. *obs.* 12. une espece extraordinaire de charbon, lequel est très-fréquent à *Roquecourbe* près de *Castres*, & qui tue le malade, à moins qu'il ne passe neuf jours entiers sans dormir. Pour cet effet, ses parens & ses amis s'assemblent chez lui, & l'engagent à chanter, à danser & à se divertir avec eux. *Sera* prétend que les personnes qui ont été piquées par la tarentule, tombent dans un assoupissement profond, & de là vient qu'on les fait danser, pour empêcher qu'ils ne s'endorment. Voyez *le Janon*.

XX. *CARCINOME*, *CANCER*, Carcinoma. Carcinos en grec. *Tumeur chancreuse, cancer occulte.*

Le bas peuple s'imagine que ce mal s'aigrit comme le charbon, lorsqu'on le nomme par son nom, & de là vient qu'il ne le nomme point, ou qu'il le nomme ſimplement *le méchant.*

Dans cette maladie, de même que dans toute eſpece de phyma, il y a deux états à conſidérer; celui de la *tumeur* dans ſon entier, & qui n'eſt pas encore ouverte, & celui de l'*ulcere*, de l'excoriation & de l'ouverture, qui eſt plus ou moins tardive, car l'ulcere n'eſt pas un genre diſtinct, mais une modification du *phyma.*

On le définit une tumeur dure, tubereuſe, lancinante extrêmement opiniâtre. Il differe du ſquirre par la douleur lancinante, & l'inégalité de ſa ſuperficie; du phlegmon, par ſa durée, & la couleur naturelle de la peau, à moins que la tumeur ne ſoit environnée de tumeurs variqueuſes noires.

Le cancer ulcéré, ou l'ulcere chancreux differe des autres par la mauvaiſe odeur qu'il rend, le renverſement des levres, la dureté de la chair, la ſanie âcre qu'il rend par ſon opiniâtreté, & la douleur lancinante dont il eſt accompagné.

On n'a point encore de diſtinction exacte de ſes eſpeces. On obſervera cependant que les carcinomes ſont occaſionnés

casionnés par des verrues, telles que celles qui viennent aux mamelles; d'autres, par des points, ou des varices noirâtres & dures, comme des fourmis, & de ce nombre sont les *myrmecia* des Grecs; d'autres viennent de l'irritation des loupes ou des squirres qui affectent le cou, la glande lacrymale; d'autres commencent par une pustule, qui s'ulcere en peu de temps & qui gagne les parties voisines, & tels sont ceux dont Saint Yves donne des exemples, mais non point une description exacte dans son Traité des maladies des yeux, *cap. 6.* Voici ses especes.

1. *Carcinoma verrucosum*, *verruca cancrosa.* Saint Yves, *cap. 5.* C.

2. *Carcinoma myrmecia*; troisieme espece de Saint Yves, *cap. 6. part. 1.* C.

3. *Carcinoma lupus*, appellée vulgairement *lupia cancrosa*; loupe chancreuse. C.

4. *Carcinoma phagædena*; Carcinome phagédenique, quatrieme espece de Saint Yves, pustule chancreuse. C. On ignore si leur pronostic & leur cure sont les mêmes, sur-tout s'il est vrai, comme l'assure Saint Yves, qu'il ait

guéri la premiere eſpece par le moyen d'une eau qui n'a pu guérir les autres eſpeces.

Hippocrate aſſure que ceux qu'on guérit d'un cancer, meurent en peu de temps; c'eſt pourquoi la cure de cette maladie doit être omiſſive, c'eſt-à-dire, qu'on doit omettre tout ce que l'on juge capable de détruire ſes principes; car leur virulence eſt telle, qu'ils s'irritent par les altérans & les évacuans, ſi l'on en excepte les délayans & les adouciſſans internes. On ne doit point toucher aux cancers occultes, n'y mettre ni onguens ni cataplaſmes, & les couvrir de coton pour les garantir de la preſſion. Au cas qu'ils s'ulcerent, il faut les déterger ſans violence, ou plutôt appliquer deſſus le cérat de Galien, du beurre ſans ſel, des rouelles de veau, & des onguens anodins.

Dans l'un & l'autre cas, on doit faire uſage des bouillons rafraîchiſſans, du petit lait, du lait, des tiſanes, & des bains, pour tempérer l'acrimonie du ſang. Il y a des carcinomes détachés, qui ne tiennent ni aux parties ſolides, ni aux gros vaiſſeaux, que l'on peut extirper avec succès, après avoir fait précéder les dépuratifs & les anodins.

J'ai vu un cancer fort gros à la mamelle d'une femme, occasionné par une petite verrue profondément enracinée, plutôt que par aucun virus vérolique, que l'usage du mercure réduisit à la dixieme partie.

Vandermonde prétend, dans son Journal de Médecine, que l'usage interne des feuilles de la belle-dame, guérit le carcinome.

J'ai vu guérir un carcinome phagédenique au visage avec de l'huile corrosive de plombagine. Voyez les *Mémoires de l'Académie des Sciences de Paris.* Quant à la guérison du carcinome par l'usage interne de la grande ciguë de Tournefort, *Voyez* les Expériences de Storck.

5. *Cancer syphiliticus. Cambuca Paracelsi*; Cancer vérolique, C.

Une fille âgée de trente ans, qui usoit depuis plusieurs mois de l'extrait de jusquiame blanc, avoit aux deux mamelles une tumeur grosse comme un œuf de poule, dure, tubéreuse, profonde, accompagnée de douleurs lancinantes qui s'étendoient par intervalles depuis l'aisselle jusqu'à la mamelle; elle se plaignoit en même temps d'ulceres à la bouche & au vagin; lesquels étoient des restes d'une vérole acquise depuis dix ans. Les circonstances ne permettant pas d'employer les frictions, j'eus recours aux pilules de Keiser, dont l'usage continué pendant un mois & demi fit disparoître la tumeur & la douleur des mamelles, ainsi que tous les autres symptomes de la vérole, qui n'ont plus reparu depuis.

XXI. *PANARIS*, *Paronychia.*

Le panaris est une tumeur phlegmoneuse qui vient à l'extrémité des doigts, & qui est accompagnée d'une douleur pulsative très-aiguë, d'une grande rougeur, d'une chaleur brûlante, & d'une tension excessive.

1. Panaris cutané; *Paronychia cutanea*, *1ª. spec.* Heister. *Chirurg. c. 170. B.*

La tumeur qui se forme à l'extrémité du doigt est d'abord peu douloureuse, elle grossit ensuite & devient rouge, la douleur & la rougeur augmentent, & ces symptomes ne pasſent pas outre, & ſont ſupportables; mais la douleur pulſative augmentant, elle vient à ſuppuration, l'extrémité du doigt devient blanche, molle, & l'abcès ayant percé, il ſe termine par la déterſion & la conſolidation.

On acheve la cure avec des émolliens, propres à faire venir la tumeur à maturité; on extrait le corps étranger qui l'a occaſionnée, comme peut être une épine, une pointe d'aiguille; on met deſſus un cataplaſme fait de la mie de pain, du lait & du ſafran, de la pommade de colimaçon, de la pulpe de feuilles de mauve, de violette, de racine de guimauve, de la bulbe de lis, & au cas que la douleur & la chaleur ſoient peu conſidérables, on peut ſe ſervir d'un emplâtre de diachylum avec les gommes, de celui de mucilage, &c. la ſuppuration faite, on ouvre l'abcès, & on le traite à la maniere ordinaire. Il arrive ſouvent que l'ongle tombe, lorſqu'il s'eſt formé du pus deſſous, & alors la cure eſt beaucoup plus longue.

2. Panaris du përioſte, *paronychia perioſtæi* Heiſter. *ibid.* Garengeot, *Opérations de Chirurgie, du panaris.* A.

Cette eſpece differe de la premiere

en ce que la douleur & la chaleur sont beaucoup plus grandes qu'on ne devroit l'attendre d'une tumeur : elle est accompagnée de fievre, d'insomnie, de convulsions, & même de délire. Elle differe de la troisieme en ce que la douleur ne s'étend point jusqu'au condyle intérieur du bras, je veux dire jusqu'au coude.

Cette espece est occasionnée par quelque peu de sanie âcre & corrosive qui s'amasse sous le périoste, & qui carie souvent l'os, & lorsqu'on néglige le mal, il gagne la main ; de sorte qu'on est obligé de faire une incision à l'extrémité du doigt, ou latéralement, suivant Garengeot, ou dans le milieu, où le tendon fléchisseur n'aboutit point, comme le veut Heister, pour procurer une issue à cette goutte de pus ou de sanie. Il se forme souvent le lendemain une excroissance de chair fougueuse, que l'on coupe ou que l'on mange, après quoi l'on panse la plaie à l'ordinaire.

3. *Paronychia tendinis*, 3. *spec.* Heister. ibid. *panaris du tendon.* A.

Cette espece a son siege dans la gaine du tendon fléchisseur du doigt, où il s'amasse du pus, ou de la sanie âcre & corrosive. La tumeur qui se forme à l'extrémité du doigt, est modique, quelquefois même il n'y en a point, ce qui n'empêche pas que la douleur ne soit insupportable. Elle se fait sentir dans la main, le carpe, & dans tout le bras jusqu'au condyle interne de l'humerus, d'où s'ensuivent la fievre, les insomnies, les spasmes; il survient une enflure au bras, à la main & aux articles des phalanges des doigts.

Cette espece est infiniment plus dangereuse que les autres, & souvent le sujet est emporté par la fievre, l'insomnie, la suppuration & la gangrene.

Les remedes sont inutiles, & il faut en venir à l'incision du doigt & de la gaine du tendon; & qui plus est, faire l'incision profonde, au cas que le pus ait pénétré bien avant, comme dans le tendon annulaire du carpe, dans le ligament transversal qui unit l'os du coude avec le rayon. Cette curation est décrite fort au long dans Heister & Garengeot, & on peut voir ce qu'ils en disent.

4. *Paronychia arctura* Linnæi, *gen. morborum.* L.

On donne ce nom à l'inflammation du doigt accompagnée d'une ulcération latérale & d'une douleur médiocre, produite par l'ongle qui coupe latéralement la peau.

5. *Paronychia digitium.* C. *Digitium ill.* Linnæi, *gen. morborum.* 227.

Cette espece se manifeste par une douleur aigue & périodique à l'articulation d'un doigt, sans qu'il paroisse aucun signe d'inflammation ; le doigt maigrit considérablement à l'endroit de la douleur, laquelle dure des mois & des années entieres, revenant plusieurs fois le jour par accès de deux ou trois minutes.

On guérit le malade en amputant le doigt.

L'os ne paroît pas rongé, mais friable, comme de la farine coagulée. Ce mal est commun en Suede.

6. *Paronychia pressura.* L. *Pressura ill.* Linnæi, *gen. morborum.* 260.

C'est une espece de phlegmon qui naît à la racine de l'ongle, lorsque le doigt, gelé par le froid, est exposé à une chaleur subite, la douleur est médiocre ; il survient souvent une ulcération, l'ongle tombe, il en vient une autre qui eſt épaiſſe & raboteuſe. Cette eſpece differe du panaris cutané par la différence de ſon ſiege.

7. Panaris artificiel, *paronychia artificialis*, Ephemer. *Nat. Cur. dec.* 2. *ann.* 10. *obſ.* 187. *pag.* 364.

Cette eſpece eſt produite par la ligature qu'on fait à un doigt avec la pellicule d'un œuf frais. On croit que cette ligature guérit la fievre tierce.

XXII. *PHIMOSIS.*

Les modernes définiſſent le phimoſis, une tumeur phlegmoneuſe du prépuce, & ſouvent même du gland, qui empêche le mouvement du premier.

Les anciens Grecs appelloient généralement de ce nom toute obſtruction des conduits; d'où vient qu'ils ont reconnu un phimoſis des paupieres, des levres, de l'uterus, des narines; mais nous entendons aujourd'hui par là une inflammation du prépuce qui l'empêche de ſe renverſer pour découvrir le gland, ſi c'eſt un vrai phimoſis, ou qui le reſſerre tellement qu'il ſe forme un étranglement autour de la couronne du gland, comme dans le faux phimoſis, ou le paraphimoſis des modernes.

1. *Phimoſis vera*, *phimoſis* Heiſter. *Chirurg. cap.* 130. A.

C'eſt une inflammation violente du prépuce, qui l'empêche de ſe renverſer pour découvrir le gland. Elle eſt cauſée par la ſécrétion d'un fluide acrimonieux, jaune, viſqueux, qui arroſe le prépuce, & qui ſe forme dans les glandes odoriférantes du gland. La ſurface intérieure du prépuce, de même que le gland, s'enflamment, & cette inflammation eſt accompagnée de douleur & de la difficulté d'uriner, à cauſe de l'irritation que le prépuce ſouffre de la part de l'urine. Cette maladie eſt la même que la gonorrhée du prépuce dans ceux qui l'ont fort long. Voyez *Gonorrhée*. J'ai connu des ſujets qui ont été guéris d'une ophthalmie par le retour de cette excrétion, ce qui prouve que la mucoſité qui ſuinte par la couronne du gland, eſt la même que celle qui ſuinte par les glandes de Meibomius. Sennert obſerve que les enfans ſont très-ſujets à cette maladie.

On la guérit avec des bouillons rafraîchissans, le petit lait, les bains, les eaux aigrelettes, bien entendu que la saignée & la purgation ayent précédé. On appaise la douleur & la rougeur, en bassinant le gland avec de l'eau rose, de l'eau de Saturne, &c.

2. *Phimosis hydrocelica.* C.

Les personnes qui ont une hydropisie, une anasarque, un ascite ou une simple hydrocele, ont souvent le gland & le prépuce si fort enflés, que le gland est entiérement couvert, & qu'on a peine à trouver son ouverture. J'ai vu même plus d'une fois s'y former un amas d'humeurs qui menaçoit de l'inflammation & de la gangrene. Lorsque ce cas arrive, le remede le plus prompt est d'inciser avec des ciseaux le limbe du prépuce en plusieurs endroits, ainsi que je l'ai vu pratiquer à un fameux Chirurgien nommé *Serres*; on détruit par là l'engorgement, & l'on prévient le sphacele en bassinant la partie avec de l'eau de vie camphrée.

3. Phimosis vérolique. *Phimosis syphilitica.* C.

Il est causé par des ulceres véroliques qui se forment sur la couronne du gland, d'où s'ensuit l'inflammation du prépuce, lors sur-tout que son limbe est affecté de pareils ulceres, auxquels on donne vulgairement le nom de *chancres*. Comme on ne peut déterger ces ulceres, l'érosion augmente, & il en résulte plusieurs autres symptomes fâcheux.

Dans le cas où la maladie n'a point encore fait de progrès, on commence par la saignée, la purgation & les bains, d'où l'on passe aux frictions mercurielles. On emploie en même temps les fomentations faites avec le lait, les fleurs de mauve, de mélilot &c. on ramene le prépuce, & l'on fait en sorte de mondifier & de déterger ces petits ulceres; mais s'ils sont profonds, & que l'on craigne qu'ils ne rongent entiérement le gland, on coupe entiérement le prépuce, vu qu'une ou deux incisions ne suffiroient point pour découvrir ces ulceres; on continue les frictions, & tout réussit à souhait dès que le virus est une fois évacué.

Le phimosis & le paraphimosis accompagnés de chancres véroliques, causent quelquefois la gangrene. Il faut alors faire une saignée, scarifier la partie, & faire prendre du kina à forte dose : la santé se rétablit par ces moyens; il survient une suppuration qu'on entretient avec le digestif, & lorsque l'escarre gangreneuse est enlevée, on emploie les frictions ou l'esprit anti-vérolique.

4. Phimosis avec étranglement. *Phimosis circumligata*, Astruc *des malad. véner. liv. 3. chap. 8. du phimosis*, appellé par les Latins *circumligatura*, & par les Grecs *paraphimosis*. A.

Cette espece est plus souvent simple que vérolique. Elle est causée par l'inflammation & l'enflure du gland dans l'érection de la verge, lors surtout que le prépuce a été repoussé avec violence, ainsi que cela arrive lorsqu'on déflore une fille, ou par telle autre cause semblable ; car soit que le prépuce qui a été renversé s'enflamme & resserre le gland, soit que celui-ci s'enfle davantage que le prépuce, il en résulte l'espece dont nous parlons, qui se guérit par la saignée, en trempant la verge dans du lait, & ensuite dans une décoction résolutive faite avec la fleur de mélilot, de sureau, &c.

J'ai vu dans l'Hôpital général trois ou quatre paraphimosis semblables, occasionnés par une ligature qu'on avoit faite à la verge avec un fil, d'où s'étoient ensuivies la suppression de l'urine & l'inflammation de la verge. J'ai cependant vu deux enfans dans qui le fil avoit traversé peu à peu la verge, sans laisser aucun vestige après lui.

5. *Phimosis vaginæ*; Phimosis du vagin. *Astruc, des maladies vénériennes, lib. 2. cap. 8. n. 1.* L.

Il est causé par l'inflammation vérolique des levres, des nymphes, & celle-ci par des ulceres véroliques carcinomateux. Il affecte de même le fondement des catamites, & les mamelons des nourrices, & tous ces vices exigent les mêmes remedes que le phimosis vérolique, savoir, la détersion des ulceres, & la destruction du virus.

6. *Phimosis infantium*, Manget, *Biblioth. pract. pag. 9.* d'après Hildanus. L.

Il est causé par l'acrimonie de l'urine, & par le mauvais régime des nourrices, & les enfans à la mamelle n'en sont point exempts.

Il se guérit à l'aide d'une diete légere & rafraîchissante, d'une purgation légere, & avec un cataplasme composé avec de la mie de pain, des fleurs de balaustes pulvérisées, du safran, du beurre frais & du lait de vache.

ORDRE QUATRIEME.

EXCROISSANCES, Excrescentiæ.

CE sont des tumeurs qui different des phyma, 1°. en ce qu'elles sont produites par un suc nourricier trop abondant qui se convertit en partie solide; d'où vient 2°. qu'elles sont long-temps à se former, & qu'elles grossissent sans qu'on s'en apperçoive; 3°. en ce qu'elles ne viennent point d'elles-mêmes à suppuration, qu'elles sont fixes, de même couleur que la peau, indolentes & constantes. La lordose est la seule qui réponde moins à cet ordre. Elles sont causées par l'abondance du suc nourricier qui s'attache aux vaisseaux de la partie affectée, qui s'assimile à elle, & se convertit en sa propre substance; au lieu que dans les phyma les fluides conservent leur fluidité, & se convertissent aisément en pus & en sanie. Les excroissances varient selon leur consistance & la place qu'elles occupent, & on peut les réduire aux genres suivans.

XXIII. *SARCOME, Sarcoma.*

C'est une excroissance qui a à peu-près la même consistance que la chair.

1. Excroissance charnue, *Sarcoma vulgare* Sennert. L.

Elle vient indistinctement par tout, & elle est ou naturelle ou accidentelle. Elle ne differe de la *loupe* qu'en ce qu'elle est indolente, & qu'elle nuit par sa grosseur & par la place qu'elle occupe. La loupe a son siege dans les glandes, au lieu qu'il n'en est pas de même du sarcome.

2. Polype du nez, *Sarcoma narium.* L.

C'est une excroissance qui a son siege dans la membrane qui tapisse le dedans des narines, & qui nuit à l'odorat, à la respiration & à la parole. *Voyez Anosmie, dyspnée*, qui ont ce sarcome pour principe.

3. Sarcome des yeux, *Sarcoma oculorum.* Saint Yves, *chap. 14. & 18.* L.

C'est une excroissance souvent adipeuſe qui fait corps avec les paupieres du côté du petit angle de l'œil. Celle qui eſt du côté du grand angle eſt d'une autre couleur que la partie, & appartient au pterygion ou à l'encanthis. Ce ſarcome nuit à la viſion ou à la vue. *Voyez* Obſcurciſſement de la vue.

4. Sarcome épulie, *Sarcoma epulis* Heiſter, *cap.* 85. L.

C'eſt une excroiſſance qui vient dans la cavité de la bouche, & principalement aux gencives, en quoi elle differe de la parulie, ou de l'apoſteme des gencives. *Voyez Difficulté d'avaler, bégaiement.*

5. Polype de l'uterus, *Sarcoma cercoſis, polypus uteri, cercoſis* Aëtii. L.

C'eſt une excroiſſance charnue fort groſſe, qui ſort hors de l'utérus ou du vagin, & qui reſſemble quelquefois à une hyſtérocele. Elle nuit à la génération, à l'accouchement, &c. *Voyez Dyſtocie, ſtérilité*, &c. on l'appelle *Cercoſis*, à cauſe qu'elle a une queue ou un piſtile.

6. *Sarcoma natta, napta dorſi.* L.

Le gros ſarcome pendant du dos eſt une excroiſſance à queue qui groſſit beaucoup, qui tient au dos, qui eſt fort pesante, & qui empêche qu'on ne puisse se coucher, tant par sa grosseur, que par la place qu'elle occupe.

7. *Sarcoma bicephalium.* L. C'est une excroissance qui vient à la tête, & qui est si grosse, qu'on la prendroit pour une seconde tête. Ne differe-telle de la loupe que par son volume ?

8. Sarcome fongueux, *Sarcoma fungosum*, appellé par les Grecs *hypersarcosis.* C'est une excroissance molle & fongueuse qui se forme autour des plaies & des ulceres.

9. Sarcocele, *Sarcoma scroti* Heister. *Chir. cap. 121 & 125.* en Grec *sarcocele.* L. C'est une excroissance du testicule qu'il ne faut pas confondre avec le squirre ni avec l'inflammation de cette partie. Dans le squirre, le testicule est plus dur qu'il ne l'est naturellement, ce qui n'arrive point dans le sarcocele. Dans le phlegmon, le testicule s'enfle, & on y sent une douleur extrêmement aiguë, au lieu que le sarcocele grossit lentement & ne cause aucune douleur.

On donne vulgairement le même nom au squirre du testicule; mais celui-ci se résout par les topiques, ce que le sarcocele ne fait jamais.

10. *Sarcoma varicocele, cirſoceles* Heiſter. *cap. 128. Ramex varicoſus*, du même. L.

Il appartient plutôt aux varices des vaiſſeaux ſpermatiques qu'aux ſarcomes, quoique quelques-uns les confondent enſemble.

11. *Sarcoma enchantis*, ſaint Yves *chap. 18. pag. 136.* en François *mûre*. L.

Cette maladie eſt de deux eſpeces, eu égard au ſiege qu'elle occupe. L'une eſt une excroiſſance de la caroncule lachrymale, l'autre, qui eſt beaucoup plus groſſe, ſe forme entre la paupiere & le globe de l'œil. La ſuperficie de l'une & de l'autre eſt couverte de petits grains, comme une mûre, d'où lui vient ſon nom, leur couleur eſt tantôt rougeâtre, & tantôt plombée.

On la guérit de deux façons, 1°. en y appliquant la pierre infernale, 2°. en y faiſant une ligature, ou, ce qui vaut encore mieux, en la coupant avec une lancette, après quoi l'on mange le reſte avec une poudre compoſée de huit parties d'alun & d'une de ſucre.

XXIV. *CONDYLOME*, *Condyloma.*

C'eſt une excroiſſance ferme plus dure que les chairs & plus molle que les os.

1. *Durillon, calloſité*, *Condyloma tilus*, en Grec *Tyloma.* L.

C'eſt une excroiſſance de l'épiderme qui vient aux mains & aux pieds, & qui n'eſt adhérente ni aux tendons, ni au périoſte. Les ouvriers, qui manient des inſtruments groſſiers, & ceux qui marchent nus pieds y ſont ſujets, & elle ôte le ſentiment de la partie.

2. Cor des pieds, *Condyloma clavus.* L.

C'eſt une excroiſſance dure, calleuſe, adhérente aux tendons & au périoſte des pieds & des mains. La preſſion la rend douloureuſe, & elle eſt le plus ſouvent cauſée par la compreſſion des ſouliers. Les cors different des verrues & des poireaux, en ce qu'ils ont dans leur milieu un cal très-dur, qui lorſqu'on l'arrache, fait ceſſer la douleur, juſqu'à ce qu'il s'en ſoit formé un nouveau. Pour les amollir, on commence par tremper le pied dans l'eau tiede, après quoi l'on applique dessus de la feuille de joubarbe, de telephium, ou un emplâtre de mucilage.

3. Callus ou cal, *Condyloma callus*, *Voyez* Sennert. *lib. 5. pag. 5. cap. 5.* L.

C'est une tumeur qui se forme dans les commissures des os fracturés, ou un gonflement du périoste qui joint les fractures, qui nuit par son volume, ou qui défigure les membres. Il differe de l'exostose par son origine.

4. Ganglion, *Condyloma ganglion*, Heister. *de ganglio, cap. 171.* L.

Le ganglion est une tumeur dure, indolente, blanche, adhérente aux tendons ou aux os, mais qui se meut latéralement, de la grosseur d'un pois, qui vient aux mains & aux pieds. Elle se résout, quoique difficilement par des frictions fréquentes, en la comprimant avec une lame de plomb, avec l'emplâtre de vigo, avec le mercure, par des coups de maillet réitérés. On peut aussi l'extirper par incision, mais il nuit si peu, qu'on en vient rarement à cette opération.

5. Fic, *Condyloma ficus*, en Grec *Sycosis.* L.

On donne le nom de fics aux condylomes du fondement ou des parties naturelles, qui ont la figure d'une mûre. Martial les a connus long-temps avant qu'on connut la vérole, mais il y en a aujourd'hui de véroliques.

6. Crêtes, pendeloques, *Condyloma thymus*, &c. D.

Les condylomes véroliques du fondement & des parties naturelles varient; les uns ressemblent à des crêtes, les autres à la fleur de thim, les autres à un chou-fleur; leur figure & leur couleur varient aussi, ce qui leur a fait donner différens noms.

Ces diverses excroissances véroliques sont indolentes, & tombent quelquefois par l'usage du bain, du moins lorsqu'on se sert du mercure. Dans le cas où elles résistent, il faut les consumer avec des cathérétiques, ou les couper avec des ciseaux pendant qu'on use de frictions mercurielles.

Ne confondez point les condylomes du fondement avec les marisca. *Voyez* l'article des Hémorrhoïdes, class. IX.

7. Poireau, *Condyloma porrum*, D. Le poireau est enfoncé dans les chairs, & déborde à peine la peau, il est d'ailleurs semblable à la verrue. Il y en a de sim-

ples & de véroliques qui viennent aux parties naturelles. Ils demandent le même traitement que les verrues.

XXV. *VERRUE*, *Verruca.*

On donne ce nom à une petite excroiſſance charnue dure, indolente, élevée ſur la peau, plus petite que le condylome, à moins qu'on ne la confonde avec le carcinome de la premiere eſpece.

La ſeule différence qu'il y a entre la verrue & les condylomes eſt, que la verrue ſe forme ſur la peau, & qu'on la croit formée par l'endurciſſement des papilles nerveuſes, d'où vient qu'il eſt très-difficile de les diſtinguer. Elle eſt de la groſſeur d'un pois, elle en a la figure, & elle eſt de la même couleur que la peau, à moins qu'elle ne ſoit compliquée avec quelque envie ou quelque ſeing, ce qui n'eſt pas rare. Elle differe du poireau en ce qu'elle eſt ſaillante & qu'elle a un pédicule, au lieu que le poireau, de même que tous les condylomes, n'ont point de relief.

1. Verrue, *Verruca ſimplex*, en Grec *acrochordon*. L.

Cette eſpece de verrue tient à la peau par un pédicule fort mince; elle eſt ſeule, ſouvent naturelle, de la groſſeur d'un pois, & elle vient au cou & aux autres parties du corps. Elle differe du carcinome, de l'acrochordon & des autres eſpeces, en ce qu'elle eſt indolente, & qu'on peut la couper ſans qu'on le ſente. Il s'en forme quelquefois dans le corps, mais elles ſont ſéparées les unes des autres.

2. *Verruca gregalis*; eſt-ce la *formica* des Latins? L.

Il vient ſouvent au viſage & aux autres parties du corps de petites verrues entaſſées les unes ſur les autres, groſſes comme des têtes d'épingles, noires à leur extrémité, ſouvent naturelles, indolentes, & ſemblables d'ailleurs en tout aux myrmecies.

3. Verrue vérolique, *Verruca ſyphilitica.* Aſtruc. *lib.* 3. *cap.* 9. C.

Cette eſpece de verrue vient au fondement & aux parties naturelles de l'un & de l'autre ſexe, & elle eſt acquiſe, parce qu'elle eſt cauſée par un virus vérolique. Lorſqu'elle eſt affaiſſée & enfoncée dans les chairs, on lui donne le nom de *poireau*.

On

On lie les verrues ſimples avec de la ſoie, ou avec un crin de cheval, ou bien on les extirpe avec la tenette; ou bien, on ratiſſe leur pointe, & l'on applique deſſus de l'eſprit de ſel, de l'huile de vitriol ou de l'eau-forte, ou bien on les perce avec une aiguille que l'on a fait rougir à la flamme d'une chandelle, ou on les conſume avec la pierre infernale, prenant garde toutefois que le cathérétique, ni le cauſtique n'offenſe les parties voiſines. A l'égard des verrues véroliques, on commencera par les frictions mercurielles, ou après avoir ratiſſé la pointe des verrues, on les conſumera peu à peu avec de la poudre de ſabine pure, ou mêlée avec un peu d'ochre. Conſultez là-deſſus l'ouvrage d'*Aſtruc*.

XXVI. ONGLET. *Pterygium.*

L'onglet eſt une excroiſſance charnue, ou membraneuſe & vaſculeuſe, qui s'étend en forme d'aile depuis un angle de l'œil vers la cornée.

Elle differe de l'Encanthis, en ce qu'elle eſt membraneuſe, & qu'elle n'eſt ni ronde ni grenue; du ſarcome, en ce que celui-ci vient aux paupieres & est de figure sphérique, au lieu que l'onglet commence à pulluler le plus souvent au grand angle de l'œil.

1. Onglet, Saint Yves *cap.* 23. *Pterygium ungula* Heister. *Chir. cap.* 57. L.

Il differe extrêmement de l'obscurcissement de la vue, que cause l'onyx ou l'onglet, quoiqu'ils paroissent convenir par le nom.

On les guérit par les remedes ou par l'opération. Les remedes sont les cathérétiques doux, tels que l'alun calciné, le vitriol blanc, & même le verd-de-gris, que l'on mêle avec du sucre, que l'on réduit en poudre, & dont on saupoudre l'onglet une fois par jour, ce qui le dissipe lorsqu'il ne fait que commencer.

Lorsqu'il est grand & invétéré, on l'enfile adroitement, & on le coupe avec des ciseaux, & l'on consume ce qui en reste avec des cathérétiques légers. L'opération faite, il suffit de bassiner l'ulcere soir & matin avec de l'eau de vie. *Voyez* Obscurcissement de la vue.

2. Le drapeau, *Pterygium pannus.* L.

On appelle communément ainsi cette

espece d'onglet, dans lequel la peau qui joint les paupieres & qui s'étend vers la prunelle, de même que les veines, sont rouges & enflées. *Voyez* Obscurcissement de la vue. On le traite de même que le premier, excepté qu'on saisit adroitement les veines variqueuses de la main droite, qu'on les détache, qu'on les coupe, & qu'on les sépare des paupieres.

On confond mal à propos avec les onglets différens carcinomes des yeux, qui n'ont rien de commun avec eux.

XXVII. *ORGEOLET*, *Hordeolum.*

L'orgeolet est une tumeur dure, presque indolente, de même couleur que la peau, rarement rouge, qui vient aux extrémités des paupieres, ronde & plus petite qu'un pois.

1. Grain de grêle, *Hordeolum grando* Aëtii, en Grec *Krithe*. L. C'est un orgeolet dur, squirreux, immobile qui vient en dedans des paupieres, & qui renferme un corps transparent.

2. *Hordeolum chalazium* Heister. *Chirurg. cap.* 43. L. C'est un tubercule

mobile & ſquirreux, qui vient aux extrémités des paupieres.

3. Ciron des paupieres, *Hordeolum ſyro.* L. C'eſt un tubercule phlegmoneux & ſquirreux.

4. Orgueil, *Hordeolum ſteatomatoſum.* C'eſt une petite loupe qui vient aux extrémités des paupieres, & qui eſt remplie d'une humeur ſébacée & approchante du miel.

5. Verrue des paupieres, *Hordeolum verrucoſum.* L.

6. *Hordeolum hydatidoſum*, *Aquula* Sennert. L.

On peut conſulter *Heiſter* ſur le traitement de ces maladies. Le ciron des paupieres ſe réſout & vient à ſuppuration au moyen d'un emplâtre de mucilage, ou de diachylum. On perce l'orgeolet ſtéatomateux avec une lancette, & l'on en fait ſortir la matiere; on perce ou l'on coupe les autres, ou bien on y applique la pierre infernale.

XXVIII. GOITRE, *Bronchocele.*

Le goître eſt une excroiſſance ou une tumeur ſquirreuſe qui a ſon ſiege dans la partie antérieure du cou; on appelle ceux qui en ſont attaqués goîtreux (*gutturones*).

1. *Bronchocele Botium*, Roncalli *Medic. Europæ, pag. 228 & 109*. L.

Les Habitans de Bergame y ſont fort ſujets, & c'eſt une tumeur ſtéatomateuſe ou ſquirreuſe des glandes thyroïdiennes. Les habitans de la campagne y ſont plus ſujets que ceux des villes, & les femmes plus que les hommes, ce que le ſavant *Paſta* attribue à la foibleſſe de ces parties, laquelle eſt occaſionnée par les fréquens vomiſſemens auxquels les femmes enceintes ſont ſujettes. Cette tumeur a ſouvent la figure d'une poire qui pend à la gorge ; elle vient quelquefois à ſuppuration ; ſouvent auſſi elle devient auſſi dure qu'un cartilage.

Quoique cette maladie défigure l'homme, qu'elle nuiſe à la voix, qu'elle le rende hébété, & qu'elle l'empêche de reſpirer, il y a cependant peu de gens qui veuillent employer le fer ou le feu pour la guérir, de peur qu'il n'en réſulte des tumeurs conſidérables & des maladies de poitrine, telles que la toux, l'aſthme, la phthiſie, à moins qu'elle ne ſoit récente, car alors on peut en entreprendre la cure en toute ſureté. Les femmes y ſont plus ſujettes que les filles.

Curation. On a éprouvé que rien n'eſt meilleur pour diſſiper le goître, que d'avaler de la cendre d'éponge de mer calcinée. Il y a des gens qui uſent d'aſtringens tels que la noix de galle, la moelle d'églantier, la pomme de cyprès, l'alun; d'autres de ſemelles de ſouliers calcinées; mais *Paſta* prétend que les meilleurs remedes, après la ſaignée & la purgation, ſont 1°. le ſel de prunelle, dont on met deux ſcrupules dans quatre onces d'eau de pluie, dont on boit deux fois par jour pendant quarante jours. 2°. On frotte tous les jours la tumeur, & l'on applique deſſus un morceau d'éponge trempé dans de l'urine tiede, dans laquelle on a mis une huitieme partie de ſel de prunelle. 3°. Il conſeille auſſi de boire tous les matins pendant un mois & demi un verre d'eau de mer, & d'en baſſiner le goître, & peut-être eſt-ce de lui que *Ruſſell* Médecin Anglois, a pris ce ſecret pour la guériſon des écrouelles. Il a ſubſtitué à ce remede pour celle de l'aſcite & de l'ictere, l'urine dont les gens de la campagne se servent, & que *Schroder* vante beaucoup. 4°. Enfin, dans les cas qui exigent des remedes plus énergiques, l'Auteur prescrit deux scrupules de savon dissous dans quatre onces d'eau, ou un bol de savon, sur lequel il veut qu'on boive de la décoction de saponaire, dont il se sert pareillement pour l'asthme humide; en effet le savon dissout la croûte blanche qui se forme sur le sang dans la palette. 5°. Enfin, il prétend que rien n'est meilleur que de boire un mois durant deux cuillerées de vinaigre scillitique, & d'en bassiner le goître, bien entendu qu'il ne soit pas trop invétéré; car dans ce cas, il ne cede qu'aux suppuratifs, ou à la tenette.

2. *Bronchocele ventosa*, Roncalli *Medic. Europæ, pag. 109. Hernia colli emphysematosa* Plater. *Botium aliis.* Bronchocele flatueux, hernie emphyséma-teuse du cou, L.

On le guérit avec des emplâtres carminatifs, ou au cas qu'ils soient inutiles, avec des fomentations spiritueuses. La cure ne réussit point sur ceux qui ont le cou fort gros dès leur enfance.

3. *Brochoncele sarcoma* Roncall. *Med. Europæ, pag.* 353. L.

Cette espece n'est point occasionnée par un amas de lymphe épaissie & amassée dans les interstices des muscles, ni dans le tissu des glandes, mais par l'excroissance des parties; aussi est-elle presque incurable. Roncall n'indique point les signes auxquels on peut la connoître. Cette maladie est fort commune en Suisse, en Allemagne, près de Goslar, en Piémont, en Bresce dans l'Etat de Venise. Ne viendroit-elle point des eaux de neige & des châtaignes dont les habitans font leur nourriture?

4. *Bronchocele aquosa*, Montalti *Synops.* Bronchocele aqueux. On connoît l'hydropisie du gosier au tact, & on doit employer pour la guérir les diurétiques, & sur-tout le vinaigre scillitique, indépendamment des cathartiques qui doivent précéder. La fumée d'éponge brûlée est aussi fort bonne.

XXIX. *EPARVIN*, *EXOSTOSE*, *EPINE VENTEUSE*; *Exoſtoſis*, *Pœdarthrocace*, *Nodus*, Freind, *Hiſtoire de la Médecine*.

L'exoſtoſe eſt une tumeur de l'os, ou totale, ou partielle.

Les oſſelets du carpe, du tarſe, &c. ſont ſujets aux exoſtoſes. L'os s'enfle entiérement. Les exoſtoſes des gros os, tels que le tibia, le fémur, l'humérus, les os du crâne, du baſſin, &c. ſont partielles. Tantôt l'enflure affecte la circonférence de l'os; tantôt ſa partie antérieure, & tantôt ſa partie poſtérieure.

Les unes affectent la moelle des os, d'autres leur lame externe; les unes ſont douloureuſes, les autres indolentes, excepté lorſque les muſcles agiſſent, parce que les os les bleſſent par leur figure conique ou aiguë.

Lorſque l'enflure affecte les lames internes des os du crâne, du baſſin, elle cauſe quantité de phénomenes, dont la cure eſt ſouvent inutile, parce que ſon principe eſt très-difficile à connoître.

La ſubſtance de l'os ne s'enfle jamais qu'elle n'ait été ramollie ; il n'en eſt pas de même du périoſte interne ou externe.

1. Exoſtoſe bénigne ; *Exoſtoſis benigna ;* Petit, *Maladie des os*, *tom.* 2. *pag.* 430. L.

Cette exoſtoſe n'eſt accompagnée d'aucuns ſymptomes, ou du moins n'ont-ils rien de dangereux, ce qui vient de la ſituation, de la figure, de la groſſeur de la tumeur, auſſi-bien que de l'uſage des parties adjacentes. Au contraire, les exoſtoſes malignes ſont ſuivies de ſymptomes qu'on ne peut expliquer qu'on ne connoiſſe la qualité vicieuſe des humeurs ; & ils ſont entretenus par la dyſcraſie vérolique, ſcorbutique, carcinomateuſe de ces mêmes humeurs. On connoît l'exoſtoſe bénigne, en ce qu'on ne remarque aucun ſigne de ces dyſcraſies.

Les principes procathartiques de l'exoſtoſe ſont les plaies, les coups, les contuſions, les œdemes, les varices, les ulceres dont les parties ont été affectées, qui privent le périoſte de ſon ſuc nourricier, ce qui eſt cauſe que les fibres oſſeuſes ſe relâchent, ſe ramollisent, que le suc s'amasse dans leurs vaisseaux, & cause une tumeur.

Celles qui surviennent aux os des membres, gênent quelquefois leur mouvement par leur figure, leur grosseur, leur situation. Il y en a d'autres qui n'ont rien de nuisible. Celles qui se forment auprès des organes de la vue, de l'ouie, de la parole, blessent ces fonctions de plusieurs manieres.

Les exostoses ne causent ni rougeur, ni enflure à la peau qui est au dessus; mais celles qui proviennent d'un ulcere, sont suivies de la carie, & souvent d'un sarcome osseux.

On ne doit point toucher à cette espece, qu'autant qu'il en résulte de grands inconvéniens; dans ce cas, il faut couper l'os avec une scie, & en procurer l'exfoliation par les moyens que l'art fournit.

2. Exostose rachitique; *Exostosis rachitica*, Petit, *Maladie des os*, *pag.* 440. *Pœdarthrocace* Severini. L.

1°. Elle attaque les enfans, & non les adultes. 2°. Cependant ceux qu'elle a affectés, n'en sont point délivrés lorsqu'ils sont adultes, quoique le rachitis ait été guéri. 3°. Elle affecte les os spongieux de l'épine, des articles. 4°. On n'y ſent aucune douleur ni au commencement, ni dans l'état; mais les douleurs deviennent cruelles, lorſque les exoſtoſes ſe diſſipent : cela arrive ſur-tout aux enfans dont les nodus diſparoiſſent. Ces douleurs ſont ou intermittentes ou continues, & elles ont leur ſiege dans le périoſte.

Lorſque la douleur eſt interne, accompagnée de carie & d'exoſtoſe, on nomme la maladie *pœdarthrocace.* Elle ne cede à aucun remede; mais lorſque l'os s'abſcede, il en réſulte une fiſtule, une fievre lente; & c'eſt inutilement qu'on en viendroit à l'amputation, vu que le vice du ſang affecte les autres os du corps.

3. Exoſtoſe chancreuſe; *Exoſtoſis cancroſa*, Petit, *ibid. pag.* 478. C.

On la reconnoît aux douleurs lancinantes qui ſe font ſentir par intervalles dans le périoſte. La tumeur eſt noirâtre; elle eſt d'abord petite & circonſcrite, mais elle groſſit inſenſiblement. Les veines des environs ſont variqueuſes, mais on la reconnoît principalement aux carcinomes qui affectent les autres parties.

Le lait, les bains & les narcotiques ſont les ſeuls moyens qu'on puiſſe employer pour calmer la violence du mal.

4. Exoſtoſe ſcrophuleuſe; *Exoſtoſis ſcrophuloſa*, Petit, *Malad. des os, pag.* 480. *tom.* 2. C.

On la reconnoît aux ſignes ſcrophuleux, ſavoir, 1°. aux glandes ſquirreuſes du cou, des aiſſelles, des aînes, du méſentere; 2°. à l'enflure du viſage, des levres, du nez, des joues; 3°. au larmoyement des yeux, au flux des narines.

Lorſque la maladie eſt récente, on la guérit quelquefois par un long uſage du lait, des décoctions ſudorifiques, & des frictions mercurielles.

5. Exoſtoſe ſcorbutique; *Exoſtoſis ſcorbutica*, Petit, *Maladie des os, pag.* 443. *tom.* 2. C.

On la reconnoît aux ſignes qui accompagnent les affections hypocondriaques, aux laſſitudes ſpontanées, aux douleurs des membres, à la ſputation fréquente, à la mobilité & à la noirceur des dents, à l'enflure, la couleur livide, le ſaignement, la mauvaiſe odeur des gencives, aux taches de la peau, & sur-tout à celles des jambes, qui sont, 1°. amples, violettes; 2°. rouges, confluentes, miliaires, poignantes ou prurigineuses; 3°. semblables aux boutons que causent les cousins, lesquels sont très-rouges dans le milieu; 4°. jaunes ou jaunâtres, & souvent squameuses.

L'exostose est plus rare dans les sujets scorbutiques que la carie; elle n'a lieu que dans le scorbut récent, de même que la carie dans celui qui est invétéré; d'où vient que les apophyses se dissolvent, se brisent, & se remplissent de matiere corrompue.

6. Exostose vérolique; *Exostosis syphilitica*, Petit, *Maladie des os*, *pag.* 473. *tom.* 2. C.

On la connoît aux symptomes véroliques, tels que les ulceres, les poulains, les pustules, les poireaux, les douleurs nocturnes qui succedent à la suppression d'une gonorrhée, ou à un commerce impur. *Voyez* les symptomes de la vérole. Ces exostoses viennent aux os des jambes, & sur-tout à ceux du crâne; elles causent des douleurs cruelles dans la moelle des os, & résistent souvent aux frictions mercurielles. Elles ſont un ſigne d'une vérole invétérée.

Lorſque l'exoſtoſe eſt récente, & qu'il n'y a point de carie, elle cede aux remedes généraux & aux frictions mercurielles. Si la carie ou le nodus eſt externe, il faut la ratiſſer avec un fer rougi au feu, ou la conſumer avec d'autres cauſtiques. En cas d'épine venteuſe, & ſi la carie eſt interne, il faut percer l'os avec le trépan, & le déterger. *Voyez* Heiſter, *Chirurg. lib.* 5. *cap.* 9.

7. Exoſtoſe variolique; *Exoſtoſis variolosa*, Petit, *Maladie des os*, *pag.* 481. Hildan. *cent.* 4. *obſ.* 95. C.

Elle affecte les genoux & les autres apophyſes, & les fait enfler, bientôt après une petite vérole maligne; elle eſt auſſi-tôt ſuivie de la ſuppuration & de la carie, d'où s'enſuivent des fiſtules & des pœdarthrocaces incurables.

Elle réſiſte à tous les remedes, & tout ce qu'on peut faire, eſt de ſoulager le malade par la diete blanche.

8. *Exoſtoſis ſpuria.* Ludwig, Cheir. *pag.* 191. Fauſſe exoſtoſe. L.

C'eſt une excroiſſance du périoſte & des ligamens, qui n'affecte les os en aucune maniere ; cette tumeur eſt molle, cédant à la preſſion du doigt, & accompagnée de douleur. Elle ſuppure quelquefois, & alors l'os ſe carie.

9. *Exoſtoſis oſteoſteatoma*, Ludwigii, *ibid.*

C'eſt une tumeur fongueuſe, ſituée ſous le périoſte, qui s'inſinue dans le tiſſu des fibres oſſeuſes.

XXX. *LA BOSSE*, *Gibboſitas.*

C'eſt une ſaillie défectueuſe des os de la poitrine, occaſionnée par une tumeur, une luxation, une diſtorſion, ou tel autre principe.

Ceux qui ont ce défaut ſont appellés boſſus (*gibbi*), & Heiſteir donne à la maladie même le nom de *gibbus.*

1. *Gibboſitas ſpinalis*, en grec *cyphoſis*, boſſe de l'épine. L.

Elle conſiſte dans la diſtorſion de l'épine du dos, & elle eſt de deux eſpeces. Dans l'une, les ſinus de l'épine s'inclinent vers la droite ou vers la gauche ; dans l'autre, ils prominent ou en avant ou en arriere, de ſorte que le malade ne peut remuer la tête, & a le viſage panché en avant ou renverſé en arriere. Cette affection est causée par l'accroissement inégal des vertebres, tantôt en avant & tantôt de côté, comme on peut le voir par les figures des squelettes bossus du Cabinet du Roi, que MM. Buffon & Daubenton ont insérées dans leur Histoire naturelle.

La bosse dépend souvent d'un principe rachitique, & dans ce cas elle vient aux enfans sans aucune cause évidente; ou bien elle est héréditaire, ou causée par un coup, une chute, ou par des corps serrés ou garnis de baleines, ou mal faits, qui ont comprimé la poitrine.

Voyez le Commentaire de Galien, sur le second Livre des articles d'Hippocrate, où il fait le dénombrement des especes, à l'art. 3.

2. Bosse de l'omoplate; *gibbositas scapularis*, *gibbus alatus*. L.

On ne doit pas confondre cette bosse avec la prominence relative des tabides, dans lesquels la consomption des chairs fait paroître les omoplates plus élevées, par le défaut de graisse. Celle dont il s'agit ici est causée ou par le déplacement de l'omoplate, ou par une exoſtoſe, ou par un ſquirre caché qui la fait ſaillir en dehors.

3. Boſſe du ſternum ; *gibboſitas ſternalis.* L.

Elle eſt pour l'ordinaire produite par un principe interne dans les enfans, de même que dans le fœtus ; par exemple, par un ſquirre, qui cauſant une tenſion inégale dans les muſcles, fait que le ſternum ſe porte en avant. Elle eſt ſouvent précédée dans les enfans par l'aſthme ou la dyſpnée, & ceux qui deviennent boſſus enſuite d'un aſthme, meurent, ſuivant Hippocrate, avant l'âge de puberté.

5. *Gibboſitas lordoſis*, Gouée, *Chirurg. pag. 166. Mémoires de Trévoux*, 1722. L.

Si après qu'un boſſu eſt mort, on lui coupe les muſcles droits de la poitrine, ſon corps ſe redreſſe auſſi-tôt, ce qui donne lieu de croire que la courbure de l'épine du dos, & par conſéquent la boſſe, ne viennent que de la tenſion trop forte de ces muſcles ; & lorſque l'on connoît l'eſpece, il eſt facile d'y apporter les remedes convenables.

6. Boſſe ſquirreuſe ; *gibboſitas skirroſa.* L.

Elle eſt cauſée par une loupe ou un ſarcome qui vient au dos, ou par une tumeur ſquirreuſe, qui a la figure d'une boſſe. On peut voir dans Heiſter à l'endroit cité, les ſecours chirurgiques qui conviennent à ces ſortes d'affections ; & à l'égard des remedes, *voyez* l'article du Rachitis.

XXXI. *LORDOSE ; Lordoſis.*

C'eſt une diſtorſion des os, qui fait que les membres ſe courbent en dehors ou en dedans, que les os ſe courbent & changent de ſituation.

1. *Lordoſis compernium ;* les malades ſont appellés *compernes*, en françois *caigneux*. L.

On appelle caigneux ceux qui ont les pieds tournés en dedans, ou, ſelon quelques-uns, ceux qui ayant les jambes droites, ont les genoux qui ſe touchent, & les jambes écartées par en bas.

2. *Lordoſis valgorum.* L.

Ceux-ci different des caigneux, en ce qu'ils n'ont point les jambes droites, mais courbées en dehors, & les pieds & les cuiſſes rapprochées l'une de l'autre.

3. *Lordosis varorum.* L.

Ce ſont ceux qui ont les jambes pliées en dedans, les pieds & les genoux écartés l'un de l'autre, & les mollets qui ſe touchent.

Les ſecours mécaniques qu'on emploie pour corriger ces défauts, ſont les botines de cuir; mais elles ne ſervent à rien, & ſouvent même elles ſont nuiſibles, lorſqu'elles ſont roides, étroites ou mal faites.

Fin du Tome premier.

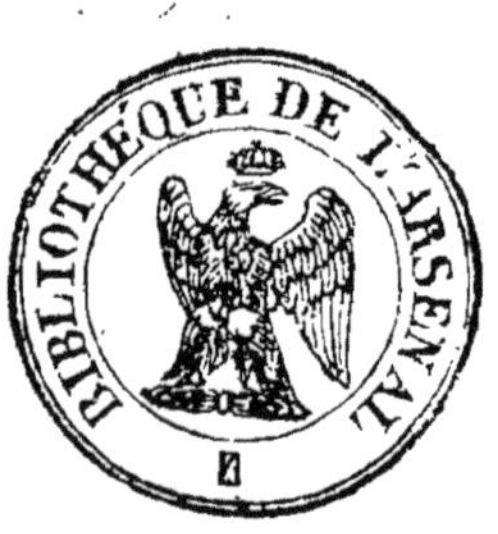

TABLE
DES ORDRES

Et genres de Maladies contenus dans ce premier Volume.

THÉORIE DE LA I. CLASSE.

Fin de la Table du premier Volume.

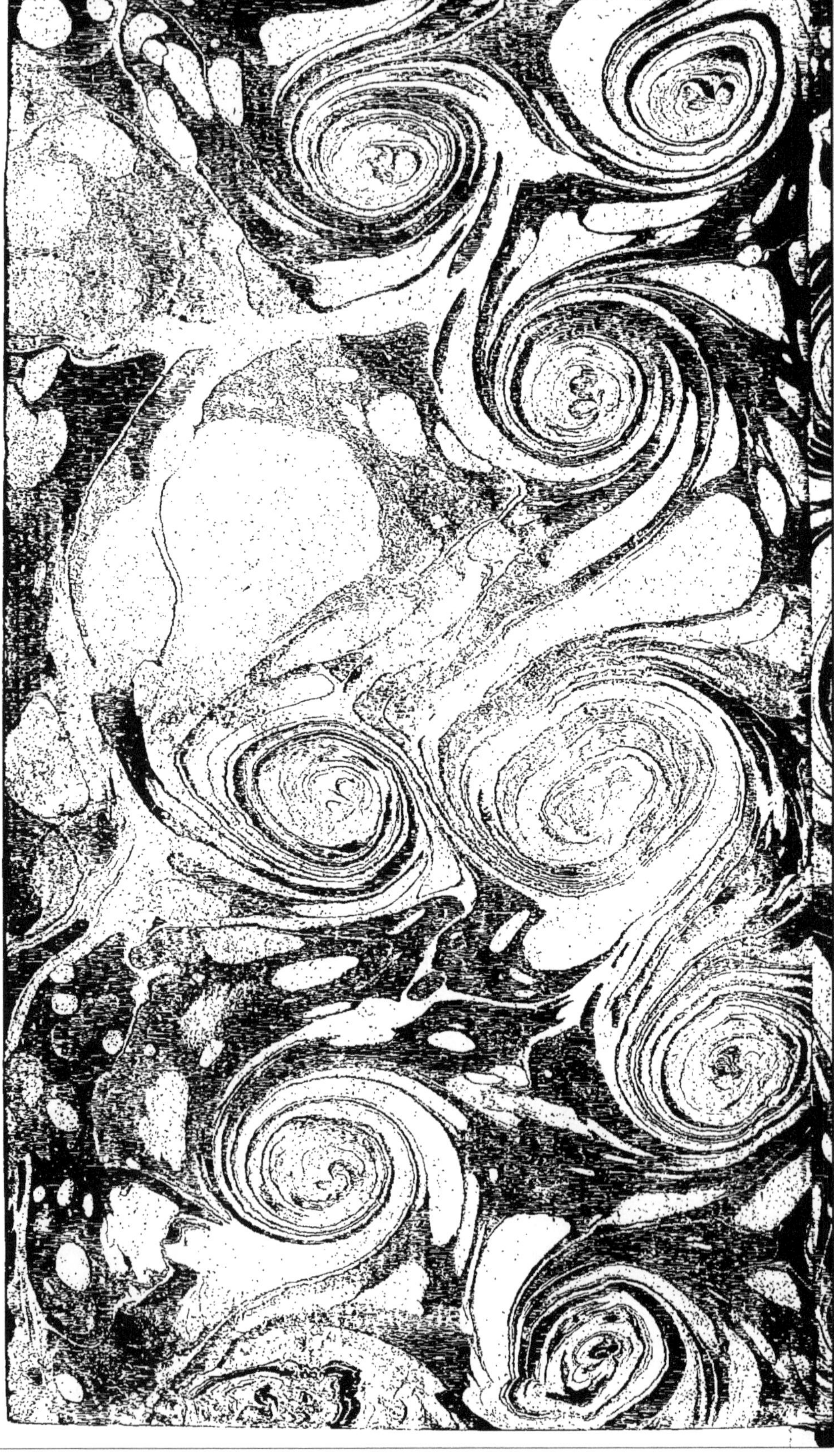

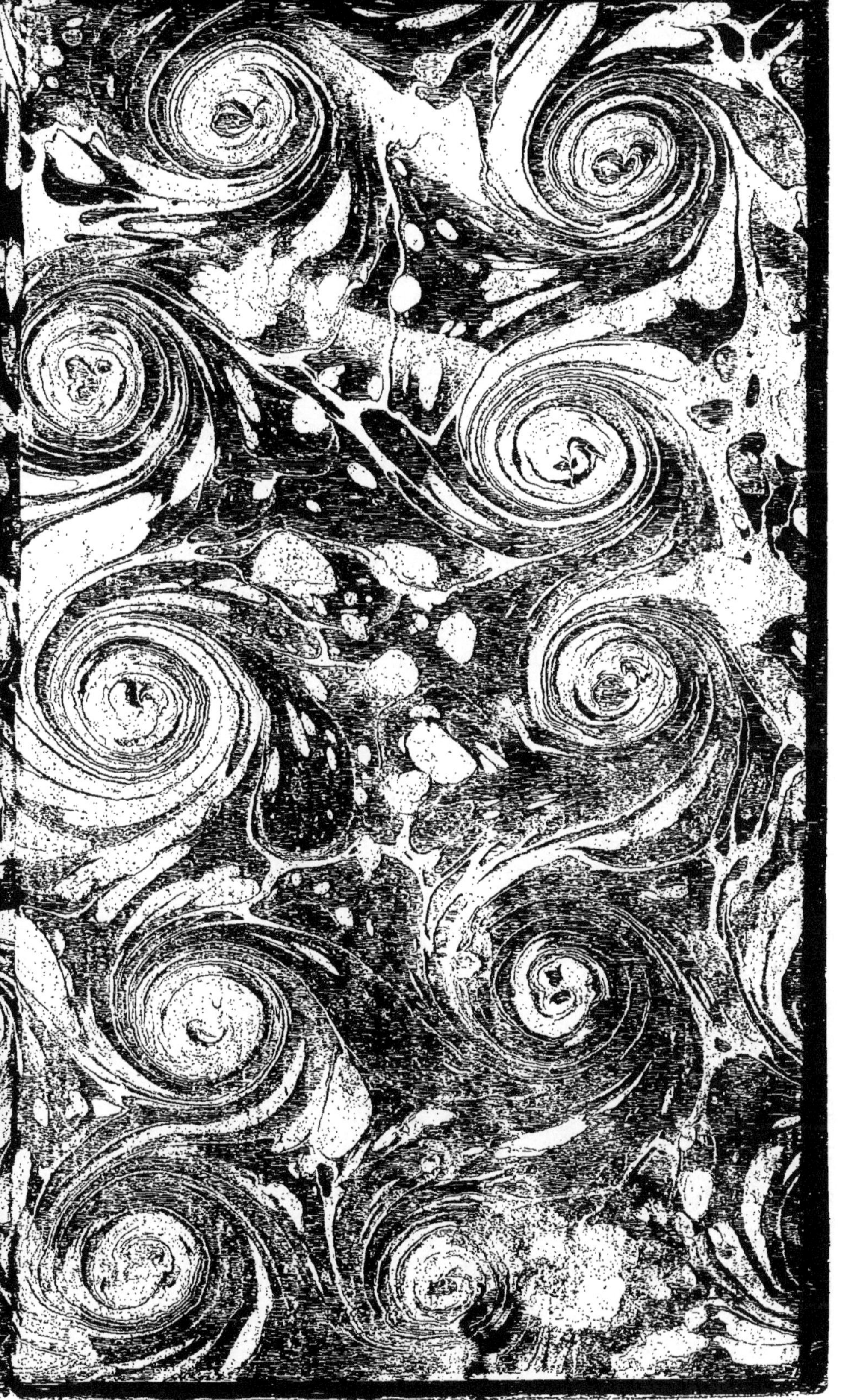

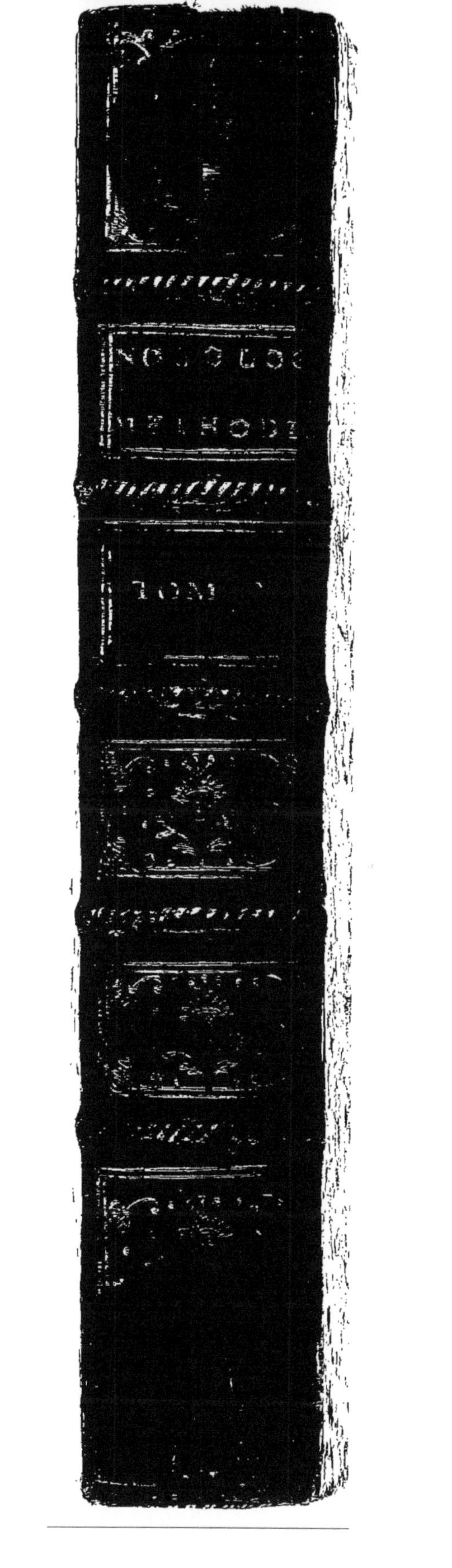

www.ingramcontent.com/pod-product-compliance
Ingram Content Group UK Ltd.
Pitfield, Milton Keynes, MK11 3LW, UK
UKHW022319190726
13856UKWH00001B/91

9 782011 93932